SPECIALTY IMAGING
THORACIC NEOPLASMS

胸部肿瘤影像学

原著 ［美］Melissa L. Rosado-de-Christenson ［美］Brett W. Carter

Martínez-Jiménez • Walker • Lichtenberger • Healey

Abbott • Fintelmann • Wu • Betancourt • Bueno

主译 时惠平 杨本强 刘晶哲

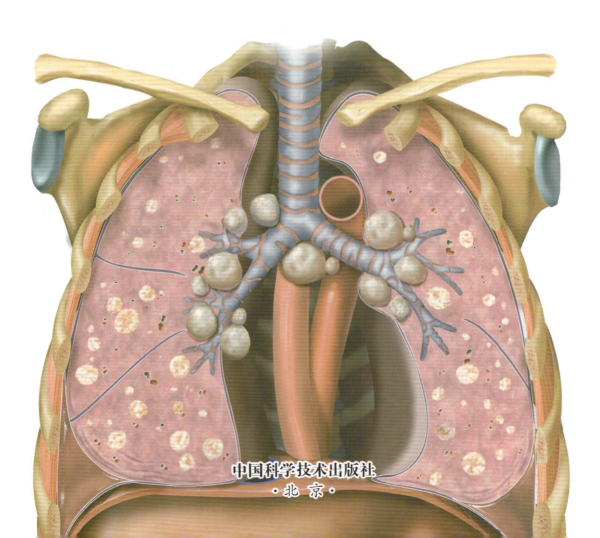

中国科学技术出版社
·北京·

图书在版编目（CIP）数据

胸部肿瘤影像学 / (美) 梅丽莎·L.罗莎多-德-克里斯滕森(Melissa L. Rosado-de-Christenson), (美) 布雷特·W.卡特 (Brett W. Carter) 原著；时惠平，杨本强，刘晶哲主译. — 北京：中国科学技术出版社，2020.1

ISBN 978-7-5046-8435-6

Ⅰ . ①胸… Ⅱ . ①梅… ②布… ③时… ④杨… ⑤刘… Ⅲ . ①胸腔疾病—肿瘤—影像诊断 Ⅳ . ① R734.04

中国版本图书馆 CIP 数据核字 (2019) 第 246948 号

著作权合同登记号：01-2018-7557

策划编辑	王久红　焦健姿
责任编辑	黄维佳
装帧设计	佳木水轩
责任校对	龚利霞
责任印制	李晓霖

出　　版	中国科学技术出版社
发　　行	中国科学技术出版社有限公司发行部
地　　址	北京市海淀区中关村南大街 16 号
邮　　编	100081
发行电话	010-62173865
传　　真	010-62179148
网　　址	http://www.cspbooks.com.cn

开　　本	889mm×1194mm　1/16
字　　数	987 千字
印　　张	44
版　　次	2020 年 1 月第 1 版
印　　次	2020 年 1 月第 1 次印刷
印　　刷	北京威远印刷有限公司
书　　号	ISBN 978-7-5046-8435-6 / R·2466
定　　价	398.00 元

ELSEVIER

Elsevier(Singapore) Pte Ltd.

3 Killiney Road, #08–01 Winsland House Ⅰ, Singapore 239519

Tel：(65) 6349–0200；Fax：(65) 6733–1817

This translation of Specialty Imaging: Thoracic Neoplasms by Melissa L. Rosado–de–Christenson and Brett W. Carter was undertaken by China Science and Technology Press and is published by arrangement with Elsevier (Singapore) Pte Ltd.

Specialty Imaging: Thoracic Neoplasms by Melissa L. Rosado–de–Christenson and Brett W. Carter 由中国科学技术出版社进行翻译，并根据中国科学技术出版社与爱思唯尔（新加坡）私人有限公司的协议约定出版。

《胸部肿瘤影像学》（时惠平　杨本强　刘晶哲，译）

ISBN: 978–7–5046–8435–6

Copyright © 2019 by Elsevier (Singapore) Pte Ltd. and China Science and Technology Press.

译者名单

主　译　时惠平　杨本强　刘晶哲

译校者　（以姓氏笔画为序）

马兴鸿　马晓璇　王　英　王荧屏　冯海霞　刘晶哲　齐　妙

齐朝月　许玉峰　孙　玉　孙　鹏　杨本强　时惠平　邹明宇

张　蕾　张金龙　范沙丽　罗　震　罗朝峰　侯　洁　柴晓媛

徽红阳　戴　娴

内容提要

　　本书引进自国际知名的 ELSEVIER 出版集团，是一部有关胸部肿瘤的经典影像学著作，对胸部肿瘤性疾病进行了系统描述，详细讨论了肺、气道、纵隔（包括胸腺和食管肿瘤）、心脏、大血管、胸膜和胸壁等部位的肿瘤。全书共 10 篇 157 章，包含近 1700 幅高清彩色图片，详细介绍了胸部各器官和部位的肿瘤影像学特征和相应组织学表现。本书内容全面、阐释简洁、图文并茂，可作为广大放射科医师和临床医师的案头工具书，亦可对国内放射学界的胸部影像学临床工作，尤其是临床、教学、科研等日常工作及考核应用有所帮助。

国际经典影像学译丛

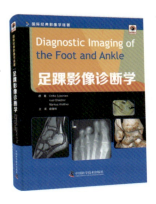

足踝影像诊断学

（Diagnostic Imaging of the Foot and Ankle）

引进地：德国 Thieme 出版社

定　价：178.00 元（大 16 开精装）

原　著：Ulrike Szeimies
　　　　Axel Staebler
　　　　Markus Walther

主　译：麻增林

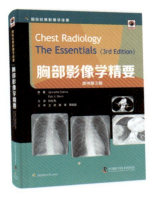

胸部影像学精要：原书第 3 版

（Chest Radiology：The Essentials，3rd Edition）

引进地：荷兰 Wolters Kluwer 出版社

定　价：248.00 元（大 16 开精装）

原　著：Jannette Collins
　　　　Eric J. Stern

主　译：孙宏亮

扫我购买

出版社官方微店

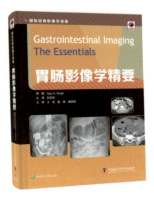

胃肠影像学精要

（Gastrointestinal Imaging：The Essentials）

引进地：荷兰 Wolters Kluwer 出版社

定　价：178.00 元（大 16 开精装）

原　著：Ajay K. Singh

主　译：孙宏亮

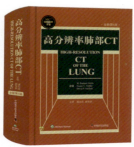

高分辨率肺部 CT：全新第 5 版

（High-Resolution CT of the Lung，5th Edition）

引进地：荷兰 Wolters Kluwer 出版社

定　价：295.00 元（大 16 开精装）

原　著：W. Richard Webb

　　　　Nestor L. Müller

　　　　David P. Naidich

主　译：潘纪成　胡荣剑

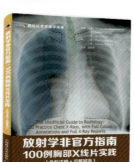

放射学非官方指南：100 例胸部 X 线片实践
（全彩注释 + 完整报告）

（The Unofficial Guide to Radiology: 100 Practice
Chest X-Rays, with Full Colour Annotations and
Full X-Ray Reports）

引进地：英国 Zeshan Qureshi 出版社

定　价：98.00 元（大 16 开平装）

原　著：Mohammed Rashid Akhtar 等

主　译：胡荣剑

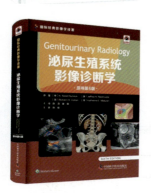

泌尿生殖系统影像诊断学：原书第 6 版

（Genitourinary Radiology，6th Edition）

引进地：荷兰 Wolters Kluwer 出版社

定　价：248.00 元（大 16 开精装）

原　著：N. Reed Dunnick 等

主　译：陈　涓　姜　蕾

主　审：陈　敏

扫我购买

出版社官方微店

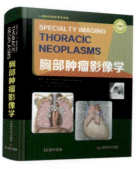

胸部肿瘤影像学

（Special Imaging Thoracic Neoplasms）

引进地：美国 Elsevier 出版集团

定　价：398.00 元（大 16 开精装）

原　著：Melissa L. Rosado-de-Christenson

　　　　Brett W. Carter

主　译：时惠平　杨本强　刘晶哲

Santiago Martínez-Jiménez, MD
Associate Professor of Radiology
University of Missouri-Kansas City
Saint Luke's Hospital of Kansas City
Kansas City, Missouri

Christopher M. Walker, MD
Saint Luke's Hospital of Kansas City
Assistant Professor of Radiology
University of Missouri-Kansas City
Kansas City, Missouri

John P. Lichtenberger, III, MD, Maj, USAF, MC
Assistant Professor of Radiology
Department of Radiology and Radiological Sciences
Uniformed Services University of the Health Sciences
Bethesda, Maryland

Terrance Healey, MD
Director, Thoracic Radiology
Assistant Professor of Diagnostic Imaging
Department of Diagnostic Imaging
Warren Alpert Medical School of Brown University
Providence, Rhode Island

Gerald F. Abbott, MD
Associate Professor of Radiology
Harvard Medical School
Massachusetts General Hospital
Boston, Massachusetts

Florian J. Fintelmann, MD, FRCPC
Instructor of Radiology
Harvard Medical School
Massachusetts General Hospital
Boston, Massachusetts

Carol C. Wu, MD
Associate Professor of Radiology
The University of Texas MD Anderson Cancer Center
Houston, Texas

Sonia Betancourt, MD
Associate Professor of Radiology
The University of Texas MD Anderson Cancer Center
Houston, Texas

Juliana Bueno, MD
Assistant Professor of Radiology
University of Virginia Health System
Charlottesville, Virginia

Emily Tsai, MD
Resident
Department of Radiological Sciences
David Geffen School of Medicine at UCLA
Los Angeles, California

Carlos S. Restrepo, MD
Professor of Radiology
Director, Cardio-Thoracic Radiology
The University of Texas Health Science Center at San Antonio
San Antonio, Texas

Ryo Eun-Choi Benson, MD
Staff Radiologist
Thoracic Section, Imaging Institute
Cleveland Clinic
Cleveland, Ohio

献 词

感谢我最亲爱的丈夫 Dr. Paul J. Christenson，感谢他一直以来的爱与支持，特别是在本书编写过程中给予我的巨大帮助和宽容。

Melissa L. Rosado-de-Christenson

谨以本书献给我的父母 Ralph 和 Joy Carter，没有他们，本书的编写工作是不可能如此顺利完成的。

Brett W. Carter

 致谢

内容编辑
Arthur G. Gelsinger, MA
Nina I. Bennett, BA
Tricia L. Cannon, BA
Terry W. Ferrell, MS
Lisa A. Gervais, BS
Karen E. Concannon, MA, PhD

图片编辑
Jeffrey J. Marmorstone, BS
Lisa A. M. Steadman, BS

医学编辑
Julia Prescott-Focht, DO
Tyler H. Ternes, MD

插图绘制
Lane R. Bennion, MS
Richard Coombs, MS
Laura C. Sesto, MA

美术指导与设计
Tom M. Olson, BA
Laura C. Sesto, MA

项目编辑
Sarah J. Connor, BA

流程协调
Angela M. G. Terry, BA
Rebecca L. Hutchinson, BA

Specialty Imaging：*Thoracic Neoplasms* 是 Melissa L. Rosado-de-Christenson 博士 和 Brett W. Carter 博士联袂编写的一部图文并茂的胸部放射学专科教材。著者以简洁分栏的形式、笔记文本的风格，同时附有大量影像和病理图片，全面展示了胸部（包括心血管系统）肿瘤的影像检查技术、影像学特征、恶性肿瘤的分期和转移表现等继发改变，以及治疗后改变等，引导读者逐步进阶学习、全方位掌握胸部肿瘤影像学及相关知识，是一部实用的影像学工具书。

目前，国内放射诊断设备普及率不断提高，诊断和科研工作发展进步很快，博采众长，借鉴国外同行的经验，对我们的现实临床诊疗和研究工作颇有帮助。本书适用于放射学住院医师和中高级医师的学习、培训等，对深入认识胸部肿瘤性病变的影像病理学基础、增进影像学征象的科学分析、提高对肿瘤治疗和预后等的认知与理解都很有帮助。

本书的翻译团队力求全面、准确地把握本书的内容，使译文准确、明了，但限于中英文在疾病分类、思维方法、表达方式等方面存在一定差异，一些英文词汇和语句较难完美转换成中文，所以书稿中可能存在一定的翻译欠妥或表述失当的情况，敬请读者理解与指正。

本书是国际放射学界一流编撰团队的精雕细刻之作，希望对国内放射学界的胸部影像学临床工作，尤其是临床、教学、科研等日常工作及考核应用有所帮助。愿本书能够成为有益于广大放射科医师和临床医师工作应用的案头工具书。

空军特色医学中心医学影像科

原书前言

我们很荣幸担任《胸部肿瘤影像学》(*Specialty Imaging：Thoracic Neoplasms*) 的主编，这是我们作为 Elsevier 出版集团 /Amirsys 平台胸部相关图书引领者的第一次合作。我们期待着继续为 Elsevier 出版集团 /Amirsys 平台未来合作的其他图书共同努力。

像 Amirsys 平台的其他图书一样，《胸部肿瘤影像学》以简洁的文本风格和丰富的图像对胸部肿瘤性疾病进行了系统描述，详细讨论了肺、气道、纵隔（包括胸腺和食管肿瘤）、心脏、大血管、胸膜和胸壁等的肿瘤。本书为全新版本，对之前版本的内容做了较多扩展，详细介绍了各种胸部器官和部位的胸部肿瘤影像学特征和相应组织学表现，具体更新如下。

- 新增了 16 章内容及插图。
- 全书共 10 篇 157 章。
- 1687 幅高清全彩图片。
- 对肺癌的各个方面进行了扩展性综述。
- 增补了聚焦胸部成像方式及其在胸部肿瘤评价中应用的相关内容。
- 增补了应用不同类型成像设备对治疗反应进行评价的相关内容。
- 对胸部淋巴瘤进行了全新的深入回顾。
- 全面回顾了各种胸腔内、外恶性肿瘤的淋巴结扩散方式。
- 展示了各种肿瘤最新解剖 / 病理基础的相关图表。

我们集结了一支世界级的著者队伍，他们对书中的内容进行了认真细致的分析，字斟句酌，精雕细刻，力求最新，还有两位优秀的医学编辑仔细检查各章文字表述的准确性和图片呈现的清晰度。我们要感谢 Amirsys 平台的职员（特别是 Sarah J. Connor），他们为出版过程中的每一步都提供了指导和帮助。我们还要感谢杰出的 Amirsys 平台的美术编辑（尤其是Lane R. Bennion），他们与著者密切配合，以最佳方式为读者展示了病理过程和诊断程序。

我们衷心地向广大读者推荐这部《胸部肿瘤影像学》，并希望读者能从中获益，并应用于日常实践。

Melissa L. Rosado-de-Christenson, MD, FACR

美国伦琴射线学会前任主席
堪萨斯城圣卢克医院，胸部放射科科长
密苏里大学（堪萨斯分校）放射学系，放射学教授
密苏里州，堪萨斯市

Brett W. Carter, MD

德克萨斯大学安德森癌症中心，放射诊断科 & 影像诊断科，助理教授
德克萨斯大学医学院休斯顿（分校），诊断与介入影像科，助理教授
德克萨斯州，休斯顿

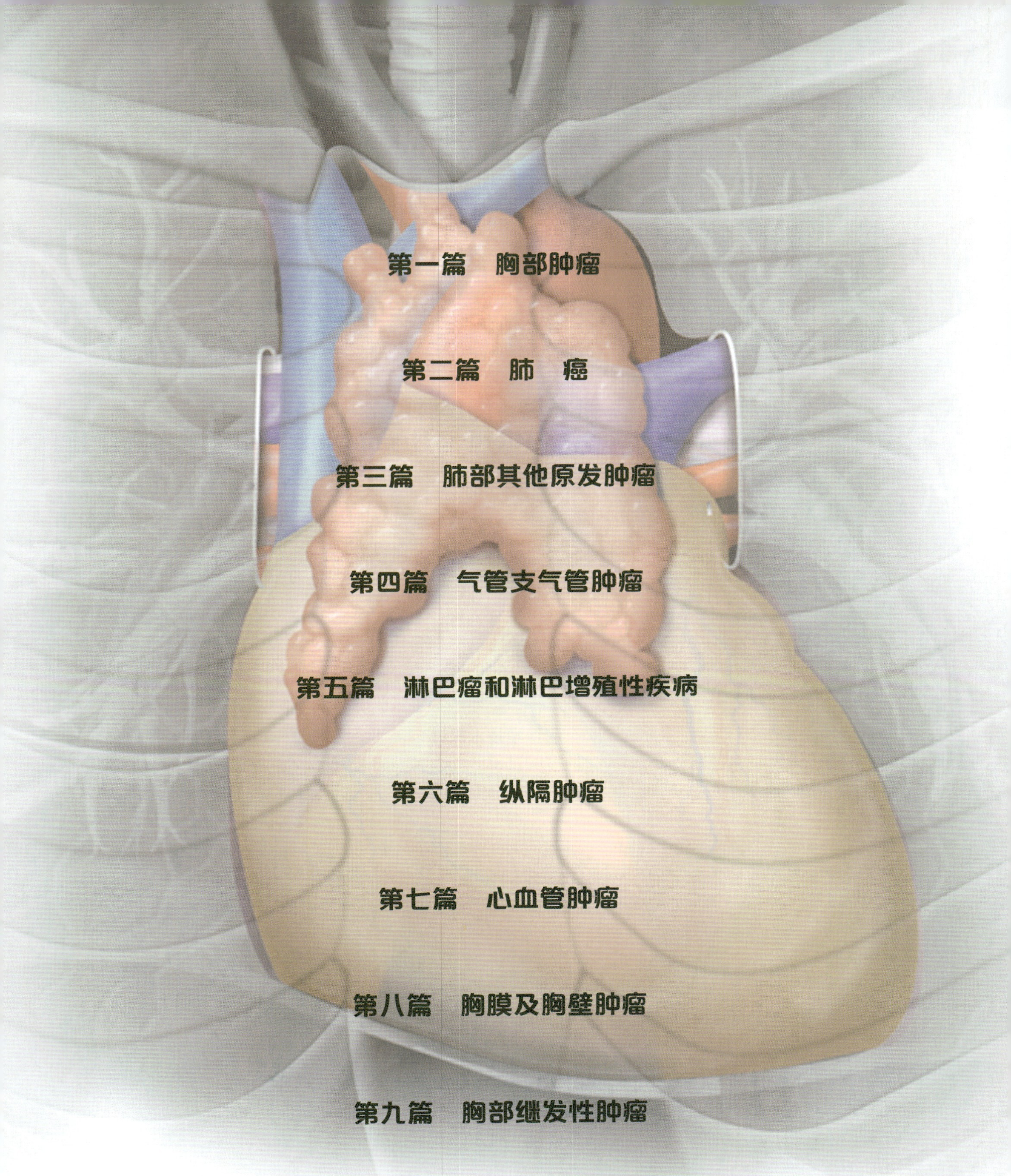

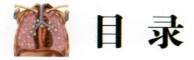

目 录

第二篇 肺 癌
Lung Cancer

绪 论

肺癌的影像学表现

肺癌的细胞学类型

肺癌的分期

肺癌相关其他问题

第三篇　肺部其他原发肿瘤
Other Primary Pulmonary Neoplasms

绪　论

第四篇　气管支气管肿瘤
Tracheobronchial Neoplasms

绪　论

第五篇　淋巴瘤和淋巴增殖性疾病
Lymphoma and Lymphoproliferative Disorders

绪　论

第六篇　纵隔肿瘤
Mediastinal Neoplasms

第七篇　心血管肿瘤
Cardiovascular Neoplasms

绪　论

心脏和心包

第八篇　胸膜及胸壁肿瘤
Neoplasms of Pleura and Chest Wall

绪　论

胸膜肿瘤

胸壁骨肿瘤

胸壁软组织肿瘤

第九篇　胸部继发性肿瘤
Secondary Neoplasms of Chest

绪　论

肺部转移

胸内淋巴结转移

胸膜转移瘤

胸壁转移瘤

第十篇　治疗后的胸部
Post-Treatment Chest

绪　论

外科手术

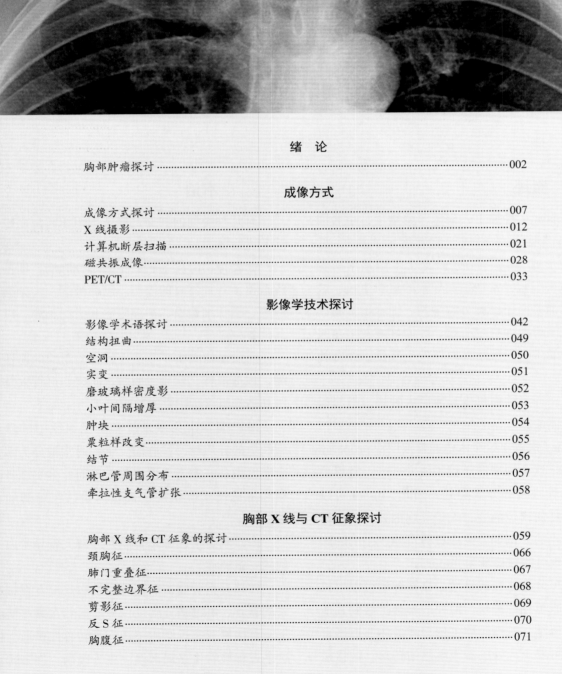

第一篇　胸部肿瘤
Approach to Thoracic Neoplasms

孙　鹏　马晓璇　译　时惠平　校

绪 论
Introduction and Overview

◀·· 胸部肿瘤探讨 ··▶

一、概述

Neoplasm（肿瘤）一词源于希腊语，由名词"neo"和"plasma"组成，前者表示"新"，后者表示"形成"或"创造"。这个术语是用来表示由于微小细胞异常增殖而导致的组织生长。这种增殖可能是由于细胞分裂增加、细胞正常凋亡缺失，或两者兼而有之所致。肿瘤可能发生在原位，即肿瘤生长局限于其原始发生部位不伴有肿瘤扩散。

然而，许多肿瘤可生长成巨大肿块，引起相应症状和体征。

Tumor（肿瘤）这个术语通常被用作 neoplasm 的同义词。这个词来源于拉丁语 tumere，意思是肿胀，指肿胀的部分或隆起。因此，tumor 可以被用来指任何占位病变，无论其病因如何，包括非肿瘤性疾病。例如，炎症过程可能产生的肿胀或隆起，也可能被诊断为 tumor。

肿瘤可分为恶性或良性。良性肿瘤可以生长并产生肉眼可见的肿块，但一般不会扩散到其他器官或淋巴结。恶性肿瘤可侵犯并破坏邻近器官组织，还可发生远处脏器或淋巴结转移。转移是恶性肿瘤的特征。

二、术语

有几种类型的肿瘤已经依据组织起源而被描述并进行分类。

癌是指由上皮细胞产生的恶性肿瘤，即排列或被覆于各种器官的细胞。癌症被进一步分类为腺癌、鳞状细胞癌、小细胞癌和大细胞癌，以及其他各种亚型。

肉瘤是指发生于非造血间充质组织的恶性肿瘤，包括由骨、软骨、脂肪、肌肉、血管以及纤维和结缔组织所产生的肿瘤。

淋巴瘤是由免疫系统和淋巴组织中的血细胞产生的异质性恶性肿瘤。它们通常被分为霍奇金淋巴瘤和非霍奇金淋巴瘤。然而，多发性骨髓瘤和淋巴增生性疾病也被认为是这组肿瘤的一部分。

白血病是指起源于骨髓并导致大量异常白细胞的一组癌症。

转移是指肿瘤扩散到与原发病灶没有直接联系的器官、淋巴结或解剖位置。虽然在某些情况下，直接累及邻近结构被认为是转移性扩散，但这个过程被看作是局部浸润更为准确。许多转移病灶以血行方式扩散，但淋巴扩散、气管支气管扩散和体腔播散（如胸膜和心包）也发生在胸腔内。

三、胸壁肿瘤

胸部肿瘤包括许多种良性和恶性疾病。原发性肿瘤可侵犯包括肺、气道、胸膜、纵隔、心血管结构及胸壁的骨和软组织在内的各个组成部成分。

虽然胸部原发肿瘤常被突出强调，但应该注意的是，最常见的胸部肿瘤是源自于胸外的原发恶性肿瘤的转移瘤。

（一）肺部肿瘤

在临床工作中遇到的大多数胸部肿瘤都侵犯肺组织。这些肿瘤大部分为侵袭性恶性肿瘤，表现出丰富的影像学征象。肺转移瘤是最常见的肺肿瘤。

肺癌是最常见的原发性肺肿瘤，主要有四种细胞类型：腺癌、鳞状细胞癌、小细胞癌和大细胞癌。肺癌与吸烟和接触（职业或环境）多种致癌物质密切相关。

支气管肺癌是一个比较旧的术语，被认为是肺癌的同义词。它是指在支气管或细支气管上皮中产生的肺部恶性肿瘤。据了解，有许多肺癌起源于支气管之外，因此这个术语并不完全准确。然而，它仍然被用来指与吸烟习惯和其他致癌物吸入有关的原发性肺部恶性肿瘤。

（二）气道肿瘤

事实上，许多累及气道的原发性肺癌是由气道上皮起源或与之相关。因此，原发性肺癌可能起源于中央气道，并逐渐累及邻近的肺实质。此外，肺实质恶性肿瘤可通过直接蔓延而累及中央气道，并沿气道壁中央继续生长。

一些原发性胸部恶性肿瘤首先侵袭气道。这些包括类癌肿瘤和支气管腺肿瘤（腺样囊状和黏液表皮样癌）。原发良性气道肿瘤也会发生，包括错构瘤、脂肪瘤和其他良性间质病变。转移性病变也可能累及气道，当气道是转移病灶唯一累及的部位时，所产生的病灶常与原发性肺肿瘤相似。

（三）纵隔肿瘤

纵隔肿瘤侵犯的特征是发生淋巴结肿大，也可累及肺门和其他胸腔及胸外淋巴结群。

瘤样淋巴结肿大通常代表是来自于晚期肺癌、霍奇金淋巴瘤或非霍奇金淋巴瘤的转移性病变，或来自其他胸腔和胸外恶性肿瘤的转移性病变。但必须与各种良性传染病和炎症性疾病相鉴别，这些疾病的特征也是纵隔淋巴结肿大。

纵隔的瘤样受累可以是纵隔内器官肿瘤造成的，如食管和胸腺肿瘤。肿瘤和肿瘤样病变也可侵犯纵隔外的器官，如甲状腺，其可表现为在胸腔纵隔内生长。

（四）心血管肿瘤

虽然不像在肺和纵隔中出现的肿瘤那样频繁，但继发（转移）和原发性肿瘤也可能侵犯心脏和心包以及胸肺和全身血管。转移性肿瘤是心脏和心包最常见的肿瘤。但是，原发性的良性和恶性肿瘤也会发生，并可能影响心腔、心肌和心脏瓣膜。肺和全身血管的原发性肿瘤一般是典型的恶性肿瘤。

晚期的中央型肺癌常常通过直接侵袭而累及大血管及其分支。

（五）胸膜肿瘤

最常见的胸膜肿瘤是转移性肿瘤，典型表现为恶性胸腔积液。胸膜转移也可表现为实性胸膜结节和（或）肿块。在许多病例中，恶性胸腔积液与肉眼可见的实性胸膜转移有关。

原发性胸膜肿瘤很少见。最常见的是恶性胸膜间皮瘤，它是一种高度侵袭性的恶性肿瘤。胸膜局限性纤维瘤是第二常见的原发性胸膜肿瘤。大多数局限性纤维瘤是良性的，但有大约20%是恶性的。

（六）胸壁肿瘤

胸壁的肿瘤可来源于其各种构成组织，包括骨骼、软骨和间质组织。最常见的胸壁肿瘤是转移性疾病，通常来源于肺、乳腺和前列腺的原发性恶性肿瘤。

原发性胸壁肿瘤包含了从脂肪瘤等完全良性病变，到软骨肉瘤和多发性骨髓瘤等高度侵袭性的恶性肿瘤。此外，各种肿瘤和类似肿瘤的病变可能影响胸壁，特别是骨性结构，可呈现出恶性肿瘤的特征。

四、胸部肿瘤影像学

世界卫生组织（WHO）描述医学影像学是"在各种医疗环境和各级医疗保健中都至关重要。"这在评估疑似肿瘤疾病患者时尤为如此。医学影像学不仅是在肿瘤的初步诊断过程中的重要工具，而且在诊断良恶性病变方面也是必不可少的。在出现恶性肿瘤的情况下，医学影像对治疗过程中受影响患者的临床随访和治疗结束后的持续监测至关重要。

胸部影像学是评价胸部肿瘤患者的一个重要部分。受累的患者通常表现为无痛或非特异性的症状，如咳嗽、呼吸困难和胸痛。这些患者的影像学评估通常从胸片检查开始。当在胸片上发现胸部异常时，通常要进行额外更先进的影像学检查，一般是胸部计算机断层扫描（CT）。磁共振（MR）成像在评估局部侵袭性肿瘤和心血管系统受累方面特别有用。氟脱氧葡萄糖（FDG）正电子发射断层扫描（PET）和 FDG PET/CT 对恶性肿瘤患者的分期和评估预后方面非常有价值。

因此，放射科医师在指导进一步的影像异常评估方面起着重要作用，其职责是从相关的并发症来判别肿瘤的发展进程，比如感染或炎性过程或治疗后的解剖和生理变化。与患者相关的人口统计学特征、症状表现、既往病史和实验室数据，使得放射科医生能够帮助指导未来的治疗方案。

由于各种形态和密度的解剖结构的叠加，胸部异常的影像学分析常常具有挑战性。影像学分析的第一步是发现影像学异常。随后是这个异常的解剖定位，并进行鉴别诊断。一旦怀疑是胸部肿瘤，就会采取进一步的步骤，以更先进的成像技术来确定病变的特征，并最终进行组织学诊断。这可以通过影像学引导的活检、支气管镜活检、纵隔镜检查、纵隔切开术，或对病变本身或淋巴结或其他器官的疑似转移的手术取样来实现。

病变的处理因细胞类型和生物学行为而异。良性病变可能不需要进一步治疗，除非其解剖位置和未来的生长可能产生更多或渐进的症状。恶性病变往往需要临床分期，重新定位，并在治疗结束后继续监测。此外，放射科医生经常参与治疗患者的评估和诊断，因为异常不仅可能与残余或复发的肿瘤有关，而且往往继发于疾病过程和由治疗引起的解剖改变，包括感染、药物反应或手术并发症。

五、放射科医师的角色

在实践中，放射科医师应该对众多的影响胸部各器官的良性和恶性肿瘤非常熟悉。对最常见肿瘤的形成过程及其特征性影像学表现的了解是准确判读的关键。

我们对胸部肿瘤的影像学特征进行全面综述，探讨了胸部所有可能受影响的器官。我们深入讨论了各种可用的成像方式，它们的优势和局限性，以及适当的用法。我们定义了适用于肿瘤病症描述和表征的相关影像学术语。我们阐述非常有价值的影像学征象，这些征象能够提示肿瘤的存在。我们总结了用于控制肿瘤病症的各种治疗策略，重点是所得到的影像学表现。最后，我们提出了各种评估治疗反应的方法，以及肿瘤学家在表达这些变化时通常使用的语言。

我们鼓励放射科医师参与多学科评估和管理胸腔肿瘤患者在每一个临床环境。这些活动为患者护理带来价值，提高我们专业的知名度，并为专业成长和实现提供机会。

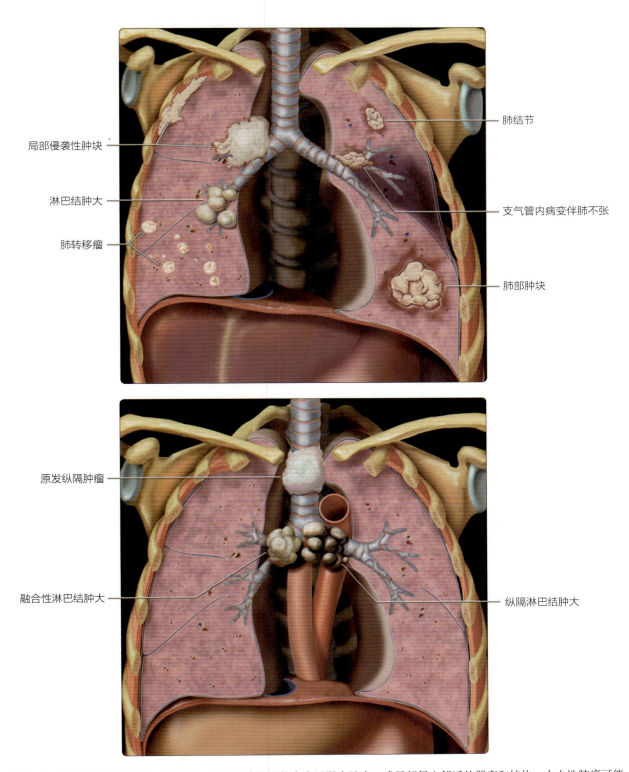

局部侵袭性肿块

淋巴结肿大

肺转移瘤

肺结节

支气管内病变伴肺不张

肺部肿块

原发纵隔肿瘤

融合性淋巴结肿大

纵隔淋巴结肿大

（上图）肺肿瘤常表现为肺内的结节或肿块。这些病灶可能完全局限在肺内，或局部侵入邻近的器官和结构。中央性肺癌可能完全阻塞气道，导致阻塞性肺不张或肺炎。晚期恶性肿瘤主要表现为淋巴结肿大。多发性病变多提示是胸腔或胸腔外的恶性肿瘤转移病灶。（下图）纵隔肿瘤常表现为淋巴结肿大，通常包括晚期肺癌、淋巴瘤和肺外恶性肿瘤转移。融合性淋巴结肿大可能类似于侵袭性原发恶性肿瘤的外观，但通常涉及多个纵隔淋巴结区。原发性纵隔肿瘤通常表现为局灶性肿块，可被很好地局限和包裹，或表现出局部浸润性的行为。

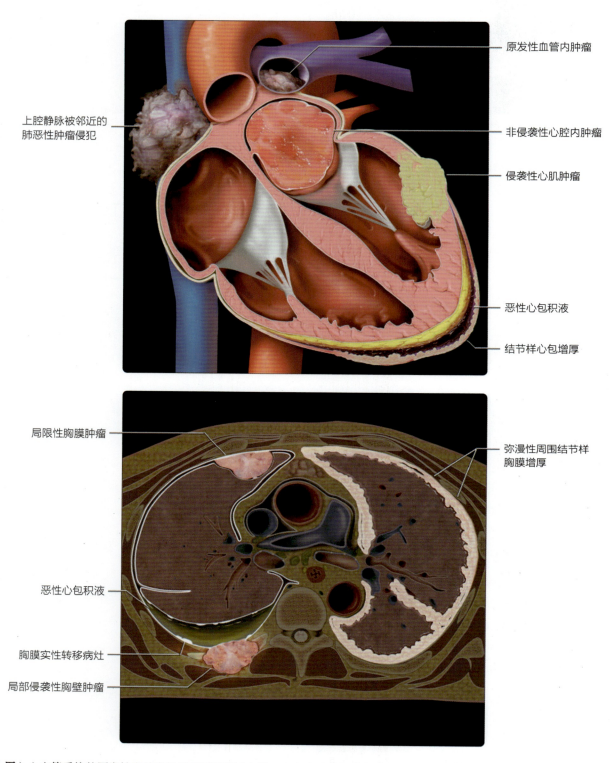

上腔静脉被邻近的
肺恶性肿瘤侵犯

原发性血管内肿瘤

非侵袭性心腔内肿瘤

侵袭性心肌肿瘤

恶性心包积液

结节样心包增厚

局限性胸膜肿瘤

弥漫性周围结节样
胸膜增厚

恶性心包积液

胸膜实性转移病灶

局部侵袭性胸壁肿瘤

（上图）心血管系统的原发性和继发性肿瘤可能影响心脏、心包和（或）胸大血管。心脏肿瘤可以在心腔内生长，也可以在心肌或心脏瓣膜内生长。心包恶性肿瘤常伴有心包的积液或增厚。大血管的肿瘤常表现为梗阻性腔内病变。侵袭性肺癌可包裹并侵入心脏、心包和大血管。（下图）胸膜肿瘤可表现为胸腔积液、胸膜结节或肿块，抑或两者皆有。胸膜肿块可以是局灶性的、多灶性的，也可以扩散到胸膜周围，最终累及肺部。胸壁肿瘤可发生在骨骼、软骨或间叶组织。侵袭性病变的特点是局部浸润性行为和骨骼结构的破坏。

成像方式
Imaging Modalities

◀▪▪ **成像方式探讨** ▪▪▶

一、概述

在对疑似肿瘤的患者评估时，医学影像学是必不可少的。它是诊断肿瘤的重要手段，也是鉴别良恶性病变的重要工具。影像学在对患恶性肿瘤患者的临床随访中尤其重要，不仅在治疗期间，而且在治疗结束后的疾病监测中也是如此。

胸部疾病在美国和全世界都很普遍。各种不同的肿瘤和非肿瘤病症影响着胸腔及其各种解剖单位。尽管有大量的疾病过程都累及在胸部，但症状和体征通常是非特异性的，通常包括胸痛、咳嗽和呼吸困难。这给负责评估患者的转诊医师带来了诊断上的挑战。从病史和症状中可以收集到大量的信息。这些发现与胸部的体格检查（观察、触诊、叩诊和听诊）和相关的实验室检查相关联，使我们能够做出一个临床的初步诊断。胸部 X 线检查通常紧随其后，因为 X 线检查在确认、支持或挑战最初的临床诊断印象方面是非常有价值的。当放射检查出异常与推测的临床诊断不一致时，或当异常的病因不明时，可嘱进行更为先进的影像检查，以提供适当的鉴别诊断、确定诊断或特定的随访检出方案。

二、成像方式

胸部肿瘤早期诊断的主要影像学方法是胸部 X 线和 CT。影像学检查可显示胸部肿瘤的特征性表现，或记录不明原因的持续性异常，但必须排除肿瘤，特别是恶性肿瘤。胸部 CT 通常用于进一步评估和描述影像学异常，特别是被疑似为恶性肿瘤时。一旦诊断为恶性肿瘤，FDG PET/CT 经常被用于对受累患者的分期和再分期。MR 可作为一种解决问题的工具，对于不能耐受碘化造影剂的患者，CT 评价具有重要价值。MR 也是评价心血管系统肿瘤的一种方法。

其他影像手段也可用于肿瘤患者的评估和管理。例如，骨骼闪烁显像常被用来评估疑似的骨骼受侵。超声在评估恶性肿瘤患者胸膜和心包积液方面具有重要价值。超声、CT 和 MR 都可用于胸部的诊断和介入治疗，包括液体的引流收集和影像引导下的活检。

（一）X 线摄影

对于出现胸部不适的患者，首选进行胸片检查。理想情况下，门诊患者最好采用后前位（PA）和侧位胸部投照。然而，有些患者病得很重，或表现得很虚弱，可以通过前后位（便携式或床边）

胸片投照。在这两种情况下，可对胸腔结构进行一个系统的检查，通常可以发现与肿瘤相关的异常征象。

胸片可显示出肿瘤的直接或间接征象。结节和肿块可累及胸腔的任何一个解剖结构（肺、胸膜、纵隔、胸壁），通常都提示可能发生了肿瘤。局部浸润和淋巴结肿大的影像学表现提示恶性。

然而，在高危患者中，肺不张和肺实变也应引起怀疑，因为它们是恶性肿瘤的常见间接表现。恶性肿瘤的其他表现还包括不明原因的胸腔积液，尤其是大量胸腔积液，以及可见的溶骨性或硬化性骨骼病变。

（二）CT

CT 是诊断胸部肿瘤的基本影像学方法，并且常被用作是原发性胸部恶性肿瘤临床分期的第一步。它的高空间分辨率使其非常适合评估气道和肺部的异常特征。CT 快速，容易获得，并提供复制的、高质量的图像。胸部 CT 平扫是肺结节评估和定性的首选方式，目前采用低剂量 CT 检查技术对高危患者进行肺癌筛查。胸部增强 CT 在诊断可疑肿瘤病变、鉴别局部侵袭情况及转移性淋巴结肿大方面具有重要价值。CT 还有助于对胸膜异常的诊断，以及对良、恶性胸膜增厚的鉴别。CT 的缺点包括使用电离辐射和在没有静脉造影的情况下无法最佳地评估心血管系统。此外，胸壁的肿瘤侵犯情况可能在胸部 CT 上不明显。

（三）FDG PET/CT

FDG PET/CT 已成为各种恶性肿瘤（包括原发性肺癌、恶性胸膜间皮瘤、食管癌和淋巴瘤）的分期、监测和监控的首选方式。它也可用于不确定肺结节的评估，以确定恶性特征。然而，应该注意的是，惰性的恶性肿瘤，如鳞状腺癌和类癌，可能在 PET/CT 上产生假阴性结果，而感染和炎症反应可能产生假阳性结果。

（四）MR

MR 可作为一种解决胸部肿瘤患者评估问题的方法。它特别适用于评估囊性纵隔病变的肿瘤特征，并用化学位移序列鉴别良恶性胸腺肿大。其提高了软组织的分辨率，非常适合于识别局部软组织的被侵犯的情况，以及在不使用造影剂的情况下评价心血管系统。事实上，MR 是研究心脏的首选成像方法。由于 MR 不采用电离辐射，因此 MR 可作为评估年轻或怀孕的恶性肿瘤患者的一种选择方法。MR 的缺点包括成本高、检查时间较长、易受各种伪影影响，以及无法对处于关键位置的金属异物或医疗设备的患者进行成像。

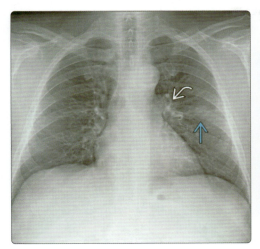
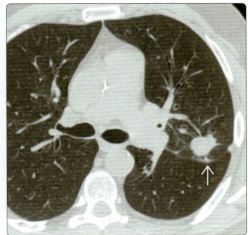

（左图）70岁男性患者无明显临床症状，后前位胸部X线片显示左肺中野结节➡️，边界不清楚，同侧肺门影变大➡️，考虑是淋巴结肿大。考虑为原发性肺癌。（右图）同一患者的轴位CT平扫显示左肺上叶分叶结节，有多发胸膜粘连和相邻叶间裂局限性增厚➡️。活检提示为侵袭性腺癌。

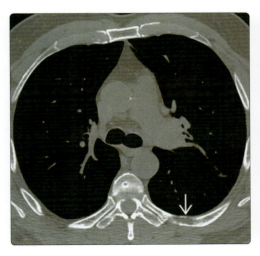
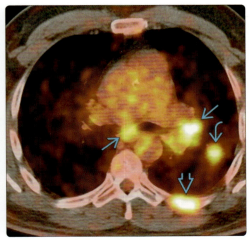

（左图）同一患者的轴位CT平扫（骨窗）显示左侧后肋的溶骨性破坏病灶➡️，符合转移性病变。（右图）同一患者的FDG PET/CT轴位融合图像显示左肺上叶腺癌病灶➡️、肺门和纵隔淋巴结转移处➡️，以及左侧后肋的溶骨性骨质破坏区➡️都有显著的FDG摄取增高。这些发现与肺癌Ⅳ期相一致。PET/CT是肺癌分期的首选影像学检查方法。

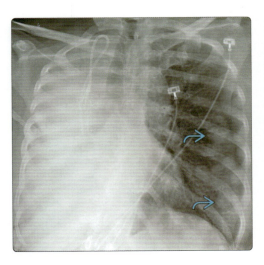
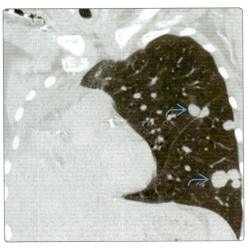

（左图）一名56岁的女性，先前因肺癌而行右肺切除术，目前出现严重的呼吸困难、体重减轻和身体虚弱，前后位胸部X线片显示左肺多发结节➡️。虽然这个虚弱的患者不能进行后前位和侧位胸部X线片检查，但这些发现足以证明发生了血行转移。（右图）同一患者冠状位CT平扫证实左肺多发结节➡️，符合转移性肺癌表现。

（左图）54 岁的男性，咳嗽、不适，其后前位胸部 X 线片显示右肺上叶体积缩小，右肺上叶有一个分叶结节➡️，右肺门➡️和纵隔➡️淋巴结病变。这些发现与晚期肺癌是一致的。（右图）相同患者的侧位胸部 X 线片显示中纵隔明显增厚➡️，这证实了怀疑的肺门和纵隔淋巴结肿大。支气管镜活检显示为浸润性腺癌。

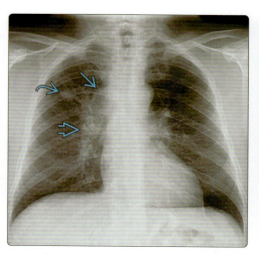
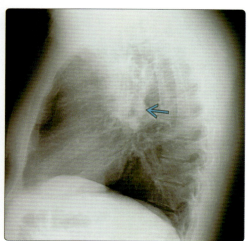

（左图）同一患者的轴位 CT 增强扫描图像显示右肺上叶支气管管腔狭窄➡️，右肺门和纵隔广泛融合的淋巴结转移病灶包绕了支气管中段➡️。（右图）同一患者的冠状重建图像显示，广泛融合的纵隔肿大淋巴结包围右主支气管，并造成管腔狭窄。在支气管镜下可见气道轮廓的结节状改变➡️，这与子宫内膜癌一致。

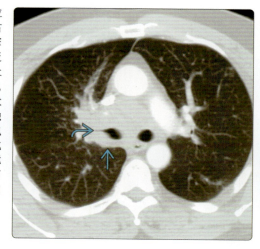
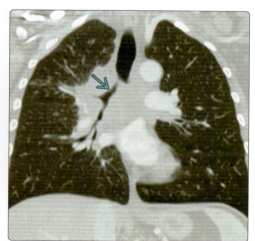

（左图）患者的轴位 FDG PET/CT 融合图像显示右肺门➡️和纵隔淋巴结转移病灶的 FDG 高摄取改变。需注意未增大的左肺门淋巴结➡️和胸骨处➡️也存在转移病灶。（右图）同一患者的轴位 FDG PET/CT 融合图像显示纵隔和左侧肺门淋巴结转移。需注意左胸壁的转移灶➡️，在胸部 CT 图像上并不明显。

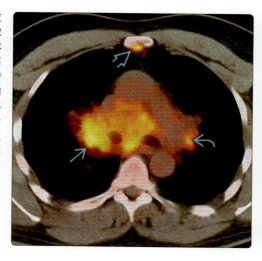
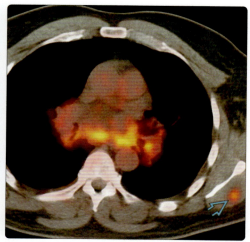

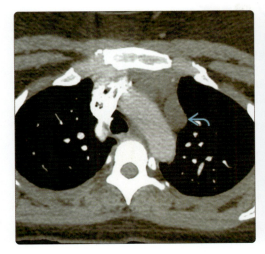 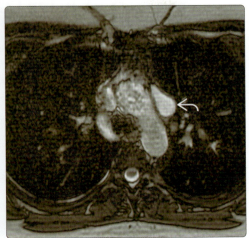

（左图）27 岁女性，胸痛，胸部 X 线片上纵隔影增宽，在轴位 CT 平扫图像显示左侧主动脉弓前方卵圆形结节➱，诊断为胸腺肿瘤或淋巴结病变。（右图）同一患者的轴位 MR T₂WI 图像提示为左前纵隔单囊性病变➱。病变在其他序列图像上未显示有壁结节或对比增强征象。结果与胸腺或间皮囊肿一致，无须进一步检查。

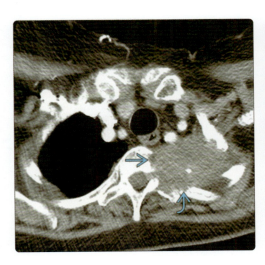 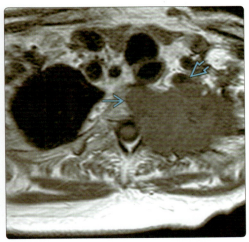

（左图）一名患 Pancoast 综合征的 80 岁老年女性，其轴位 CT 平扫图像显示左肺尖的肿块侵犯并破坏了邻近的肋骨➱和椎体➱。经影像引导下活检，诊断为中度分化的鳞状细胞癌。（右图）同一患者的轴位 MR T₁WI 图像最佳地显示了肺尖病变、骨骼侵犯➱和左锁骨下动脉➱被部分包裹的情况。MR 能提供良好的软组织对比，是评价胸壁受侵犯情况的理想方法。

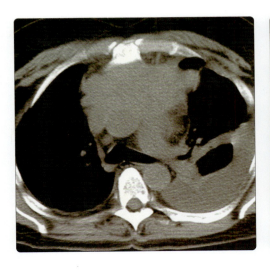 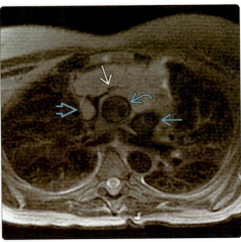

（左图）侵袭性胸腺癌患者的轴位 CT 平扫图像显示一个大的血管前纵隔肿块，其与上腔静脉、主动脉及肺动脉干分界不清。（右图）同一患者的轴位 MR T₂WI 图像，最佳地显示了升主动脉➱、肺动脉干➱被包裹的情况，左侧头臂静脉➱被包裹和狭窄的情况，以及上腔静脉腔内癌栓➱的情况。MR 在评价不能耐受碘造影剂的患者的血管浸润方面是非常有价值的，如本例。

◀▐▶ X 线摄影 ◀▐▶

<table>
<tr><td rowspan="2">要
点</td><td>

一、专业术语
- 胸部 X 线摄影：使用 X 线生成胸部二维图像

二、临床意义
- 对疑似心肺疾病的初步诊断

三、技术
- 数字放射学：CR 和 DR
  - 可进行图像的后处理和显示
  - 节省数据存档空间
  - 数字化图像可传输至多个终端
- 探测器技术
  - CR（存储磷光成像）
  - DR（平板探测器系统）
- 高级图像处理
  - 边缘增强
  - 双能 X 线摄影
  - 骨抑制技术
  - 计算机辅助诊断技术（CAD）

</td><td>

四、成像方式
- 后前位和侧位胸部摄影
- 前后位胸部摄影

五、临床应用
- 系统地观察胸部各解剖单元
- 肺和气道
  - 结节、肿块
  - 气道相关的结节 / 肿块
    - 肺不张、肺实变
- 肺门
  - 肿大的淋巴结或肿块
- 纵隔
  - 局灶肿块或弥漫性纵隔增大
- 胸膜
  - 恶性胸腔积液 ± 胸膜结节 / 肿块 / 增厚
- 胸部
  - 结节、肿块、浸润性病变

</td></tr>
</table>

（左图）后前位胸部 X 线片上一名无症状吸烟的女性肺癌患者的腺癌病灶，呈现为左肺上叶的一个不明显的结节 ⇨，其一部分突出于左侧第 2 前肋。（右图）同一患者同一张后前位胸部 X 线片的边缘增强图像，左上叶结节 ⇨ 及所有正常肺血管的显示都明显增强。

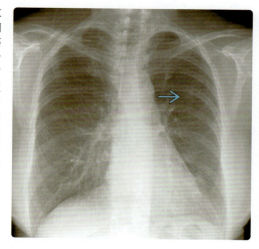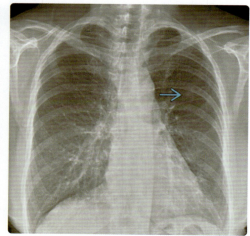

（左图）同一患者同一张后前位胸部 X 线片的骨抑制图像，其中肋骨已被数字化"移除"，不再重叠左上叶结节 ⇨，从而增加了病灶的清晰度。（右图）同一患者同一张后前位胸部 X 线片的骨抑制图像。计算机辅助检测系统正确地标记出了肺癌病灶 ⇨。另一个假阳性征象 ⇨ 来自于血管的重叠。

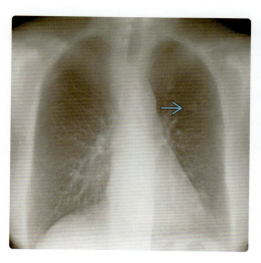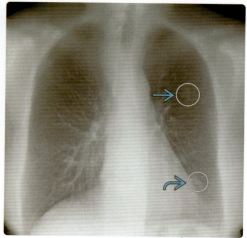

一、专业术语

（一）定义

- 放射线照相术：使用 X 线创建图二维图像
  - 不同的人体各组织成分会对 X 线吸收有差异
  - 诊断用 X 线与图像探测器相互作用
  - 制作身体部位的二维图像
- 胸部 X 线摄影：利用 X 线创建二维胸部图像

（二）同义词

- 胸部 X 线片
  - 广泛使用的口语用语；不鼓励使用
  - 不准确：X 线用于生成胸片，但不可见。

二、临床意义

（一）临床重点

- 初步评价怀疑心肺疾病的基础影像学研究
- 最常用的影像学研究
- 可评估所有的胸部解剖结构
- 提供重要的诊断信息，以指导进一步的影像学检查、疾病治疗和随访的策略

（二）优势

- 应用广泛
- 低成本
- 低辐射剂量
- 获取图像快速
- 可显示众多异常征象

（三）缺点

- 有电离辐射
- 是二维图像
  - 解剖定位需要相垂直的图像
- 只有 5 种放射密度
  - 空气，水，脂肪，钙，金属
  - 软组织、流体和血液显示水的密度
    - 纵隔器官（如心脏）和它们的内容（如血液）之间没有区别
- 重叠结构可能阻碍重要病理的识别

（四）基本原则

- 界面清晰可视
  - 并列结构不同的放射密度
  - X 线的切线界面
- 界面消失
  - 意味着有组织的病理改变
  - 剪影征

三、技术

（一）常规技术

- 数字 X 线摄影
  - 可进行图像的后处理和显示
  - 节省数据存档空间
  - 数字化图像可传输至多个终端

（二）探测器技术

- 计算机 X 线摄影（存储磷光成像）
  - 光激发磷光体制成的成像板
  - 从磷光层中存储的 X 线曝光获得的图像信息
  - 用激光扫描仪在计算机 X 线摄影（CR）阅读器中照射成像板
  - 由此产生的能量释放导致屏幕发出荧光
  - 收集发出的光，转换成电子电流，放大，过滤和数字化
  - 探测器技术的进步（存储磷光针状探测器）允许减少剂量而不损失分辨率
  - 用于片盒式系统（便携式 X 线摄像）或专用滤线器装置中使用
- 直接射线照相（平板探测器系统）
  - 非晶硅薄膜晶体管（TFT）与 X 线吸收介质耦合以捕获图像信息
    - 间接转换 TFT 探测器：使用非晶硅（a-Si）；吸收的 X 线转换为光信号，然后充电，最后转换为数字图像数据
    - 直接转换探测器：使用非晶态硒（a-Se）；吸收的 X 线直接转换为电荷，最后转换为数字图像数据
- 电荷耦合器件（CCD）和互补金属氧化物半导体（CMOS）相机
  - 在磷光体层中吸收的 X 线转变为可见光
  - CCD 或 CMOS 使用发出的光形成射线图像
- 数字 X 线摄影：计算机直接 X 线摄影
  - 可以查看和增强生成的数字图像

（三）高级图像处理

- 边缘增强
  - 利用反锐化掩模技术对数字图像数据进行处理
  - 增强射线成像界面的可视化
  - 可增加量子斑点，可生成肺的"纹理化"外观
- 双能射线照相术 [能量减法（ES）]
  - 双照射 ES 摄影术
    - 高、低能量曝光 2 次
    - 软组织影像和骨组织影像
  - 单照射 ES 摄影术
    - 1 次曝光于 2 个由铜过滤器隔开的检测器板上

- 软组织影像和骨组织影像
  - 用途
    - 提高肺结节的显示
    - 提高病灶内钙成分的显示
    - 未广泛使用原因
      □ 有特定的软件和硬件要求
      □ 对影像科室空间上的要求
      □ 不适用于便携式 X 线机照相术
- 骨抑制
  - 从现有 X 线图像中数字"删除"骨性结构
  - 提高肺结节可视性的敏感度；某些特异性抹除
  - 用途
    - 没有硬件要求；成本更低
    - 患者没有过多的曝光量
    - 适用于任何成像
    - 可以与计算机辅助检测（CAD）相结合
- CAD
  - 算法搜索和标记具有特定形态特征的肺密度
  - 不能标记所有的病灶
  - 通常错误的标记多于真实的
  - 放射科医生决定标记的病灶是否需要进一步评估
  - 用途
    - 大多应用于肺结节的检出
    - 可与骨抑制技术相结合
- 时间减影
  - 计算机辅助检测 2 幅图像随时间间隔的变化
  - 正在发展的技术；目前尚未应用于临床实践
- 数字断层合成
  - 使用移动 X 线管和数字探测器产生冠状断面图像，重建为"切片"
  - 可改善肺结节的可视化
  - 剂量与常规射线照相的剂量相当
  - 成本低于 CT
  - 局限性
    - 胸膜与胸膜下病变的鉴别困难
    - 肺门和纵隔淋巴结可能表现为肺结节
    - 易受运动伪影影响：心脏和呼吸运动

四、成像方法
（一）X 线

- 后前位和侧位胸部 X 线片
  - 适用于可行走的患者
  - 摆位和指令
    - 直立位
    - 不可旋转
    - 不可移动

- 完全吸气和屏气，接近肺活量
- 包括整个胸腔
  - 技术
    - 放射源到影像接收器距离为 72 英寸
    - X 线的中心平面对准胸腔的中心
    - 准直到侧面皮肤表面的 X 线束
    - 高千伏技术（120 ～ 150kVp）
      □ 可穿透脊柱和纵隔
    - 使用网格减少散射
- 后前位（PA）胸部 X 线片
  - X 线从后到前穿过胸部
  - 前胸贴影像接收器
  - 患者的站位
    - 头部挺直站立
    - 下巴放于滤线栅顶部
    - 双侧手臂背向后，双肘向前旋转（使肩胛骨向外侧移动）
- 侧位胸部 X 线片（左侧位）
  - X 线从右到左穿过身体
  - 胸腔左侧贴影像接收器
  - 患者的站位
    - 双臂置于头部上方，避免重叠于肺及纵隔
- 前后位胸部 X 线片（AP）
  - X 线从前到后穿过胸部
  - 后背贴影像接收器
  - 患者的站位
    - 仰卧位、坐位、半直立位（很少能达到完全直立的位置）
    - 移除覆盖身体的监测设备（尽可能），以便使所有结构都尽可能看到
  - 技术
    - 放射源到影像接收器距离为 40 英寸
      □ 图像会放大
    - 不能使用高千伏技术（由于便携式设备的本身的限制）
      □ 对胸部致密结构穿透能力有限
      □ 曝光时间增加，导致肺结构清晰度降低

（二）特殊投照方法
- 侧卧位
  - 鉴定胸腔游离积液及气体
  - 患者
    - 卧位
    - 右侧或左侧身体朝下，不旋转，吸足气
  - 技术
    - AP 或 PA 位投照
    - X 线水平投照

- 前弓位
  - 评估腹腔顶部的状况
  - 并不被刻意经常使用，但是在许多 AP 位的床边摄影时，由于不经意地波束成角而通过前凸投影而获得。
  - 技术
    - X 线束向上倾斜 15°～ 20° 入射

五、临床应用

（一）常规应用

- 针对各种组织和密度的重叠影像给出有质疑的解释
- 全面观察所有胸部解剖区
- 了解放射影像的解剖学知识

（二）肺和气道

- 结节（＜ 3cm）
  - 肺部结节的一线检查手段
  - 在多达 0.2% 的胸部 X 线片中发现的孤立性结节
  - 结节直径 ≥ 9mm 在胸片上比较明显
    - 直径＜ 2cm 的结节超过 90% 都为良性
    - 肺癌的风险随体积的增大而增加
  - 对比图像有助于新结节的检测
    - 约 90% 的结节能够通过回顾既往的图像而被发现
  - 恶性肿瘤的特征：增长、毛刺、分叶状
  - 良性病变的特征：中央、完全、层状或"爆米花"样的钙化；稳定性超过 2 年
- 肿块（≥ 3cm）
  - 恶性肿瘤的可能性增加
  - 恶性肿瘤的特征
    - 增长，毛刺征，分叶征，空洞（厚壁）
    - 相关发现：淋巴结肿大、胸腔积液、局部浸润、小叶间隔增厚（癌性淋巴管炎）
- 气道相关的结节 / 肿块
  - 直接显示腔内结节或肿块
  - 气道截断
  - 气道阻塞的间接影响
    - 肺不张：反 S 征、镰刀征
    - 实变：对抗菌药无反应

三）肺门

- 肺门增大
  - 淋巴结肿大：单侧或双侧
  - 中心型肺癌 ± 邻近淋巴结肿大
- 单侧肺门增大伴同侧肺结节或肿块提示原发性肺癌
- 与鉴别诊断相关的发现：肺体积缩小，胸腔积液
- 双侧肺门淋巴结肿大：晚期肺癌、转移性疾病和淋巴瘤

（四）纵隔

- 正常的纵隔线、条纹和界面发生改变
  - 可能是不明显的；要能识别需要熟知正常成像解剖学的知识
- 局灶性单侧纵隔结节或肿块
  - 提示原发性肿瘤
    - 胸腺瘤、畸胎瘤、神经源性肿瘤
  - 有时候，表现为明显的淋巴结肿大
  - 利用侧位胸片来对纵隔分区定位以便进行鉴别诊断
- 弥漫性双侧纵隔肿大
  - 提示多区的淋巴结肿大
  - 利用 X 线片进行的分析，去确定具体的受累淋巴结站和纵隔区
  - 鉴别诊断
    - 肺癌：老年吸烟者；男性＞女性
      - 晚期、低分化肿瘤、小细胞肺癌
    - 晚期、低分化肿瘤、小细胞肺癌
      - 泌尿生殖道恶性肿瘤的典型表现
      - 同时转移到肺、胸膜、胸壁
    - 淋巴瘤：年轻患者（年龄范围广）
- 恶性肿瘤的相关发现
  - 局部浸润表现：与邻近肺组织间的界面不规则的
  - 胸腔积液、结节、肿块
  - 胸壁受累

（五）胸膜

- 恶性胸腔积液
  - 单侧或双侧
  - 量的多少
    - 90% 的大量胸腔积液是恶性的
    - 10% 恶性胸腔积液都是大量的
  - 与恶性肿瘤一致的胸膜结节 / 肿块
- 胸膜增厚
  - 孤立性胸膜病变：不完全边缘征、外围的或叶间裂位置
    - 鉴别诊断
      - 单发胸膜转移病灶
      - 胸膜局限性纤维瘤
  - 多发胸膜结节 / 肿块
    - 环形、结节样、肥厚样、肺包裹
    - ± 胸腔积液
    - 鉴别诊断
      - 晚期肺癌合并胸膜受累
      - 胸膜转移瘤
      - 恶性胸膜间皮瘤

　　　　□ 侵袭性胸腺瘤

　　　　□ 淋巴瘤

（六）胸壁

- 结节、肿块、浸润性病变
- 不完全边缘征
  - 识别出骨 / 软组织受累，使得影像定位于胸壁
- 恶性肿瘤的骨破坏特点
  - 转移：来自肺、乳腺或前列腺癌
  - 恶性肿瘤直接侵犯胸壁：肺癌、纵隔淋巴瘤、肺转移
- 溶骨性或成骨性骨受累
- 良性的外压性侵蚀：神经源性肿瘤
- 骨膨胀：良性或恶性病变
- 可见钙化灶：骨肉瘤、软骨肉瘤

六、陷阱

伪影

- 皮肤上的病变可能会酷似肺内结节
- 外部不透 X 线的覆盖物可能会酷似胸部病变
- 缺乏垂直的图像（便携式 X 线照相）可能妨碍对异

常情况的准确定位

- 患者体位不整时，会因部分身体重叠而导致病理过程显示不清

七、禁忌证

（一）安全技术

- 没有严格的禁忌证

（二）电离辐射

- 合理使用放射照相方法以减少辐射暴露，特别是对于孕妇和青年患者
- 性腺的遮蔽
- 合理地成像：在全社会提倡在必要的医学影像检查中减少所使用的辐射量并取消不必要的步骤

参考文献

[1] Li F et al: Computer-aided nodule detection system: results in an unselected series of consecutive chest radiographs. Acad Radiol. 22(4):475-80, 2015

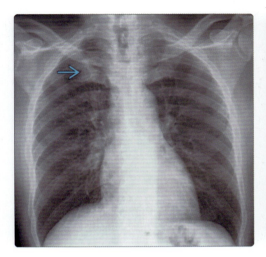 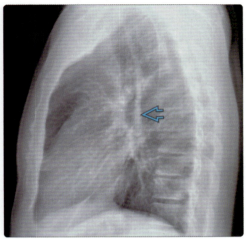

（左图）一名患肺癌的男性吸烟者，后前位胸部X线片显示左右不对称的右肺上部模糊影➡️，与右侧第一前肋重叠。注意右肺体积小，右肺明显不对称的间质表现。（右图）同一患者的胸部侧位X线片显示中间气管后线异常增厚➡️，符合肺门和纵隔淋巴结肿大，而在正位胸片上并没有明显的征象。

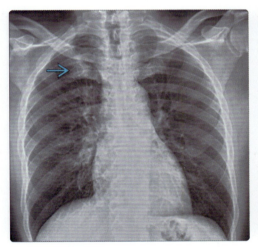 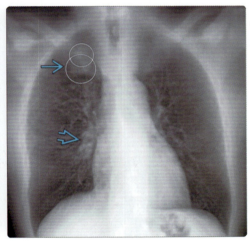

（左图）同一患者的后前位胸部X线片边缘增强图像，右肺上部结节样模糊影显示有明显增加➡️，同时右肺不对称增多的间质改变也更为突出。（右图）同一患者的后前位胸部X线片的骨抑制图像，其中计算机辅助检测系统还标记了2个提示原发性肺癌的不对称的右肺上叶结节样模糊影➡️。注意右肺门影饱满➡️。

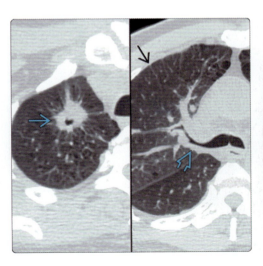 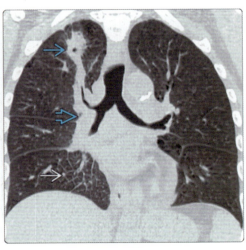

（左图）轴位CT平扫合成图像证实了右肺上叶存在一个棘状空洞结节➡️，并且与胸片的提示的影像学异常相符。注意正常右肺上叶支气管壁的增厚➡️与右肺门转移和小叶间隔增厚➡️有关。（右图）同一患者的冠状位CT平扫图像，显示右肺上叶支气管腔的结节➡️，周围的转移癌➡️和恶性淋巴转移➡️病灶包绕右侧中间支气管。

（左图）68 岁胸痛患者的后前位胸部 X 线片显示左肺中野模糊，但部分肺野被植入式心脏起搏器遮挡。（右图）同一患者的侧位胸部 X 线片显示左上肺癌位于心脏起搏器的后面，部分被上肢软组织影遮挡，上肢软组织覆盖于前胸。为了能准确地解释 X 线影像，需要最佳的投照体位。

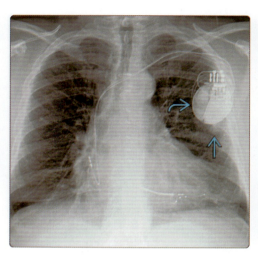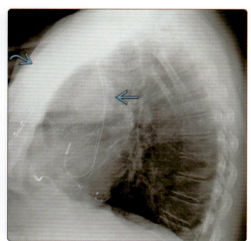

（左图）同一患者的轴位增强 CT 图像（肺窗）显示一个大的左肺外周肿块，靠近邻近的胸膜和胸壁，符合原发性肺癌的表现。注意该患者有重度小叶中央型肺气肿。（右图）同一患者的轴位增强 CT 图像（纵隔窗）显示左肺上叶肿块，证实有左胸壁受侵及邻近的部分肋骨破坏，肿块在影像学上的表现提示有很高的恶性可能性。

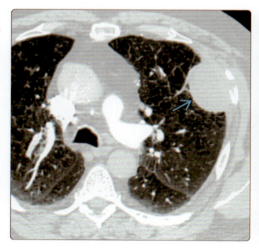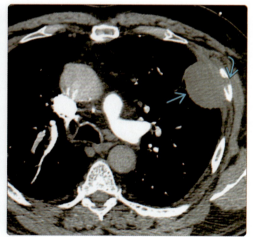

（左图）一名 65 岁肺癌患者的后前位胸部 X 线片，患者有胸痛、呼吸困难和心力衰竭表现，胸片显示大量与肺水肿有关的双侧肺间质模糊的改变。弥漫性肺异常可部分遮盖右肺上叶肺癌。（右图）同一患者在心力衰竭治疗后的后前位胸部 X 线片，显示右上肺肿块显著性增大。肺癌周围的非肿瘤性肺病变可使肺癌病灶的部分影像模糊不清。

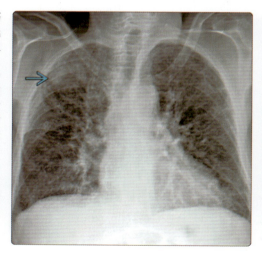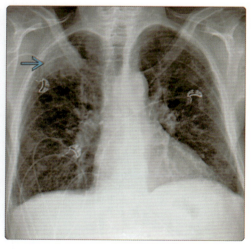

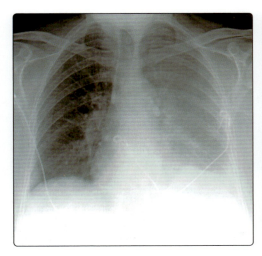

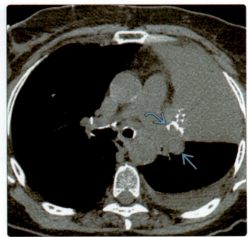

（左图）一名 74 岁的女性患者，有呼吸困难和咯血，前后位床边胸部 X 线片显示左肺上叶完全性不张，表现为左肺朦胧的透过度减低，左心缘模糊，并显示 Luftsichel（气镰）征。

（右图）同一患者的轴位 CT 平扫图像，显示左肺中央型肺癌➡，阻塞了左肺上叶支气管➡，导致左肺上叶实变和体积减小。通过床边胸片可以很明确地发现疑似的恶性肿瘤病变。

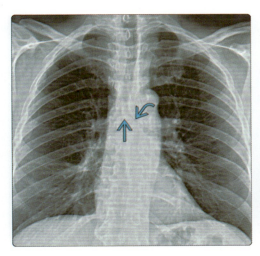

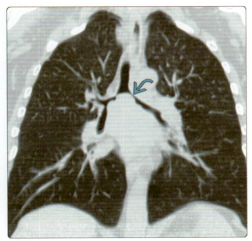

（左图）一名伴有呼吸困难和喘息的老年吸烟者，后前位胸部 X 线片（边缘增强）显示左主支气管管腔明显狭窄➡，气管隆嵴处见有异常软组织影➡。（右图）同一患者的冠状位 CT 平扫图像，显示隆嵴下一个大的肿块，其包绕并导致双侧主支气管狭窄➡，形成多叶的腔内肿瘤。中央型肺癌在放射学上可表现为部分腔内结节或肿块，如本例。

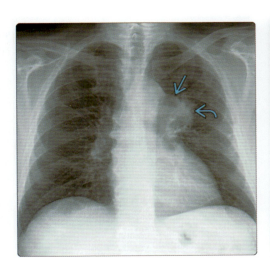

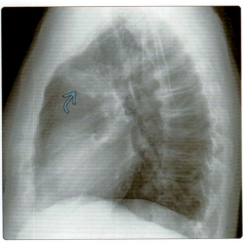

（左图）一名 78 岁吸烟并患肺癌的患者，后前位胸部 X 线片显示左肺上叶不规则结节➡，主肺窗见巨大的纵隔肿块➡。纵隔肿瘤常表现为正常纵隔界面的改变。（右图）同一患者的侧位胸部 X 线片显示左肺上叶不规则结节影➡。纵隔病变在后前位胸部 X 线片上呈锥形边界，这形成了"不完全边界"征，因此在垂直入射的成像片上这个大的病变不明显。

（左图）一名50岁纵隔精原细胞瘤患者，前后位床边胸部X线片显示双侧纵隔影增宽，失去正常纵隔界面，肿块导致上腔静脉受压。这一征象通常代表广泛的淋巴结肿大，符合恶性肿瘤特征。（右图）同一患者的轴位CT增强扫描图像，显示合并有软组织肿块，并且累及血管前间隙和内脏与纵隔间隙。

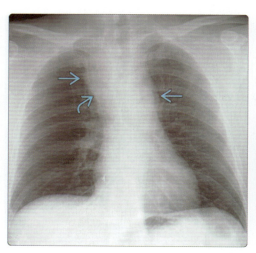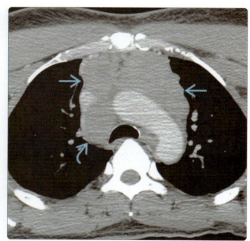

（左图）一名62岁女性患者，后前位胸部X线片显示有胸膜转移，表现为右侧胸膜环状结节样增厚，叶间胸膜同时受累。（右图）一名转移性腺癌的30岁女性患者，经右侧胸腔穿刺术后，显示有右肺不张及右侧大量气胸，右侧恶性胸腔积液，实性胸膜的转移导致周围胸膜增厚。

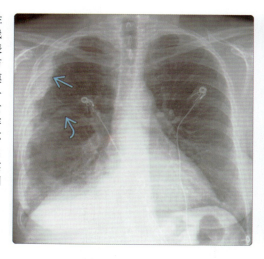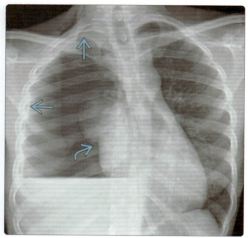

（左图）一名转移性肉瘤患者，前后位床边胸部X线片显示左胸壁肿块。"不完全边界"征和左侧第4前肋的破坏，可确定病变局限于胸壁。（右图）同一患者的轴位CT增强扫描，图像显示左前胸壁肿块伴肋骨破坏。注意胸骨和脊柱的其他转移灶。胸部X线片（包括床边胸片）在胸部肿瘤的初步检查中是非常有价值的。

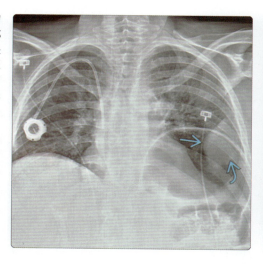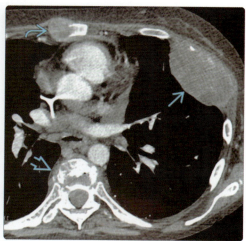

◄•▪▬ 计算机断层扫描 ▬▪•►

要点

一、专业术语
- 评估胸部疾病的基本横断面成像方式

二、临床意义
- CECT（CT 增强扫描）是一种用于胸腔恶性肿瘤分期的很好的方法
  ○ 最佳地呈现原发性肿瘤特征
  ○ 鉴别淋巴结肿大和转移病灶

三、技术
- 多排探测器 CT（MDCT）
- 多平面二维图像重建（MPR）
- 三维重建

四、成像手段
- 决定成像方式的因素
  ○ CT 机
  ○ 放射科医师和（或）临床医师偏好
- NECT（CT 平扫）
- 增强 CT

- 低剂量扫描 CT
- 低剂量监测 CT

五、临床应用
- 孤立性肺结节、淋巴结肿大和纵隔肿块的特征
- 胸部恶性肿瘤的特征和分期
  ○ 肺癌和食管癌
  ○ 恶性胸膜间皮瘤
  ○ 气管支气管肿瘤
  ○ 胸腺上皮性肿瘤与淋巴瘤
- 肺癌筛查

六、禁忌证和并发症
- 静脉造影禁忌证
  ○ 肾功能不全
  ○ 对比过敏
  ○ 造影剂导致的中毒性肾损伤

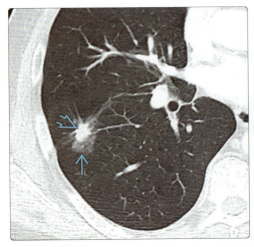

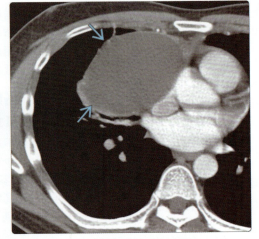

（左图）轴位 CT 增强扫描显示右肺下叶细毛刺实性结节，其内可见磨玻璃影➡️和实性成分➡️。活检显示为肺腺癌。CT 是对肺结节识别和定性的最佳影像学检查方法。（右图）轴位 CT 增强扫描显示血管前间隙一个大的低（水样）密度纵隔肿块➡️，在外科手术中发现为成熟的畸胎瘤。鉴别诊断包括心包和胸腺囊肿以及囊性胸腺瘤。

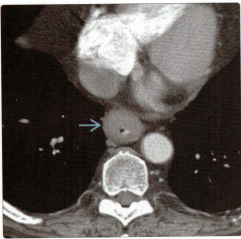

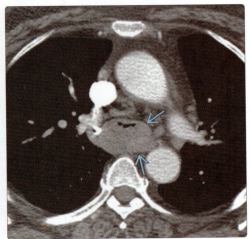

（左图）轴位 CT 增强扫描显示胸段食管远段环形增厚➡️，符合食管癌。虽然 CT 可显示食管癌的异常征象，但不能明确病灶浸润深度。（右图）轴位 CT 增强扫描显示隆突水平的鳞状细胞癌➡️。CT 是诊断和评价气道肿瘤的首选成像方法，它可以在几秒钟内完成整个气管支气管树的成像。

一、专业术语

定义

- 胸部肿瘤的基本横断面成像方法

二、临床意义

临床重点

- CT 增强扫描
  - 对出现胸部异常的患者进行初步诊断的最佳方法
  - 评估胸部恶性肿瘤的极佳方法
  - 优势
    - 对原发性肿瘤提供最佳的定位和特征描述
    - 可经常用于完全分期疾病
    - 广泛的可用性
    - 高质量的成像，易于重现
  - 缺点
    - 在某些肿瘤特征的评估方面不如 MR
    - 检测淋巴结和其他器官的转移方面不如 PET/CT
    - 使用电离辐射

三、技术

（一）多排螺旋 CT（MDCT）

- 对胸部病变的检出和特征显示方面较单排 CT 更为敏感
- 有较高的空间分辨率和密度分辨率
- CT 扫描范围覆盖了从胸腔入口至肾上腺区域，这是评价胸腔的必要条件
- 可利用单个数据集重建出高质量的多平面薄层图像
  - 可以不受运动的影响而获得高分辨率的图像
  - 有肺窗和纵隔窗

（二）二维多平面重建（MPR）

- 矢状位和冠状位重建有助于评估肿瘤的上下累及范围
- 能够从第三平面测量肺部病变和其他异常

（三）三维重建

- 能够定量地评估肺组织病变和其他肿瘤的体积

四、成像方法

（一）常规

- 扫描方案可因若干因素而不同
  - 供应商
  - CT 扫描仪
  - 放射科医生和（或）临床医生偏好

（二）CT 平扫

- 由于没有经静脉注入造影剂而使肺门和纵隔的诊断受到了限制

- 适应证
  - 有静脉注射造影剂的显著禁忌者
    - 肾功能不全者
    - 严重的造影剂过敏者
  - 肺结节的常规随访
    - 鼓励采用低剂量技术
      - 120kVp 电压
      - 40 ～ 80mA 的管电流
      - 可能会影响亚实性的检出

（三）CT 增强扫描

- 大多数情况下所选择的扫描方案
- 划定动脉和静脉
- 肺肝门和纵隔结构的最佳显示方法

（四）低剂量扫描 CT

- 应用于肺癌的筛查
- 不使用静脉注射造影剂
- 低剂量技术
  - 低管电流（mA）或低峰值千伏电压（kVp 峰值）

（五）低剂量监测 CT

- 手术后患者的监测
- 肺结节的监测
- 不使用静脉注射造影剂
- 低剂量技术

五、临床应用

（一）孤立性肺结节

- 圆形不透明且最大径小于 3cm
  - 至少有一定的边缘
- CT 是鉴别肺结节的最佳方法
  - 提高敏感性和特异性
    - 高空间分辨率和密度分辨率
    - 低运动伪影
  - 理想的薄层（1.0 ～ 1.5mm）
    - 尽量减少部分容积效应
    - 有助于识别结节的后处理技术
      - 最大信号强度投影技术、体绘制和电影观看
    - 能够实现 3D 分析和定量技术
- 精确的肺结节特征
  - 大小
    - 90% 小于 2cm 的结节是良性的
    - 病灶越大，恶性肿瘤发生的可能性越大
  - 边缘和轮廓
    - 良性病变多呈球形
    - 毛刺状边缘高度提示恶性
    - 小叶边缘提示病灶不均质性

- 密度和内部特征
  - 实性结节
  - 亚实性结节
    - 磨玻璃样阴影
    - 磨玻璃和实性混合样阴影（部分实性结节）
  - 脂肪
    - 错构瘤最常见
    - 类脂性肺炎
    - 脂肪肉瘤转移（罕见）
  - 钙化
    - 存在钙化并不一定意味着良性
    - 钙化成分的模式必须仔细分析评估
    - 良性钙化的形式：中心性、层状和完全性钙化
    - 骨肉瘤和软骨肉瘤可能存在完全钙化
    - 点状钙化：恶性肿瘤，如肺癌和支气管类癌
- 结节病灶检查中误区
  - 病灶体积小
  - 磨玻璃样病灶的衰减
  - 血管周围中心位置
  - 邻近实质病变

（二）纵隔肿瘤

- 定位
  - 血管前区
    - 胸腺上皮肿瘤
      - 胸腺瘤
      - 胸腺癌
      - 胸腺类癌
    - 生殖细胞肿瘤
      - 成熟的畸胎瘤
      - 精原细胞瘤
      - 非精原细胞生殖细胞肿瘤
  - 内脏区
    - 食管癌
    - 淋巴结肿大
      - 转移性肿瘤
      - 淋巴瘤
  - 脊柱旁区
    - 神经源性肿瘤
    - 转移性肿瘤
- 定性
  - 脂肪
    - 成熟畸胎瘤：脂肪、液体、钙化和软组织成分是经典的组合
    - 脂肪瘤
    - 胸腺脂肪瘤

- 脂肪肉瘤（不常见）
  - 液体（水）样密度
    - 成熟的畸胎瘤
    - 囊性胸腺瘤（罕见）
    - 肿瘤的囊性变
  - 高密度的、强化的组织
    - 副神经节瘤
    - Castleman 病（巨大淋巴结增生症）
    - 血管肿瘤的转移
  - 软组织
    - 淋巴瘤
    - 精原细胞瘤
    - 非精原细胞生殖细胞瘤
    - 转移性肿瘤
  - 钙化
    - 可见于良性和恶性病变
      - 甲状腺肿大
      - 成熟的畸胎瘤
      - 经过治疗的淋巴瘤
      - 转移性疾病：骨肉瘤、软骨肉瘤、泌尿生殖道/胃肠道黏液性肿瘤

（三）肺癌

- 分期
  - CT 增强扫描可用于大多数患者的分期
  - 肿瘤（T）分期
    - 大小和位置
    - 疾病的程度
      - 与气道和血管的关系
      - 相邻结构的累及
      - 肿瘤结节
    - 在观察胸壁、纵隔、横膈的局部浸润方面的检出率低于 MR
  - 淋巴结（N）分期
    - CT 解剖标准
    - 淋巴结大小不一定可靠
    - 在检测淋巴结转移方面不如 PET/CT
  - 转移（M）分期
    - PET/CT
      - 在检测转移病灶方面优于 CT
- 再分期
  - CT 增强扫描常规用于评估效果、监测和再分期
    - 在许多研究中不如 PET/CT
- 肺癌筛查
  - 在符合特定标准的高危患者中实施
  - 目的是识别早期肺癌
  - 最好应用薄层扫描（1.0 ～ 1.5mm）

- 可以尽量减少部分容积效应
- 有助于结节识别的后处理技术
- 对肺结节的准确描述
  - 大小
  - 边缘和轮廓
  - 密度
  - 内部特征
- 影像判读/报告
  - 美国放射学会 Lung-RADS
    - 为肺癌筛查研究提出的词汇和结构化报告
    - 旨在使肺癌筛查、CT 报告和处置建议标准化

（四）食管癌

- 肿瘤（T）分期
  - CT 在确定食管壁浸润深度方面有限
    - 无法区分 T_1 期、T_2 期和 T_3 期疾病
    - T 分期评估的准确性低于食管超声（EUS）
      - CECT：49%～59%；EUS：76%～89%
    - CT 最重要的作用是排除或确诊 T_4 期疾病
      - 识别出主动脉、心包和气管支气管的侵犯
    - CT 上局部浸润的标准
      - 肿瘤与邻近纵隔结构间脂肪间隙的消失
      - 其他纵隔结构的移位或压痕
- 淋巴结（N）分期
  - 检测淋巴结转移的准确度低于 EUS 和活检
    - 解剖学尺寸标准
    - 胸内和腹部淋巴结直径大于 1cm
    - 局限性
      - 在正常大小的淋巴结中可发现微转移
      - 一些淋巴结的肿大可能是反应性的
- 转移（N）分期
  - PET/CT 在检测转移病灶方面优于 CT

（五）恶性胸膜间皮瘤

- CT 可用于多种情况下的分期
  - 肿瘤（T）分期
    - 胸腔积液
    - 结节性和（或）小叶胸膜增厚
      - 环绕形肥厚
      - 厚度 > 1cm
      - 纵隔胸膜受累
    - 侵犯周围结构
      - 纵隔、横膈、胸壁
    - 可切除（T_3）与不可切除（T_4）疾病的鉴别
      - T_3：胸腔内筋膜或纵隔脂肪受累，单发胸壁侵犯灶，或心包非透壁受累

- T_4：多发性胸壁肿块、透壁性心包侵犯、穿过膈肌蔓延或有对侧的扩散
- 淋巴结（N）分期
  - 精度受限于 CT 比例尺的标准
  - 纵隔镜检查和淋巴结取样比 CT 更准确
    - 并非所有淋巴结区都能应用
  - PET/CT 在检测胸内、胸外淋巴结病变方面优于 CT
- 转移（M）分期
  - 最常见的转移部位
    - 男性：肺、肾和皮肤
    - 女性：乳房、生殖道、肾脏和皮肤
  - PET/CT 在检测转移性病变方面优于 CT

（六）气管支气管肿瘤

- CT 是显示病变特征的首选影像学检查方法
  - 可以在几秒钟内完成整个气管支气管树的成像
  - 关键的影像征象
    - 腔内病变
    - 气管壁增厚
    - 提示恶性病变
      - 向腔外蔓延，边缘不规则
    - 提示良性病变
      - 边缘界限清晰
- 2D 多平面重建
  - 矢状位和冠状位重建有助于病变的定位和肿瘤上下累及范围的评估
- 3D 重建
  - 3D 体绘制或虚拟支气管镜检查
  - 提供腔内视角
  - 3D 成像的优点
    - 对因为并发症而不能进行支气管镜检查的患者进行检查
    - 用于因晚期继发阻塞性肿瘤而不能进行支气管镜检查患者的评估
    - 引导支气管活检，外科手术规划
  - 腔内肿瘤敏感性 90%，阻塞性气道肿瘤敏感性为 100%

（七）其他胸部肿瘤

- 胸腺上皮肿瘤
  - 胸腺瘤、胸腺癌和胸腺类癌
  - CT 增强扫描是用于特征描述、分期和再分期的首选方法
- 淋巴瘤
  - CT 增强扫描是用于疾病分期和再分期的首选方法

– 一些组织学类型可以用 PET/CT 来更好地进行评估

（八）继发性肿瘤

- 转移性疾病
  - 胸部转移瘤
  - 淋巴结肿大

六、禁忌证与并发症

（一）肾功能不全与造影剂肾毒性（CIN）

- 碘化造影剂引起的肾毒性：在没有其他可能病因的情况下，造影剂给药后肾功能突然恶化
- 肾功能不全和脱水增加了 CIN 的风险
  - 高渗透压 CIN 的其他风险因素
    - 副蛋白血症（多发性骨髓瘤）、胶原血管疾病、胰岛素治疗糖尿病、既往肾手术、药物治疗
- 晚期肾病患者给予造影剂后透析容易清除造影剂

（二）造影剂过敏

- 造影剂过敏反应并不常见，尤其是使用非离子型、低渗透压的制剂时

- 总不良反应发生率：0.2%～0.7%
- 造影剂过敏的危险因素
  - 以前出现过对造影剂的过敏样反应
  - 有显著的发生过敏反应的病史
  - 大多数形式的特应性增加造影剂过敏反应发生的可能性 2～3 倍，但是风险仍然很低
- 特定过敏（如贝类、乳制品）的预测值不可靠
- 口服皮质类固醇和 H_1 受体阻滞药的检查前用药可预防明显的过敏反应

参考文献

[1] Carter BW et al: Lung cancer screening: how to do it. Semin Roentgenol. 50(2):82–7, 2015

[2] Hayes SA et al: Preoperative CT findings predict surgical resectability of thymoma. J Thorac Oncol. 9(7):1023–30, 2014

[3] Hong SJ et al: New TNM staging system for esophageal cancer: what chest radiologists need to know. Radiographics. 34(6):1722–40, 2014

（左图）CT 平扫轴位显示左肺下叶内不均匀结节➡️，内含大量脂肪，符合错构瘤。CT 是获取肺结节的特征以识别固有脂肪和钙化的首选成像方式。（右图）轴位 CT 增强扫描显示右肺下叶结节➡️伴周边钙化➡️。这种钙化形式是不确定的，不能可靠地用于区分良恶性结节。经 CT 引导下活检证实为类癌。

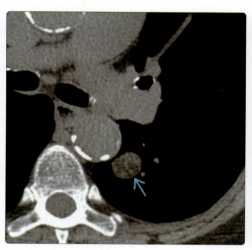
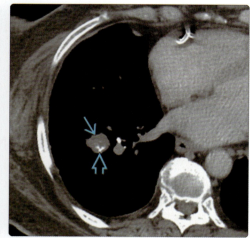

（左图）轴位 CT 增强扫描显示血管前腔内不均匀的纵隔软组织肿块➡️，有多处钙化➡️。活检显示为精原细胞瘤。CT 增强扫描是诊断纵隔肿块的首选影像学方法。（右图）轴位 CT 增强扫描显示右侧椎旁区域有界限清楚、密度低的肿块➡️，导致相邻椎体的扇贝状突起➡️。在神经纤维瘤病患者中，这一征象高度提示神经源性肿瘤。

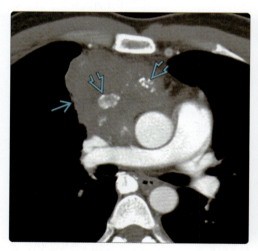
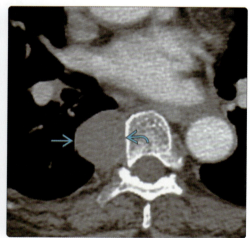

（左图）轴位 CT 增强扫描显示左肺上叶有一毛刺状肿块➡️，CT 引导活检诊断为腺癌。CT 可以很好地应用于许多患者的分期和再分期。（右图）用于肺癌筛查的轴位低剂量 CT（LDCT）显示右肺下叶的 2 个磨玻璃样结节➡️，其代表多灶性腺癌。

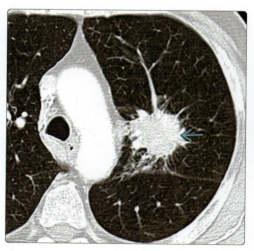
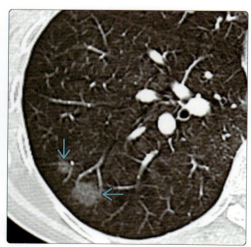

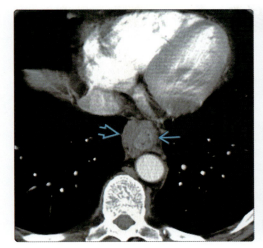
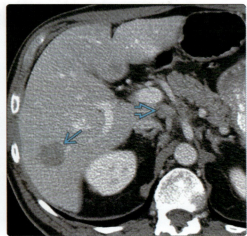

（左图）轴位CT增强扫描显示食管周边增厚➡️，符合食管癌表现。注意肿瘤蔓延到邻近纵隔➡️。手术切除证实纵隔胸膜受累，符合T₄期表现。（右图）食管癌患者的轴位CT增强扫描图像显示肝脏内低密度肿块➡️，符合肝脏转移和区域淋巴结肿大表现➡️。

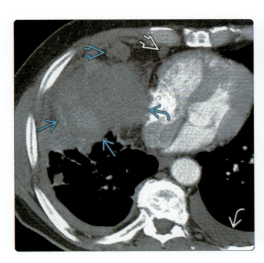
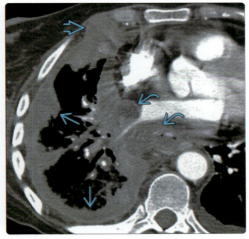

（左图）轴位CT增强扫描显示在恶性间皮瘤患者的右半胸腔有肿块状的胸膜增厚➡️。注意相邻纵隔的侵犯➡️，贲门周围➡️和右前膈下➡️淋巴结受累。左侧少量胸腔积液➡️。（右图）恶性间皮瘤患者的轴位CT增强扫描，图像显示右侧胸腔环绕样胸膜增厚➡️，胸壁前方有局灶性侵犯，纵隔有多处被侵犯➡️。

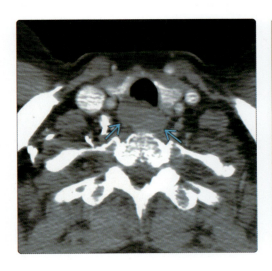
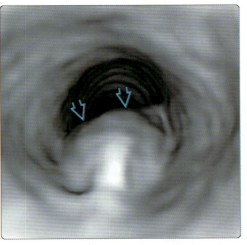

（左图）轴位CT增强扫描显示一个软组织肿块➡️，起源于靠近胸腔入口的气管后部。活检证实为鳞状细胞癌。（右图）来自同一患者的虚拟支气管镜的图像，显示了肿瘤的大小和位置➡️。虚拟支气管镜可用于评估禁用支气管镜和存在阻塞性肿瘤的患者，并能为经支气管活检和外科手术计划提供指导。

磁共振成像

<table>
<tr><td rowspan="2">要点</td><td>

一、临床意义
- MR 是解决特殊临床问题的工具
- 与 CT 相比的优势
  - 没有辐射
  - 提高了软组织的分辨率
  - 能够不使用造影剂而进行血管评估分析
- 与 CT 相比的劣势
  - 检查时间长
  - 费用高

二、临床适应证
- 对年轻患者或怀孕患者的评估
  - 没有辐射
  - 取代 CT 对恶性肿瘤进行分期
- 胸腺肿块的评估
  - MR 化学位移（双相位扰相梯度回波 T_1 加权成像）

</td><td>

- 正常胸腺和胸腺增生含有微观脂肪成分：在反相位成像中信号会下降
  - 胸腺肿瘤或淋巴瘤中无细微脂肪成分：在反相位成像时无信号的下降
- 纵隔肿块的特征
  - 囊性与实性
  - 纤维组织和内在脂肪成分的识别
- 心脏肿块的评价
  - 定性和评估累及范围的选择方式
  - 可靠地区分血栓和肿瘤
- 对肺癌的特征描述
  - MR 比 CT 能更好地确定病变累及范围（胸壁／血管结构）

三、绝对禁忌证
- 眼内或邻近的关键结构内有金属异物
- 有铁磁性颅内血管夹

</td></tr>
</table>

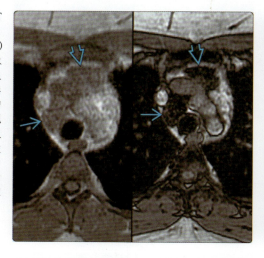
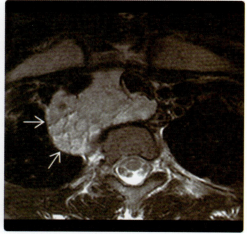

（左图）一名患者，CT 平扫显示有纵隔肿块，在轴位 T_1WI 同相（左）和反相（右）胸腺 MR 合成图像上显示，在血管前⇨和纵隔⇨有异常软组织影，在胸腺增生的反相位成像上表现为信号丢失。（右图）纵隔淋巴管瘤患者的轴位 T_2WI MR 图像显示，中纵隔中等至高信号➡的肿块，内含固有的纤薄软组织隔膜。

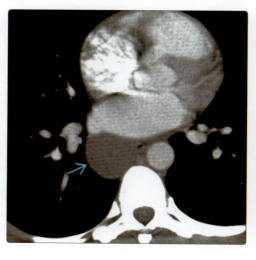
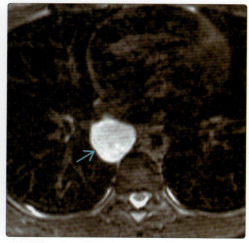

（左图）一名偶然发现支气管囊肿的患者，轴位 CT 增强扫描显示一个界限清楚的隆突下肿块⇨，其 CT 值大于单纯的液体（35HU）。（右图）同一患者的轴位 T_2WI MR 脂肪抑制图像显示为均匀的液体 T_2 高信号⇨，符合支气管源性或前肠重复囊肿的诊断。约 1/2 的支气管源性囊肿在 CT 平扫表现为高密度肿块。MR 是一种有效的确诊工具。

一、专业术语

定义

- 横断面成像方式：横断面成像，胸部肿瘤的基本评价手段

二、临床意义

临床重点

- 针对特定临床情况的问题解决工具
- 与 CT 相比的优势
  - 没有辐射
  - 提高了软组织的分辨率
  - 能够不使用造影剂而进行血管评估分析
- 与 CT 相比的劣势
  - 检查时间长
  - 对一些使用起搏器或其他医疗器械的患者是禁忌证
  - 费用高
  - 不如 CT 应用便利
  - 幽闭恐怖症
  - 运动伪影
  - 钙化的检测能力有限

三、临床适应证

（一）对年轻患者和怀孕患者的评估

- 没有辐射
- 取代 CT 对恶性肿瘤进行分期
  - 淋巴瘤
  - 癌症
  - 其他恶性肿瘤
  - 转移性疾病
- 钆不被用于妊娠患者

（二）胸腺肿块

- 化学位移 MR
  - 同相（IP）和反相（OP）梯度回波 T_1 加权成像
  - 脂肪和水中的质子具有不同的共振频率
    - 自旋会随着时间的变化而相互进退
    - 化学位移 MR 可以证明在同一组织中存在的脂肪和水
      □ 在 CT 上，脂肪和水的存在是不可区分的
    - 化学位移比（CSR）= ［胸腺信号强度（SI）OP/ 椎旁肌 SI OP］/（胸腺 SI IP/ 椎旁肌 SI IP）
      □ SI 是通过将感兴趣区域（ROI）置于胸腺肿块和椎旁肌肉上来测量的
- 正常胸腺和胸腺增生含有微观脂肪成分
  - 组织内的信号在反相位成像时会下降
  - CSR 为 0.5 ～ 0.6

- 胸腺肿瘤或淋巴瘤中没有微观脂肪成分
  - 反相位成像时组织信号无变化
  - CSR 为 0.9 ～ 1.0

（三）纵隔肿块

- 囊性与实性纵隔肿块的鉴别
  - 出血性或蛋白性囊肿（胸腺囊肿、支气管源性囊肿）
    - CT 上可能是高密度的，经常被误解为实性肿块
    - 不同程度的 T_1 和 T_2 高信号
    - 钆造影后没有内部增强
    - ± 薄壁增强
  - 囊性胸腺瘤与坏死性肿块
    - 在囊性胸腺瘤中用非增强性囊性成分增强壁结节
    - 6 个月的 MR 随访对于不明确的病例可能有帮助
- 纵隔肿块的定性
  - 纤维组织表现为 T_1/T_2 低信号
  - 纵隔血管瘤在延迟像上表现为渐进性造影增强
  - MR 可有助于识别高危胸腺瘤，这需要在切除前进行新辅助治疗
    - 病变轮廓不规则
    - 有坏死成分
    - 淋巴结肿大
    - 血管受侵犯
    - 混合成分增加
  - 对含脂肪肿块的评估
    - 胸腺脂肪瘤、脂肪瘤和脂肪肉瘤
    - 含多种脂肪及少量软组织成分

（四）心脏肿块

- 是对病变表征和评估累及范围的成像选择方式
- 可靠地区分血栓和肿瘤
- 有出色的软组织分辨率

（五）肺癌

- Pancoast 肿瘤
  - MR 比 CT 能更好地确定病变累及范围
  - 评估邻近器官的受累
    - 臂丛神经
    - 血管系统
    - 胸膜外脂肪
    - 神经脊椎孔
    - 椎管
- 疾病的分期
  - 并非对所有患者都常规施行
  - 原发肿瘤的划定
    - 将肿瘤与邻近的肺不张、肺炎和放射性肺炎/纤维化区分开来

○ 在特定情况下优于 CT
- 评估胸壁、纵隔和膈胸膜的局部侵犯
- 评估心脏、心包和大血管

（六）恶性胸膜间皮瘤

- 疾病的分期
  ○ 并非对所有患者都常规进行
  ○ 在特定情况下优于 CT
    - 侵犯胸壁、胸腔筋膜、纵隔和横膈膜
    - 经膈肌蔓延

（七）食管癌

- 在临床上不作为常规进行
  ○ 正在进行的 DWI 研究显示，MR 能够评估治疗反应
  ○ 预计今后将在应对评估和治疗规划中发挥补充作用

四、成像方法

（一）标准建议

- 在所有患者身上放置 IV 和 EKG 导联
- 将 FOV 限制在感兴趣的区域
- 可能需要鼻腔导管氧气或双呼吸来帮助患者进行足够的屏住呼吸（BH）
- 标准定位器

（二）胸腺肿块

- BH 轴向稳态自由进动（SSFP）（FIESTA 或真 FISP）
- BH 轴向 IP 和 OP T_1 梯度回波
- BH 心脏控制轴向双反转恢复脂肪，饱和 T_2（±矢状）
- 在轴向和矢状面（LAVA 或 VIBE）中 BH 预对比三维快速破坏梯度回波成像
- 在 20s、1min、3min 和 5min 内可选择增强对比的图像

（三）纵隔肿块

- 与胸腺肿块相同的预对比序列
- 在轴位（20s、1min、5min）和矢状（3min）平面上进行后对比 BH3D 快速破坏梯度回波成像

（四）整个胸部

- BH 轴向 SSFP
- 呼吸引发冠状面和矢状面快速恢复 FSE T_2 脂肪饱和度
- BH 轴向 T_1 IP 和 OP 成像
- BH 冠状 STIR
- BH 在轴向、冠状和矢状平面（LAVA 或 VIBE）预

对比 3D 快速破坏梯度回波成像
- 20s、1min、3min、5min 和 7min 的可选对比度增强图像

（五）心脏肿块

- 标准心脏平面
  ○ 4 腔心视图
  ○ 短轴平面
  ○ 隔旁长轴平面
  ○ 左心室流出道平面
- SSFP（稳态自由进动）序列和黑血序列
- 首次灌注成像
- 晚期钆增强成像

五、禁忌证

（一）绝对禁忌证

- 金属异物在眼内或关键结构附近，如神经或血管
- 铁磁性颅内血管夹

（二）相对禁忌证

- 起搏器 /ICD 或留置导线
- 临时经静脉起搏器
- 幽闭恐惧症
- 肺动脉导管
- 主动脉内球囊泵和心室辅助装置
- 人工耳蜗
- 由于肾源性系统性硬化的风险，GFR 低的患者不应使用钆

六、伪影

（一）混叠

- 卷积伪影
- 当视野小于成像物体时发生

（二）相位编码运动

- 由于结构的运动而在相位编码方向上发生
- 常见于动脉搏动
- 呼吸和心脏运动引起相位编码方向的重影
  ○ 可以通过屏气和 EKG 门控消除或减少

（三）片层流入效应

- 血管内明显高信号
- 发生于血液首次进入平层时
- 可能被误认为血栓形成

（四）磁敏感伪影

- 由不同磁化率物质周围磁场的变化引起
  ○ 化妆

○ 胸骨内固定术后
○ 纵隔夹
● 明暗区域导致解剖结构扭曲

参考文献

[1] Guimaraes MD et al: MRI of the chest in the evaluation of cancer patients: state of the art. Radiol Bras. 48(1):33–42, 2015

[2] Ackman JB: A practical guide to nonvascular thoracic MRI. J Thorac Imaging. J Thorac Imaging. 29(1):17–29, 2014

[3] Nickell LT Jr et al: Multimodality imaging for characterization, classification, and staging of malignant pleural mesothelioma. Radiographics. 34(6):1692– 706, 2014

[4] van Rossum PS et al: Imaging of oesophageal cancer with FDG–PET/CT and MRI. Clin Radiol. ePub, 2014

[5] Manenti G et al: Pancoast tumor: the role of MRI. Case Rep Radiol. 2013:479120, 2013

[6] Restrepo CS et al: Primary pericardial tumors. Radiographics. 33(6):1613–30, 2013

（左图）一名 Pancoast 肿瘤患者的冠状位 T$_1$WI MR 图像，显示右肺尖肿块，侵犯邻近的胸壁 ➡ 和几个胸椎 ➡。（右图）同一患者的冠状位 T$_1$WI 脂肪饱和 MR 图像，显示右侧肺尖肿块的不均匀增强，侵犯了胸壁 ➡ 和椎体 ➡。MR 是鉴别上沟肿瘤患者胸壁、胸膜和臂丛神经受累的最佳成像方式。

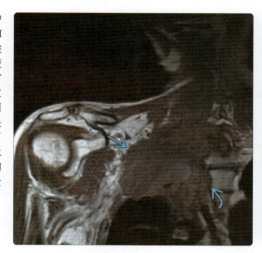
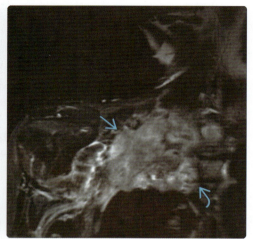

（左图）一名年轻女性霍奇金淋巴瘤患者的轴位 T$_1$WI MR 图像，表现为纵隔 ➡ 及左腋窝 ➡ 淋巴结肿大。由于磁共振不使用电离辐射，因此可用于年轻或孕妇恶性肿瘤的分期。（右图）4 室 SSFP（左）和 T$_2$WI（右）MR 复合图像，显示右房团块 ➡ 毗邻房间隔。T$_2$ 信号均匀，提示黏液瘤含水量高，有助于与心内血栓鉴别。

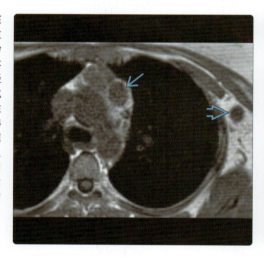
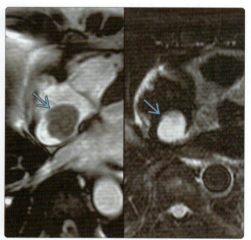

（左图）四腔图 SSFP MR 显示来自右心房壁的肿块，伴有三尖瓣 ➡ 和心外膜下脂肪 ➡ 的消失。这些特征高度提示血管肉瘤。（右图）黑色素瘤患者的长轴后增强反转恢复序列 MR 图像显示左心室肿块强化 ➡，符合典型的黑色素瘤转移。出血性或含黑色素的肿瘤在造影前 MR 上可表现为 T$_1$ 高信号。

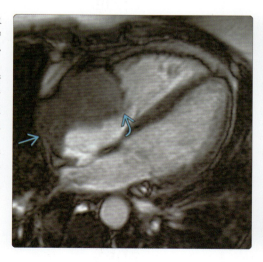
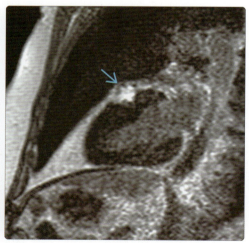

PET/CT

要点

一、临床意义
- 大多数胸部恶性肿瘤分期、监控、监测和再分期的最佳检查方式
- 优于单独使用 PET、CT 或 MR
- 用于发现多原发恶性肿瘤

二、技术
- FDG 像正常葡萄糖一样转运至细胞内
  - 在高葡萄糖代谢的细胞内滞留集聚
- 融合 PET/CT 成像
  - 解剖学和生理学信息结合
  - 不需要 PET 透射扫描
  - 优于单独使用 PET 和 CT
- 标准摄取值（SUV）是测量 FDG 摄取的量化指标

三、PET 扫描方案
- PET/CECT 的诊断准确性最高

四、临床应用
- 评估孤立性肺结节
- 评估胸部恶性肿瘤：分期、监控、监测和再分期
  - 肺癌
  - 食管癌
  - 恶性胸膜间皮瘤

五、PET/CT 在胸部检查的不足
- CT 高密度材料
  - 造影剂（口服和静脉注射）、导管、脊柱棒和金属假体
- 呼吸伪影
- 假阳性
  - 正常生理性摄取
  - 感染和炎症
  - 治疗后改变
- 假阴性
  - 小结节和 PET 阴性恶性肿瘤

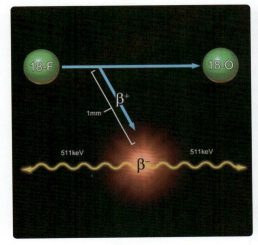

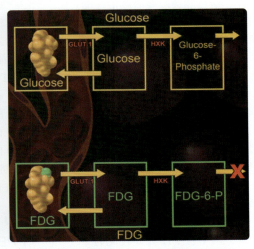

（左图）图示 ^{18}F 放射性衰变为 ^{18}O，同时放射正电子（β^+）。正电子平均移动约 1mm 与电子（β^-）结合相互发生湮灭现象，同时在相反方向发出 2 个高能光子。（右图）图示葡萄糖和 FDG 代谢。两者都通过 GLUT1 转运到细胞内并通过己糖激酶（HXK）磷酸化。FDG-6-P 在细胞中积聚。

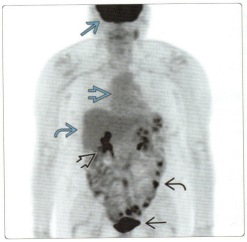

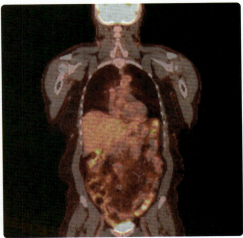

（左图）64 岁女性的全身 PET 显示体内放射性示踪剂的正常分布。注意大脑➡的高摄取，心脏➡和肝脏➡的摄取，肾脏集尿系统➡和膀胱➡的高摄取，以及小肠和大肠➡散在高摄取灶。（右图）同一患者的冠状位重建融合 FDG PET/CT 显示 FDG 摄取对特定解剖结构的定位改善。

一、专业术语

缩写

- 正电子发射计算机断层扫描（PET）
- 计算机体层摄影（CT）

二、临床意义

临床重点

- 许多胸部肿瘤分期、监控、监测和再分期的最佳检查方式
  - 优于单独使用 CT、MR 或 PET
  - 确诊癌症应行 PET/CT
    - 评估孤立性肺结节除外
  - 用于发现多原发恶性肿瘤
- 监控：治疗期间或治疗后短期进行成像评估治疗效果
- 监测：对治疗完成后无临床疾病证据的患者进行成像，以评估复发情况
- 再分期：对治疗完成后临床怀疑或活检证实复发的患者进行成像
  - 检查确定转移的存在，这可能会改变后续治疗的选择
  - 如果远处复发，确定疾病的范围

三、技术

（一）PET 物理

- ^{18}F 是缺中子的同位素
  - ^{18}F 的半衰期为 110min
  - ^{18}F 需要回旋加速器进行生产
  - 当发射正电子时 ^{18}F 衰减为 ^{18}O
- 正电子（e^+ 或 β^+）是电子对应的反物质
- 正电子移动 1～2mm 后遇到电子
  - 短距离对空间分辨率很重要
- 当正电子遇到负电子时，两个粒子湮灭并转化为 2 个沿相反方向传播的高能光子（511keV）
  - 方向性对于符合探测非常重要
- 湮灭光子同时到达探测器，称为符合探测
- 由于衰变直接发生在探测器之间可提供其位置信息

（二）^{18}F– 氟脱氧葡萄糖（FDG）的生物学

- 正常的葡萄糖代谢
  - 葡萄糖通过跨膜转运蛋白 GLUT1 进入细胞
  - 己糖激酶将葡萄糖磷酸化为 6– 磷酸葡萄糖，继续三羧酸循环（Krebs 循环）
- 代谢
  - 通过 GLUT1 将 FDG 转运到细胞内
    - GLUT1 在大多数恶性细胞中过度表达

- FDG 磷酸化但不能继续糖酵解
- 滞留在高葡萄糖代谢的细胞内并集聚
- 标准摄取值（SUV）是测量 FDG 摄取的量化指标

（三）PET/CT 图像融合

- 可以将解剖学和生理学信息组合
  - 优于单独使用 PET 和 CT
- 目前的设备是将多排 CT 和高分辨率 PET 扫描仪组合
- 利用 CT 数据对 PET 图像进行衰减校正，免除了单独行 PET 透射扫描
  - 减少整体成像时间
- 衰减校正（AC）
  - 光子更容易被高密度物质吸收
  - CT 值用于算术补偿
  - 较新的算法支持静脉注射造影剂，当行 PET 检查时造影剂已经廓清
  - 衰减校正产生的图像表现为白肺，无衰减校正（NAC）的图像表现为黑肺

（四）其他 PET 放射性同位素

- 3– 脱氧 –3–^{18}F– 氟代胸苷，称为 FLT
  - ^{18}F 发射正电子
  - 随着细胞复制胸腺嘧啶核苷酸的摄取增加
  - FLT PET 图像的炎症伪影比 ^{18}F–FDG 少
- 非 ^{18}F 标记的化合物
  - ^{11}C 的半衰期为 20min
  - ^{13}N 的半衰期为 10min
  - ^{15}O 的半衰期为 2min
- 半衰期短限制了非 ^{18}F 标记化合物的用途
- 只有 FDG 广泛用于临床实践

四、方案

（一）PET

- 需要透射扫描进行衰减校正
- 增加成像时间
- 诊断准确度低于 PET/CT
- 应用于非肿瘤性疾病

（二）CT 衰减校正的 PET

- 低毫安 CT 扫描
- 不用于诊断；仅用于解剖定位和 AC
- 可识别疾病，但不能分析疾病

（三）PET 与 CT 平扫融合检查

- 诊断性 CT 参数但无碘造影剂
- 诊断准确度低于 CECT/PET

- 假阳性率高

（四）PET 与 CECT 融合检查

- 诊断准确度最高
- 减少 PET 假阳性
- 需要经验技术识别额外的伪影，以避免误诊

（五）一般检查方案建议

- 检查前禁食 6h
- 血糖＜ 200mg/dl
  - 葡萄糖与 FDG 竞争使成像质量差
  - 肌肉摄取外源性胰岛素使成像质量差
- 摄取 1h 后行 CT 检查，再行 PET 检查
- CT 层厚 2 ～ 3mm
- 上肢放于身体两侧（与大多数检查方案不同）
  - 为了弥补肺部影像质量较差，可将双臂上举，额外行低毫安肺部检查
- 如无禁忌，可以静脉注射造影剂
- 减少肌肉摄取
  - 摄取阶段减少活动或说话
  - 与 PET/CT 相比，苯二氮䓬类药物对 PET 更有用，因为 CT 可以将摄取定位至肌肉
- 减少棕色脂肪摄取
  - 在整个检查过程中给患者保暖
    - 温暖的外套和候诊室
  - 药物干预（苯二氮䓬类、β 受体阻滞药）
    - 与 PET/CT 相比，对 PET 更有用，因为 CT 可以将摄取定位至脂肪

五、孤立性肺结节

（一）效用

- 良恶性结节鉴别
- PET/CT 比单独使用 CT 准确
  - 敏感性＞ 90%；特异性 80%

（二）建议

- 当基于临床与形态学参数的风险评估相互矛盾，或在高危患者中发现未定性的结节时，评估 ≥ 8mm 肺结节的性价比
  - 代谢不活跃的低至中等恶性结节可以检查影像检查监测以确定稳定性或分辨率
  - 低 - 中度风险的 ≥ 8mm 的结节应行 PET/CT 评估
    - PET 阳性结节需进一步检查
  - 高度恶性结节活检或切除

六、肺癌

临床应用

- 分期

- 在明确肿瘤侵犯范围方面比 CT 或 PET 更准确
  - 准确度 CT：68%；PET：46%；PET/CT：86%；视觉矫正 PET/CT：72%
  - PET 和 PET/CT 提高了淋巴结转移的检出
    - 准确度 75% ～ 80%；敏感性 70% ～ 75%；特异性 90% ～ 95%
    - 优于单独使用 CT 和 PET
    - 目前不能替代纵隔镜
  - 转移
    - 对于心包转移，优于 CT 和 PET
    - 比骨扫描更敏感和准确（分别为 91% 和 94%，75% 和 85%）
    - 由于脑实质 FDG 摄取增加，对脑转移的敏感性较低
- 监控、监测和再分期
  - 不建议作为常规随访
    - 通常针对有相关症状或 CT 上有可疑发现进行检查
  - 确定放疗后复发优于 CT
  - 新辅助治疗的代谢反应与对病理反应差的肿瘤缺乏相关性
- PDF 摄取与组织亚型有关
  - 腺癌
    - 侵袭性腺癌通常表现为 FDG 摄取增高
    - 原位腺癌和微浸润性腺癌可能表现为轻度甚至没有 FDG 摄取
      □ 不建议将 PET/CT 用于评估纯磨玻璃样结节
      □ 当实性部分达到指南（Fleischner 或 Lung-RADS）指定的大小时，PET/CT 可用于评估部分实性结节
    - 由于代谢率高，鳞状细胞和小细胞肺癌通常表现出 FDG 高摄取
    - 类癌肿瘤在 PET/CT 上表现为不同的摄取
      □ 在很少甚至没有 FDG 摄取的情况下，可能存在假阴性

七、食管癌

临床应用

- 分期
  - 发现原发肿瘤的敏感性为 78% ～ 95%
    - 假阴性由 T_1 期或小 T_2 期病变引起
    - 假阳性由食管炎或胃食管反流引起
    - 无法评价肿瘤浸润深度
  - 区域性淋巴结肿大
    - PET/CT vs. CT
      □ 敏感性 51% vs. 63% ～ 87%
      □ 特异性 84% vs. 14% ～ 43%

◦ 可以识别正常大小的淋巴结内的转移灶
- 表现取决于淋巴结与原发肿瘤的相对位置
  ◦ 原发性肿瘤对 FDG 高摄取可能会掩盖邻近区域淋巴结的摄取
  ◦ 离原发肿瘤远的淋巴结显示更佳
◦ 转移
  - 比单独使用 CECT 进行分期更有价值
  - 对于未怀疑转移的患者，PET/CT 发现转移率高达 15%
    ◦ 在 PET/CT 上检测到最常见的转移部位是骨和肝脏
    ◦ 罕见的和意想不到的位置的转移
- 监测和再分期
  ◦ 鉴别肿瘤复发与治疗后改变更有价值
  ◦ 治疗后的改变包括炎症，CT 表现无特异性
    - 区分化疗有效与无效的最敏感的方法
    - 放化疗后 3 ～ 4 周内进行检查
  ◦ 在新辅助化疗后再分期对确定手术候选者很重要

八、恶性胸膜间皮瘤

临床应用

- 肿瘤分期、监控、监测和再分期的最佳检查方式
  ◦ 可用于鉴别良恶性胸膜病变
    - 恶性病变 FDG 摄取明显增加
  ◦ 分期
    - 原发肿瘤，淋巴结和转移灶的 FDG 摄取
      ◦ FDG 摄取的程度与肿瘤的中位疾病进展时间和生存期相关
    - 比单独使用 CT、MR 和 PET 分期准确

九、胸部检查可能存在的不足

（一）CT 高密度材料

- 由于高光子吸收，高密度材料会在 CT 上产生条状伪影
  ◦ 造影剂（口服和静脉注射）、导管、脊柱棒和金属假体
  ◦ PET 数据使用高衰减校正因子，可使 FDG 摄取值偏高
  ◦ 邻近输液港或金属假体的 FDG 浓聚灶可能很难检测到
  ◦ 由于 PET 和 CT 采集之间的运动，假体周围的摄取增加
    - 可能误认为感染或松动
- 对比衰减校正和非衰减校正图像有助于避免误判
- 考虑到造影剂的影响，许多 PET/CT 扫描仪都有内置算法

（二）呼吸伪影

- 屏气时获得的 CT 衰减数据与平静潮式呼吸时获得的 PET 发射数据不匹配
  ◦ CT 上的肺容积大于 PET 上的肺容积
- 肺 - 膈界面处的弧形放射性缺损伪影和 FDG 浓聚灶解剖定位错误
- 对照 CT 发现解剖异常和非衰减校正图像通常可以确认伪影

（三）假阳性

- 正常生理性摄取
  ◦ 横纹肌
    - 大多数骨骼肌群很少或没有 FDG 摄取
    - 增加 FDG 摄入的病因
      ◦ PET 成像前剧烈体力活动（由于补充糖原储备）
      ◦ 在 FDG 摄取阶段前或期间（FDG 注射后 30min 内）横纹肌活动收缩
      ◦ 由于焦虑导致持续或重复的肌肉收缩
  ◦ 棕色脂肪组织
    - 残留的产热器官
    - 调节体重和体温的作用
    - 在寒冷和饱腹的情况下 FDG 摄取增加
    - 分布：颈部、腋窝、椎旁、纵隔和腹部
- 感染和炎症
  ◦ 由于白细胞、淋巴细胞和巨噬细胞中的糖酵解增加，FDG 摄取增加
  ◦ 病因
    - 肺炎
    - 肉芽肿性疾病：组织胞浆菌病，结核和结节病
    - 血管原因：肺栓塞、血管血栓、动脉粥样硬化
- 医源性
  ◦ 放疗
    - 肺炎在前 6 个月发生
      ◦ 磨玻璃影和（或）实变
      ◦ 炎症导致 FDG 浓聚
    - 纤维化在放疗后 6 ～ 12 个月发生
      ◦ 容积减少，结构扭曲，瘢痕化，慢性实变
      ◦ 早期 FDG 浓聚；随时间推移减少
  ◦ 有创诊疗
    - 肉芽组织可使 FDG 摄取增加
    - 气管切开术、胸骨切开术、纵隔镜检查、穿刺活检等
    - 放置中心静脉导管、胸管和心脏起搏器
  ◦ 滑石粉胸膜固定术
    - 通常用于治疗难治性胸腔积液和持续性气胸

- 滑石粉导致胸膜肉芽肿性炎症反应
- 治疗后 FDG 摄取增加可持续数年
- 与 CT 的对照有助于避免误判
  □ 胸膜线样和（或）结节样高密度与放射性摄取对应

（四）假阴性

- 肺小结节
  ○ 评估 < 10mm 的结节价值有限
- PET 阴性恶性肿瘤
  ○ 恶性非实性（磨玻璃）结节和部分实性结节的 FDG 摄取可变
    - 良恶性病变之间的差异是有限的
  ○ 有些肿瘤可能表现为轻度甚至没有 FDG 摄取

- 原位腺癌和微浸润性腺癌
- 类癌

参考文献

[1] Carter BW et al: Small cell lung carcinoma: staging, imaging, and treatment considerations. Radiographics. 34(6):1707–21, 2014

[2] Hong SJ et al: New TNM Staging System for Esophageal Cancer: What Chest Radiologists Need to Know. Radiographics. 34(6):1722–40, 2014

[3] Nickell LT Jr et al: Multimodality imaging for characterization, classification, and staging of malignant pleural mesothelioma. Radiographics. 34(6):1692–706, 2014

（左图）一名 69 岁无恶性肿瘤病史男性的轴位 CT 增强扫描显示左肺上叶偶然发现的 2cm 孤立性肺结节➡️。（右图）同一患者的轴位融合 FDG PET/CT 显示左上叶结节➡️FDG 摄取增加，SUV max 为 6。活检示肺腺癌。血管前间隙的 FDG 明显摄取淋巴结➡️与淋巴结转移一致。在检测恶性结节时，PET/CT 比 CT 更准确。

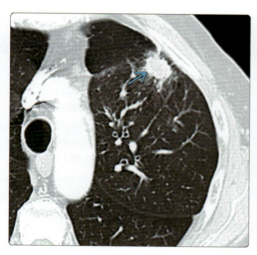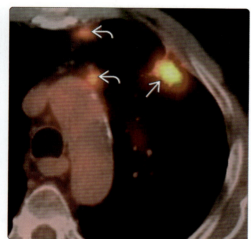

（左图）没有恶性病史的 63 岁女性的轴位 CT 增强扫描显示右肺中叶有不规则的结节➡️。（右图）同一患者的轴位融合 FDG PET/CT 显示结节的 FDG 摄取轻度增加➡️，略高于心脏和肝脏。随后的活组织检查显示非钙化肉芽肿。由感染性或炎性疾病引起的良性结节可能表现出 FDG 摄取，并且是假阳性病变的重要原因。

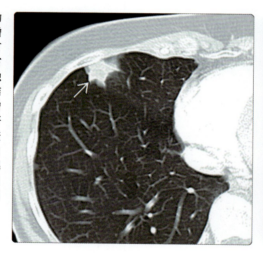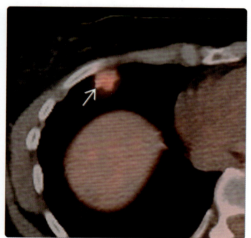

（左图）62 岁男性的轴位融合 FDG PET/CT 显示左上叶的 FDG 明显摄取的肿块➡️，提示恶性肿瘤。活检显示肺原发性腺癌。（右图）同一患者的全身 PET 图像显示左上肺癌➡️，以及 FDG 明显摄取的纵隔淋巴结➡️和右肺 FDG 明显摄取的瘤结节➡️。在肺癌和大多数其他胸部恶性肿瘤的分期中，PET/CT 比单独使用 PET 或 CT 更准确。

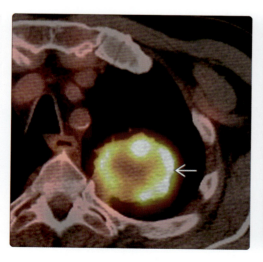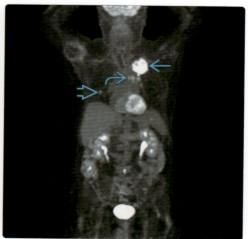

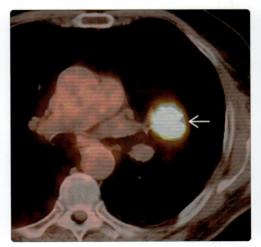 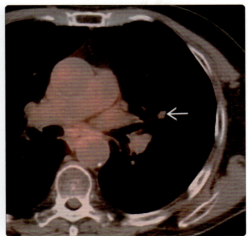

（左图）51 岁男性的基线轴位融合 FDG PET/CT 显示左肺上叶 FDG 明显摄取结节➡。活检和分期显示局限期小细胞肺癌。没有 PET/CT 证据表明淋巴结转移或其他转移。（右图）化疗1 个周期后同一患者的轴位融合 FDG PET/CT 显示左上叶恶性肿瘤➡的大小和 FDG 摄取明显减小，提示完全缓解。

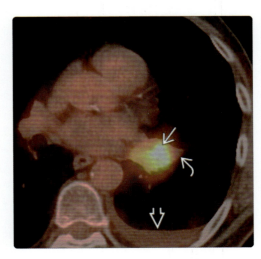 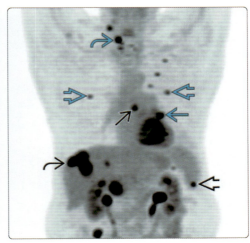

（左图）76 岁男性的基线轴位融合 FDG PET/CT 显示左肺下叶 FD 明显摄取病灶➡伴邻近肺不张➡和左侧胸腔少量积液➡。活检示鳞状细胞癌。没有 PET/CT 证据表明淋巴结或远处转移。（右图）治疗 6 个月后同一患者的全身 PET 显示左肺下叶肿瘤➡、肺转移瘤➡、纵隔➡和右锁骨上➡淋巴结肿大，肝脏➡和脾➡转移。

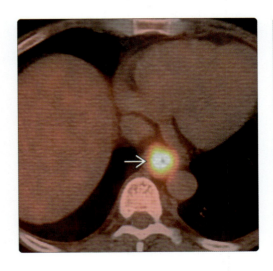 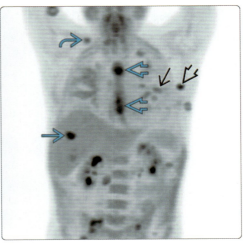

（左图）患有食管腺癌的44 岁男性的基线轴位融合 FDG PET/CT 显示下段胸段食管 FDG 明显摄取肿瘤➡。（右图）化疗1 个周期后同一患者的全身 PET 显示进展为多灶性食管疾病➡，右锁骨上淋巴结肿大➡，肺➡、左胸壁➡、肝转移➡。PET/CT 是食管癌分期和再分期的最佳检查方式。

（左图）74 岁男性在基线（左）和化疗 1 周期（右）后的轴位融合 FDG PET/CT 的复合图显示 FDG 明显摄取的下段食管癌➡完全代谢缓解。（右图）治疗 2 年后轴位融合 FDG PET/CT 显示先前肿瘤部位 FDG 摄取增加➡，提示肿瘤复发，通过内镜超声引导活检证实。

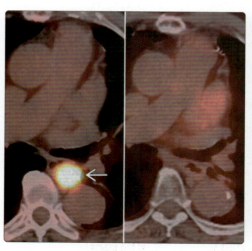
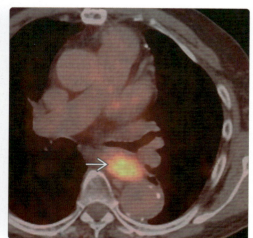

（左图）一名患有恶性胸膜间皮瘤的 74 岁女性的轴位融合 FDG PET/CT 显示 FDG 明显摄取的左半胸广泛胸膜增厚➡。没有 FDG 摄取的区域为胸腔积液➡。（右图）一名 70 岁男性的冠状位融合 FDG PET/CT 显示右半胸的 FDG 明显摄取的胸膜增厚➡，活检证实恶性胸膜间皮瘤。左肾上腺病变➡ FDG 明星摄取表明转移。

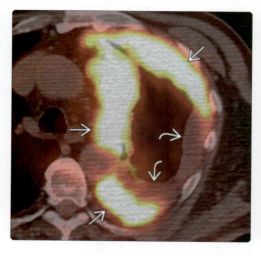
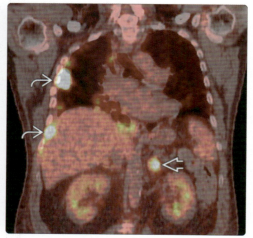

（左图）患有右侧恶性胸膜间皮瘤的 69 岁男性的轴位融合 FDG PET/CT 显示右胸膜外全肺切除术后改变。（右图）术后 6 个月轴位融合 FDG PET/CT 显示邻近先前胸膜外全肺切除术部位的右前半胸 FDG 明显摄取的软组织结节➡。活检证实为复发。

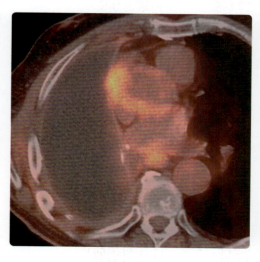
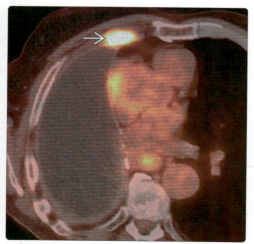

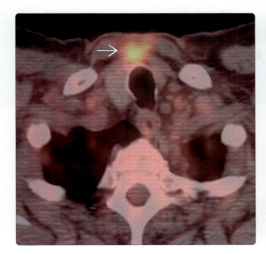 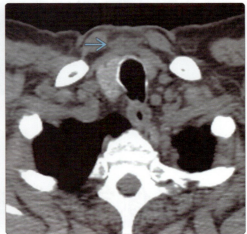

（左图）近期行纵隔镜检查的 64 岁男性肺癌患者的轴位融合 FDG PET/CT 显示在气管和甲状腺前方的颈部局限性 FDG 摄取增加➡。（右图）同一患者的轴位 CT 平扫显示 FDG 摄取区的软组织➡，代表纵隔镜入口。在术后，这一发现不应被误认为恶性肿瘤。

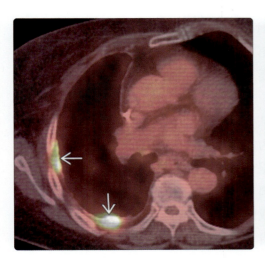 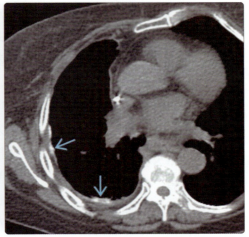

（左图）54 岁女性恶性胸膜间皮瘤患者右侧滑石粉胸膜固定术后的轴位融合 FDG PET/CT 显示右半胸 FDG 摄取➡增加的局灶性结节。（右图）同一患者的轴位 NECT 显示沿右半胸胸膜分布的高密度结节➡，对应 PET 上摄取增加区。在胸膜固定术后 FDG 摄取增加可在治疗后存在多年。

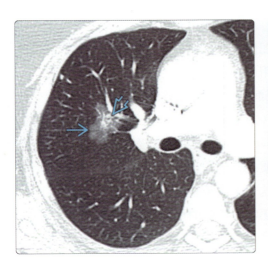 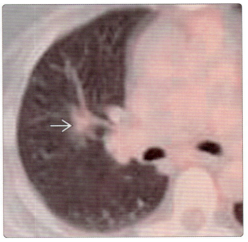

（左图）52 岁女性的轴位 CT 增强扫描显示右上叶部分实性病变，有磨玻璃影➡和实性➡部分。（右图）同一患者的轴位融合 FDG PET/CT 显示病变轻度 FDG 摄取➡，类似于纵隔和软组织。CT 引导下的活检显示微浸润性腺癌。一些恶性肿瘤，如惰性腺癌和类癌，在 PET/CT 上可能不表现为 FDG 明显摄取。

影像学技术探讨
Imaging Terminology

◆▪ 影像学术语探讨 ▪◆

一、概述

在过去的几十年里，我们目睹了一场惊人的技术革命，它极大地影响了放射学家观察诊断图像的方式以及他们完成放射学报告的方式。今天，我们的工作效率和生产力比以往任何时候都要高。我们能够远程为多个成像中心和医院解释研究。图像归档和通信系统（PACS）允许廉价地存储大量成像研究和放射学报告，这些研究和报告可以容易地访问，以便记录成像异常的变化或稳定性。电子记录的可用性提供对相关临床和实验室数据的访问，从而增强对重点鉴别诊断的解释和制定。语音识别技术允许快速生成成像报告，这些报告被电子传输给临床医师，允许他们把相关的成像信息纳入他们的治疗计划。

今天，放射科医师和临床医师之间的交流经常通过安全的电子邮件或电话进行，面对面的交流已大大减少。因此，放射报告已成为放射科医师相互交流诊断影像学发现、向临床医师甚至患者介绍的主要方法。虽然严重和意外的异常通常直接传达给卫生保健小组，但绝大多数的发现是通过放射学报告传达的。因此，放射科医师必须努力作出简洁、清晰和明确的报告，这些报告不仅包含相关的发现，而且包含有针对性的鉴别诊

断以及对于进一步成像和未来管理的具体建议。正确的语言和标准化的术语的使用在这一努力中至关重要。

二、语言和交流

作为影像专家，我们必须努力在口头交流和放射学报告中使用恰当和正确的语言。例如，短语"胸部X线"可能永远根植于口语交流中，尽管它是成像研究的一个不正确的描述。因为X线是肉眼看不见的，所以放射科医生不解读胸部X线，而是解读胸部X线片。同样，今天的放射科医生很少审查或解释电影或模拟图像。PACS的普遍特性和广泛使用允许我们解释软拷贝而不是硬拷贝图像。然而，"电影"这个词经常被用来错误地引用放射学图像。

"浸润"是一个术语，以前用于描述由空气空间和（或）间质疾病在胸部摄影或CT上产生的肺部浑浊。在医学中，"浸润"一词用来形容异常物质或过量的正常物质在组织中的积累。事实上，这个术语经常被病理学家用来指恶性肿瘤扩散到正常组织时的侵袭性。然而，这个术语在放射学中的使用是有争议的，具有各种含义和含义，并且不再被推荐。不确定的术语加上适当的

限定语为首选。

三、成像术语

在胸部影像学研究中鉴定的多样性和复杂的异常以及理解肺部疾病的进展要求始终使用正确的术语来描述异常。这种做法提高了成像报告的价值和准确性。在许多情况下，对异常的准确描述有助于制定相关的鉴别诊断，并规定受影响患者的成像随访和管理中最适当的下一步骤。

2008 年，Fleischner 协会根据新术语的出现和其他术语的淘汰，出版了最新的胸部摄影和 CT 术语表。Fleischner 词汇表不是胸腔成像中适当术语的详尽列表，而是包括胸腔解剖位置、胸腔成像中的体征和特定疾病过程的定义和说明。

胸部薄层 CT 可以识别和描述以前仅由解剖学家和病理学家看到的异常。对影像解剖学有丰富知识和了解的放射科医生能够分析肺结构潜在单位的异常，例如次级肺小叶。肿瘤过程的特征允许与潜在的组织学发现和术前的侵袭行为识别相关。通过闪烁成像和 FDG PET/CT 获得的生理信息对于恶性肿瘤的分期和恢复至关重要。因此，胸腔影像在恶性肿瘤患者的多学科诊断和治疗中发挥着不可或缺的作用。

四、肿瘤术语

某些放射学术语是专门创造的，并且特别适合于描述肿瘤的各种形态学特征或其治疗后的外观。此外，许多描述性术语表明在制定鉴别诊断时存在肿瘤的可能性。

（一）结节

肺结节是直径＜ 3cm 的类固形不透光病灶。正确使用这个术语，以及记录病变的大小，是重要的，因为增加的大小与增加的恶性肿瘤可能性相关。此外，90% 的＜ 2cm 的肺结节是良性的。

结节应在薄层 CT 上进一步定性为实性或亚实性。亚实性结节包括非实性（磨玻璃样）结节和亚实性结节。结节在衰减方面的特征是很重要的，因为它决定了恶性肿瘤的可能性和这些病变的适当的成像随访和管理。

● 实性结节表现出软组织样衰减。实性结节是 CT 常见的表现，通常与感染或炎症过程有关。直径 ＜ 1cm 的实性结节中只有 15% 是恶性的。

● 非实性结节表现为磨玻璃样衰减，肺实质及其血管结构通过结节可见。大约 34% 的非固体或磨玻璃样结节是恶性的。

● 部分实性结节包含实性成分和磨玻璃成分。40% ～ 50% 的部分实性结节是恶性的。一般来说，结节的实性成分对应于侵袭部分，而磨玻璃样成分通常与鳞状细胞瘤沿肺泡壁的生长相关。

（二）肿块

肺部肿块是肺部大致球形的病灶，直径≥ 3cm。而在其他器官系统中，该术语用于描述器官的异常形态而不管其大小，在胸部成像中，该术语具有明确的大小含义。事实上，考虑到病变大小和恶性潜能之间的相关性，肺部肿块的恶性可能性很高。

（三）空气支气管征

空气支气管征是在肺部异常中显示的充满空气的气道，它取代了周围的肺泡空气。随着 CT 的出现，能够显示更多的周围气道的能力，产生了术语空气支气管造影。结节或肿块内有空气支气管征或支气管充气征，比良性更能显示恶性肿瘤。当在横截面上成像时，这些空气支气管征或支气管充气征可以类似微小病变内囊肿，并且也被称为气泡状透明和假空洞。这些发现经常在鳞状细胞占优势的腺癌中可见。

（四）空洞

肺内空洞的存在意味着肺坏死和破坏。此外，所述病变通常与气管支气管树连通，气管支气管树允许空气聚集在病变的空腔成分内。

虽然空洞可能发生于非肿瘤性条件下，但当它发生于肿瘤中，则表明快速增长和侵略行为。

（五）淋巴管周

淋巴管周是指肺小叶（被结缔组织和小叶间

隔包围的最小的独立肺功能单位）薄层 CT 异常的分布。形成次生肺小叶边界的小叶间隔内携带肺淋巴管。肺淋巴管也出现在肺小叶的中央沿小叶支气管和动脉走行。淋巴管周围疾病分布于继发性肺小叶的小叶中心、小叶间和胸膜下。

虽然非肿瘤性疾病，如结节病，表现出这种分布，但恶性肿瘤的淋巴播散也是淋巴管周围性的，可以在淋巴管癌患者中看到。

五、其他描述词

成像解释是基于对异常的识别。仔细描述表征异常可以有助于判定鉴别诊断的特征。鼓励使用这些描述词，以便记录病变的外观，并评估可能由于疾病进展或治疗反应而发生的后续变化。

（一）毛刺

这个描述指的是病变边界的形态学特征，其特征是从病变表面到周围肺的棘状突起。毛刺征高度提示恶性肿瘤，预测值接近 90%。

（二）分叶

分叶，顾名思义，是指病变边界类似小叶。小叶边界的存在意味着病变具有不同生长速率的异质细胞群。组织学异质性是原发性肺癌的典型表现，分叶状病变常被认为是恶性肿瘤。然而，需要注意的是，任何细胞群不均匀的病变，如良性肺错构瘤，也可能显示小叶边界。

（三）结节

结节是指以结节的形式或形状出现的过程。在胸部影像学中，这个术语用来描述病变或过程的形态。例如，结节性胸膜增厚很可能继发于恶性肿瘤。当应用于空泡壁形态时，结节也提示恶性肿瘤是空泡形成的原因。

（四）包裹

"包裹"指建筑物的覆盖物或用别的东西包围某物的行为。侵袭性恶性肿瘤可包绕并侵犯周围正常组织并导致相应症状。例如，肿瘤可包绕、侵犯上腔静脉致其阻塞，引起上腔静脉综合征。

（五）侵袭

侵袭被定义为通过侵入或传播通常有害的东西来侵犯。在医学中，它指的是病原体或肿瘤的侵入和增殖。在肿瘤疾病的设置中，它表示一种侵略性的生物学行为，允许它侵入并增殖到先前正常的组织或结构中。影像学通过观察病变生长在另一个器官或组织中，可以识别这种特性。血管侵袭的特征是血管腔内肿瘤的可视化通常通过造影增强的横断面成像来表现，而骨骼侵袭可表现为正常骨骼的破坏，这可以通过射线照相或更高级的成像来显示。

六、总结

使用适当的术语便于与临床工作人员和放射科医师沟通。解释胸部影像学检查的放射科医生应该熟悉正常的影像解剖学以及影像学异常的正确描述。在许多情况下，对异常的准确描述允许放射科医生钻研正确的诊断并建议最适当的下一步管理步骤。

参考文献

[1] Hansell DM et al: Fleischner Society: glossary of terms for thoracic imaging. Radiology. 246(3):697–722, 2008

[2] Federle MP et al: Diagnostic and Surgical Imaging Anatomy: Chest–Abdomen–Pelvis. Salt Lake City: Amirsys, 2006

[3] Winer–Muram HT: The solitary pulmonary nodule. Radiology. 239(1):34–49, 2006

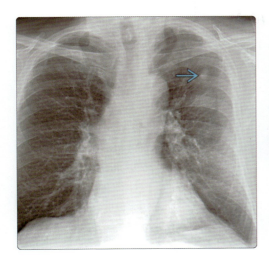
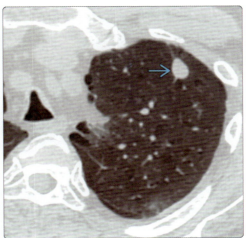

（左图）一名 75 岁无症状男子，后前位胸部 X 线片显示左肺上叶结节 ➡️。结节大致呈球形，直径小于 3cm。（右图）同一患者的轴位 CT 平扫，证实左肺上叶存在实性结节 ➡️。病灶呈卵圆形，边界清晰，背景为小叶中央肺气肿。结节稳定 2 年以上，推测为良性。

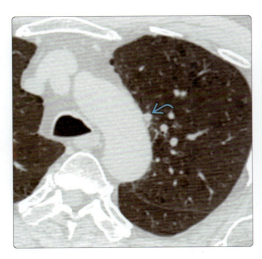
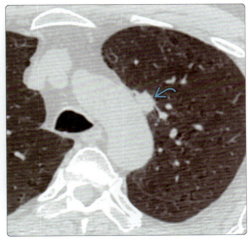

（左图）同一患者的轴位 CT 平扫图像显示位于左上叶内侧边缘的小实性结节 ➡️。这个小而致密的结节很容易被忽略。（右图）1 年后获得的同一患者的轴位 CT 平扫图像，显示左肺上叶结节 ➡️ 的间歇性生长，现在显示出轻微毛刺样的边界。这些发现符合原发性肺癌特征，与最终的术后诊断一致。随着时间推移，表现出生长的肺结节很可能是恶性的，如本例。

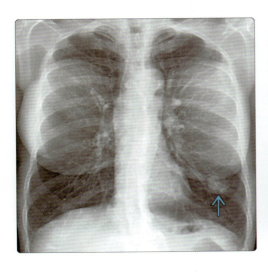
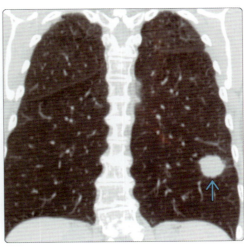

（左图）一名 76 岁吸烟者，有咳嗽症状，后前位胸部 X 线片显示左肺下叶分叶结节 ➡️，直径 2.8cm。根据其大小和分叶状轮廓，这个结节可能是恶性的。（右图）同一患者的冠状位 CT 平扫显示，左肺下叶分叶细毛刺状结节 ➡️。根据这个结节的大小、形态和恶性肿瘤的危险因素，最有可能的诊断是原发性肺癌，应进行组织学诊断。

（左图）一名无症状 76 岁妇女的轴位 CT 平扫，图像显示左肺下叶背段部分实性结节，边界不规则，表现为软组织➡和磨玻璃样➡病变的混合物。（右图）同一患者的冠状 CT 平扫显示，左下叶部分实性结节➡。该结节在随访影像学检查中持续存在，在外科手术中被诊断为浸润性腺癌。部分实性结节恶性的可能性很高，典型的为腺癌。

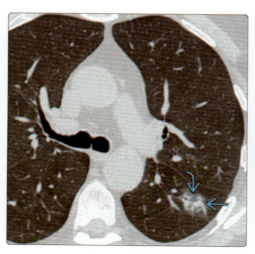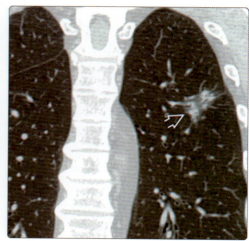

（左图）一名无症状的 81 岁妇女，冠状位 CT 平扫图像偶然发现影像学异常，显示右肺上叶部分实性肿块影，伴有空气支气管征➡。结节或肿块内有空气支气管征提示恶性肿瘤。（右图）同一患者的轴位 CT 平扫显示，右上叶有细毛刺状实性肿块。内部的圆形透亮影➡示在横截面上看到的空气支气管影像。这种现象被描述为空泡征或假空洞。

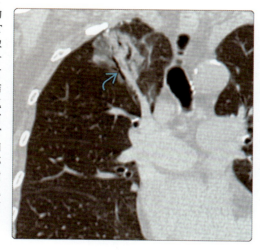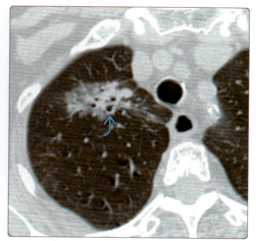

（左图）一名无症状的 90 岁妇女的轴位 CT 平扫，图像显示左肺上叶非实性结节，表现为磨玻璃样密度。注意可见到肺血管➡通过结节。（右图）同一患者的冠状 NECT 图像，能更好地显示该非实性结节➡的球状形态。随访图像显示结节无改变。鉴别诊断包括惰性恶性肿瘤，特别是鳞屑样为主的腺癌。

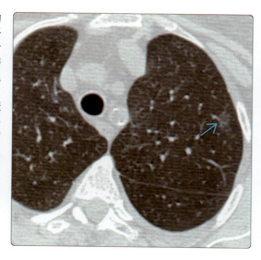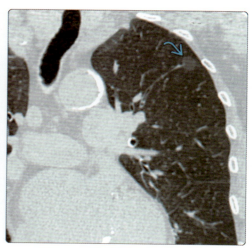

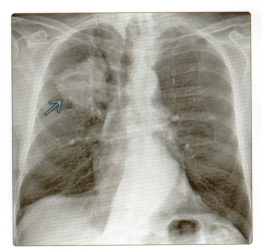
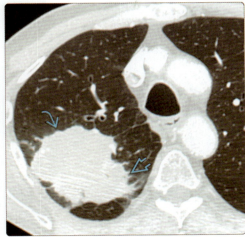

（左图）79 岁男性患者，以咳嗽、胸痛就诊。胸部后前位 X 线片示：右上肺巨大肿块➡。根据病灶大小及其边界特征考虑为右肺原发性肺癌。（右图）为该患者的胸部 CT 增强扫描的轴位图像。右肺上叶见巨大不规则软组织肿块➡，肿块呈分叶状有毛刺提示为恶性肿瘤➡。

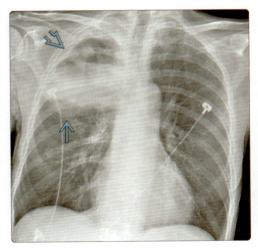
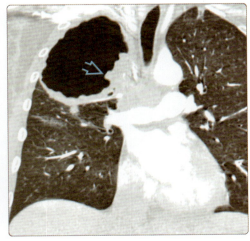

（左图）62 岁女性患者，咯血。胸部前后位 X 线片示：右上肺巨大分叶状肿块➡，其内可见空洞，壁较厚伴有壁结节➡。（右图）为该患者的胸部 CT 增强扫描冠状位图像，可见右肺上叶的厚壁空洞和壁结节➡。综合该患者的临床表现、病灶大小、空洞的厚壁及其壁结节考虑为恶性肿瘤。病理活检证实为晚期鳞状细胞癌。

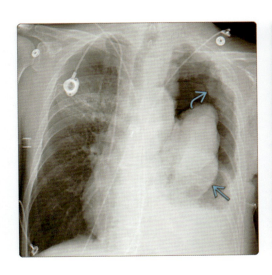
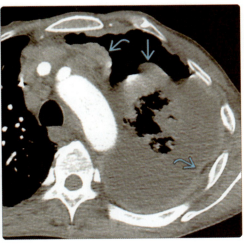

（左图）肺癌晚期老年男性患者，以胸痛、呼吸困难就诊，前后位胸部 X 线片示左侧气胸，左肺完全不张➡；左侧胸膜呈结节状增厚➡，考虑为胸膜恶性病变。（右图）为同一患者的 CT 增强扫描的轴位图像，可见左肺不张➡，左侧大量胸腔积液，邻近胸膜呈结节状增厚➡。主要的鉴别诊断为恶性胸膜间皮瘤和胸膜转移瘤。

（左图）显示了次级肺小叶的解剖结构。支气管周围淋巴管沿着气道壁走行➡️。注意小叶间隔➡️和胸膜下淋巴管中的叶状淋巴管➡️。（右图）低功率显微照片（H＆E染色，40×）显示癌性淋巴管炎与胸膜下➡️、小叶间隔内➡️和支气管周围淋巴管➡️的肿瘤同时存在即为淋巴管周围疾病。

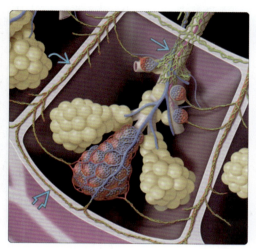
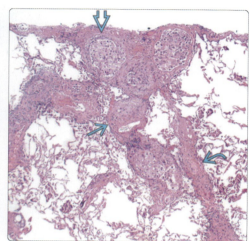

（左图）癌性淋巴管炎的胸部CT增强扫描轴位图像显示：小叶间隔➡️和支气管壁➡️增厚，右胸腔中等量积液➡️。这些是肿瘤侵犯周围淋巴管的特征。（右图）同一患者的冠状位CT增强扫描显示两肺不对称性的小叶间隔增厚➡️和支气管壁增厚➡️。

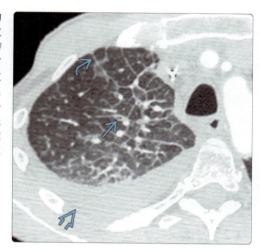
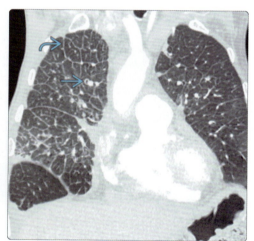

（左图）伴有晚期鳞状细胞癌患者的轴位CT增强扫描的复合图像显示聚集性纵隔淋巴结肿大➡️，包绕中心气道、上腔静脉➡️和右肺动脉➡️，符合恶性肿瘤的侵袭性生物学行为。（右图）68岁男性患者，胸壁疼痛，可见左肺上叶肿块伴胸壁侵犯，邻近肋骨有骨质破坏➡️。

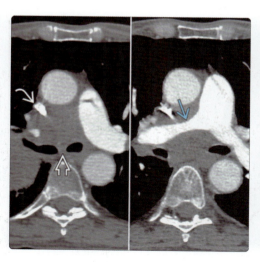
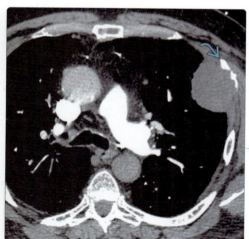

结构扭曲

要点

一、专业术语
- 结构扭曲
  - 弥漫性或局限性收缩性纤维化继发的支气管、血管、裂隙或间隔的异常移位
  - 特征性地与间质纤维化有关

二、影像表现
- 胸部 X 线片
  - 网状浑浊；结节状和肿块状的浑浊
  - 体积损失
  - 肺门移位与体积减小有关
  - 支气管扩张与体积减小有关
- CT
  - 与肺纤维化相关的肺血管和支气管异常移位
  - 网状间隔增厚和小叶内线的网状浑浊
  - 瘢痕性肺不张；可能是结节状或块状的
  - 牵引性支气管扩张，蜂窝状

三、主要鉴别诊断
- 肺纤维化
  - 特发性肺纤维化（IPF）
  - 纤维化非特异性间质性肺炎（NSIP）
- 终末期结节病
- 慢性过敏性肺炎
- 放射性肺炎

四、病理
- 间质性肺纤维化
- 蜂窝样改变

五、诊断要点
- 结构扭曲
  - 表示纤维化
  - 过程不可逆
  - 通常伴有体积减小，支气管扩张牵拉呈网格状或蜂窝状
- 放射性纤维化与治疗范围相符

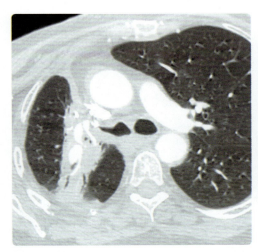

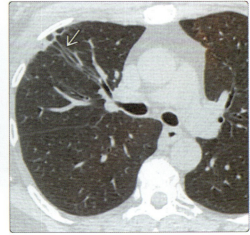

（左图）62 岁男性患者，右上叶肺癌立体定向体放射治疗后的轴位 CT 平扫图像显示：右上叶体积明显减少，伴有局部肺血管牵拉和支气管扩张。即右肺上叶瘢痕性肺不张。（右图）54 岁女性患者，右侧乳腺癌放射治疗后胸部轴位 CT 平扫图像显示治疗相关的右上叶胸膜下纤维化伴局部支气管牵拉扩张➡。

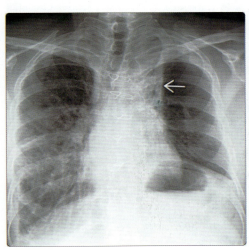

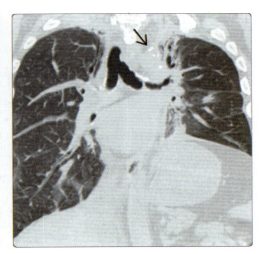

（左图）48 岁男性，纵隔霍奇金淋巴瘤放射治疗后后前位胸部 X 线片显示左肺体积减小，纵隔旁组织结构扭曲及放疗区域的支气管牵拉扩张➡。（右图）同一患者的冠状位 CT 平扫图像显示左肺体积减小、双侧旁正中线结构扭曲、支气管扩张，以及继发的纵隔钙化➡。

◀▪ 空 洞 ▪▶

要点

一、专业术语
- 空洞
  - 含气空腔；表现为结节，肿块或实变中的透光区或低密度区
  - 肺内病变组织坏死后经引流支气管排出

二、影像表现
- 胸部 X 线片
  - 表现为结节，肿块或实变中的透光区
  - 其内可含有气体或气液平面
  - 形态不一的厚壁空洞
  - 洞壁光滑或有壁结节
- CT
  - 对洞洞范围的评估
  - 显示空洞壁
  - 恶性病灶时，CT 可作为病变分期的筛查手段
  - 在感染中，小叶中心结节提示可能存在支气管源性播散

三、主要鉴别诊断
- 感染
  - 坏死性肺炎
  - 脓肿
  - 感染性栓子
- 肿瘤伴空洞
  - 肺癌，典型的鳞状细胞癌
  - 转移性：鳞状细胞、腺癌、肉瘤
- 血管炎
  - 肉芽肿合并多血管炎
- 肺梗死

四、诊断要点
- 肺实变进展为伴有空洞形成的肿块样病变时应考虑肺脓肿形成
- 当肺部感染出现多灶性空洞性结节时应考虑脓毒性栓塞
- 肺上叶空洞或空洞伴小叶中心小结节时应考虑活动性肺结核

（左图）58 岁男性，临床表现为咳嗽、体重减轻，胸部后前位 X 线片示左肺上叶实变并伴有多发空洞形成➡。（右图）右上叶鳞状细胞癌的 64 岁男性患者轴位 CT 平扫图像示：右上肺分叶状软组织肿块伴空洞，其内见低密度区➡和气体影➡。鳞状细胞癌是最易发生空洞的肺癌类型。

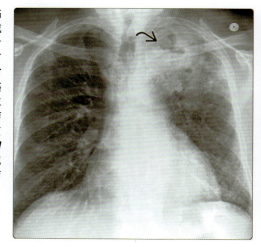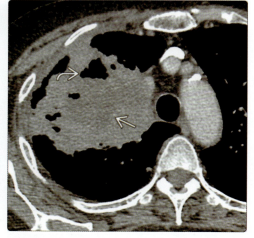

（左图）患有头部和颈部癌，右肺新发原发性鳞状细胞肺癌的 48 岁男性患者的 CT 增强扫描图像，轴位（左）和冠状位（右）示右肺下叶基底段见空洞型肿块，不规则厚壁有壁结节➡。（右图）宫颈癌肺转移的 50 岁女性患者的轴位 CT 增强扫描图像示，双肺多发肺结节，部分伴小空洞➡，双侧少量胸腔积液，右侧为著。

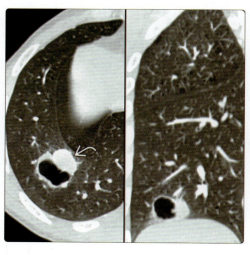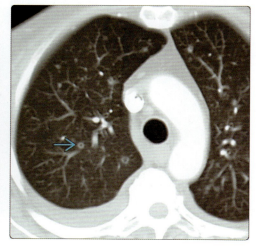

实 变

要点

一、专业术语
- 渗出液或其他物质（水肿液，血液，脂蛋白，肿瘤细胞）代替肺泡内气体
  - 通常代表感染（肺炎）
- 同义词：气腔/肺泡实变
- 局灶性、斑片状、多灶性或弥漫性
- 局部实变
  - 非节段性、节段性、肺叶分布
  - 肿块样或肿瘤样
二、影像表现
- 胸部 X 线片
  - 肺组织密度增高
  - 肺内正常结构模糊
    - 支气管/血管
  - 病灶相邻结构模糊
    - 剪影征
  - 可能表现为空气支气管征
- 可能表现为半球形、叶下或叶
- **CT**
  - 肺组织密度增高
  - 肺结构模糊（血管结构）
  - 可能表现为空气支气管征
  - 可能出现邻近肺泡结节
  - 实变合并肺气肿（瑞士奶酪征）
三、主要鉴别诊断
- 肺部感染
  - 细菌性，病毒性或真菌性
- 肺水肿
- 肺出血
- 肿瘤
  - 肺癌，淋巴瘤
四、诊断要点
- 成年人发生肺实变，应先排除肺的恶性肿瘤

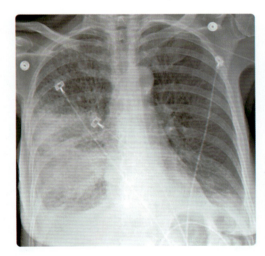
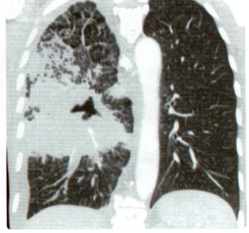

（左图）75 岁老年女性，咳嗽、发热、体重减轻就诊，病理诊断为右肺低分化鳞状细胞癌，其床旁前后位胸部 X 线片示，右肺呈密度不均匀的肿块样实变，周边可见网格状模糊影；双侧少量胸腔积液。（右图）同一患者冠状位 CT 增强扫描图像示右肺巨大分叶状软组织肿块，有毛刺，其内可见空洞，周边肺组织有实变。

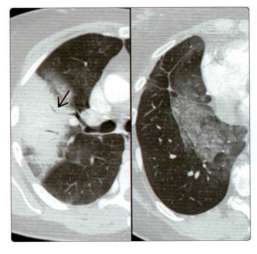
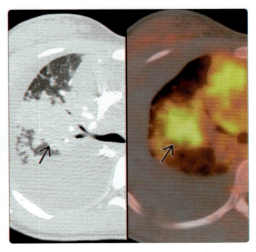

（左图）轴位 CT 增强扫描示慢性的右肺上叶实变，其内见空气支气管征➡（左），病理证实为浸润性鳞状细胞癌，1 年后右肺下叶肿瘤复发，表现为磨玻璃样阴影（右）。（右图）轴位 CT 增强扫描图像（左）和 FDG PET/CT 融合图像（右）显示进展期霍奇金淋巴瘤，右上肺叶实变➡、纵隔淋巴结表现为 FDG 高摄取，右侧胸腔大量积液。

磨玻璃样密度影

要点

一、专业术语
- 磨玻璃样密度影
  - 肺组织密度增高或透过度减低
  - 不掩盖底层结构
- 产生原因
  - 肺泡充盈/崩塌
    - 水肿、血液、肿瘤、脂蛋白
  - 间质增厚
  - 血容量增加
  - 上述原因合并出现
- 广泛鉴别诊断中的非特异表现

二、影像表现
- 胸部 X 线片
  - 肺组织密度增高呈磨玻璃样，一般不掩盖底层结构
- CT
  - 肺衰减增加
  - 不掩盖潜在的支气管血管结构

三、主要鉴别诊断
- 急性病变
  - 肺炎（包括病毒、支原体和肺孢子虫）、出血、水肿、急性间质性肺炎（AIP）、急性呼吸窘迫综合征（ARDS）、急性嗜酸性肺炎、辐射性肺炎
- 慢性病变
  - 特发性间质性肺炎：非特异性间质性肺炎、呼吸道肺炎、呼吸支气管石类间肺疾病
  - 过敏性肺炎、药物反应、慢性嗜酸性肺炎、血管炎、类脂性肺炎
- 肿瘤性病变
  - 腺癌：浸润性、侵袭性、鳞状细胞癌
  - 肺淋巴瘤
- 癌前病变
  - 非典型腺瘤性增生

（左图）轴位 CT 平扫示右肺上叶多发结节。手术病理证实右上叶部分实性结节➡为鳞状细胞癌，磨玻璃样结节➡为不典型腺瘤样增生。（右图）右肺上叶原发性腺癌切除术后患者的轴位 CT 增强扫描显示右肺下叶慢性磨玻璃样病灶，经支气管镜活检诊断为复发性鳞癌。

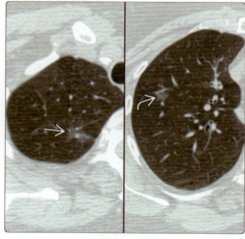
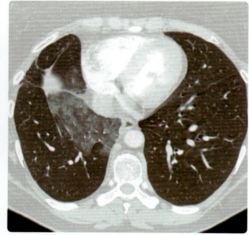

（左图）右下叶浸润性腺癌患者在体立体定向放射治疗前后的轴位 CT 增强扫描图像➡显示放射性肺炎表现为右下叶和中叶磨玻璃样衰减➡。（右图）一名 58 岁晚期乳腺癌患者在乳房切除术前接受新辅助化疗的中轴位 CT 增强扫描示肺药物毒性的斑片状基底部磨玻璃样浑浊，表现为非特异性间质性肺炎（NSIP）。

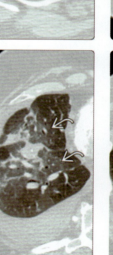
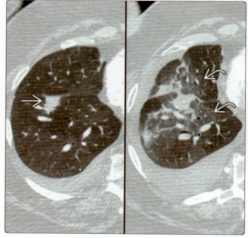
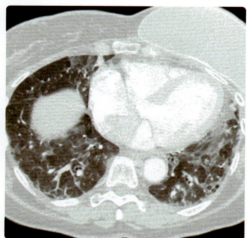

◀▦▦ 小叶间隔增厚 ▦▦▶

要点

一、专业术语
- 次级肺小叶的小叶间隔增厚
- 正常的小叶间隔不可见

二、影像表现
- 胸部 X 线片
  - 小叶间隔增厚表现为 Kerley 线
  - Kerley B 线：垂直于胸膜的短线（1.5～2.0cm）
  - Kerley A 线：多位于上肺，长度为 2～6cm，由肺门向肺外周延伸
  - Kerley C 线：分布于肺底部的网格状模糊影，正面观类似 Kerley B 线
- CT/HRCT
  - 小叶间隔增厚
  - 围绕次级肺小叶分布
  - 光滑或结节状的间隔增厚
  - 肺组织纤维化中的小叶间隔不规则增厚

三、主要鉴别诊断
- 小叶间隔光滑的增厚
  - 间质性肺水肿
  - 癌性淋巴管炎
  - 肺泡脂蛋白病
  - 其他间质性肺病
- 结节性小叶间隔增厚
  - 癌性淋巴管炎
  - 淋巴组织增生性疾病
  - 结节病、硅沉着病和煤工尘肺，淀粉样变性
- 不规则小叶间隔增厚
- 肺纤维化，终末期结节病

四、诊断要点
- 小叶间隔增厚的最常见原因是间质性水肿
- 叶间隔结节性增厚应考虑到恶性肿瘤的可能

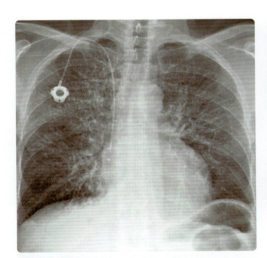
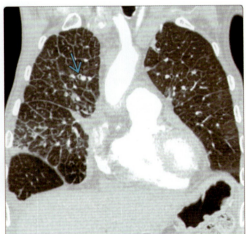

（左图）57 岁男性晚期肺癌患者，后前位胸部 X 线片考虑淋巴管癌病，表现为双侧不对称的间质性改变，有小叶间隔增厚、Kerley B 和 C 线。（右图）同一患者的冠状位 CT 增强扫描图像显示双侧不对称的小叶间隔增厚，中央支气管壁增厚➡和右侧少量腔积液。恶性肿瘤患者出现小叶间隔增厚提示为癌性淋巴管炎。

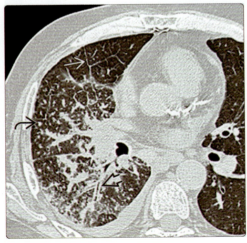
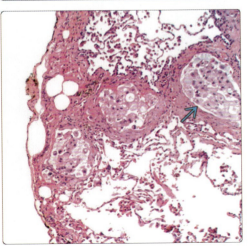

（左图）淋巴管癌病患者的轴位 CT 平扫显示肺部不对称受累，右肺可见多发小叶中心微小结节➡，小叶间隔➡和支气管血管束的广泛增厚➡。（右图）癌性淋巴管炎的病理图（HE 染色）低功率显微照片显示小叶间隔淋巴管内的肿瘤与恶性肿瘤的淋巴血源性扩散一致➡。

◀·▪ 肿　块 ▪·▶

<table>
<tr><td rowspan="2">要点</td><td>

一、专业术语
- 病变直径＞3cm
  - 通常为实性病灶，可见坏死、空洞
- 肿块可发生在胸部任何位置
  - 肺，胸膜，纵隔，胸壁，膈肌

二、影像表现
- 胸部 X 线片
  - 显示并定位病变的发生部位
  - 肺部肿块：发生于肺实质，边界清楚或欠清，有毛刺或分叶
  - 胸膜肿块：可能与邻近胸膜呈钝角，可出现"边界不全征"
  - 纵隔肿块：纵隔轮廓可发生改变；局限性或弥漫性；侧位片可对病灶进行定位
  - 胸壁肿块："边界不全征"；可出现骨骼吸收、破坏和（或）软组织受累

</td><td>

- CT
  - 肺部肿块：描述肿块形态学特征和临床分期（局部浸润、淋巴结肿大、转移）
  - 胸膜肿块：局灶性与多灶性；评估局部浸润、淋巴结肿大、胸腔积液
  - 纵隔肿块：描述病变形态和密度，淋巴结病的诊断和局部侵袭的评价
  - 胸壁肿块：显示骨骼和（或）软组织受累情况

三、主要鉴别诊断
- 肺：肺癌、肺脓肿、转移瘤
- 胸膜：胸膜局限性纤维瘤、转移瘤
- 纵隔：胸腺瘤、神经源性肿瘤、淋巴瘤、转移性淋巴管病
- 胸壁：转移瘤、软骨肉瘤、骨髓瘤

四、诊断要点
- 胸部肿块多为恶性肿瘤

</td></tr>
</table>

（左图）65 岁男性患者，咳嗽、体重减轻就诊，后前位胸部 X 线片示：右肺上叶巨大的分叶状软组织肿块。（右图）为该患者轴位 CT 增强扫描示：右肺上叶巨大软组织肿块，侵犯纵隔并压迫右肺上叶支气管 ➡。肺肿块通常为恶性肿瘤，最常见的是原发性肺癌。

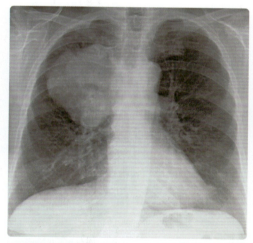
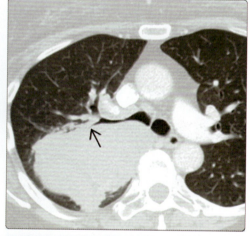

（左图）24 岁，女性，面部肿胀和不适，后前位胸部 X 线片示：中上纵隔增宽，并可见巨大分叶状软组织肿块延伸至中线两侧。首先考虑淋巴瘤可能。（右图）30 岁，女性，患有晚期妇科恶性肿瘤，其轴位 CT 增强扫描显示：左前胸壁软组织肿块 ➡，邻近肋骨可见骨质破坏。另可见胸骨 ➡ 及胸椎椎体骨质破坏 ➡。

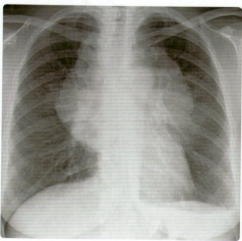
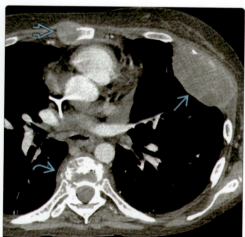

◀▪ 粟粒样改变 ▪▶

要点

一、专业术语
- 粟粒样改变
  - 微小的肺结节（微结节）
  - 大小均匀，≤ 3mm
  - 分散的、圆形、边缘清晰
  - 多发，双侧
- 同义词
  - 粟粒样结节
- "粟粒"的定义
  - 从"小米粒"衍生而来
  - 指肺内结节的大小和表现类似于小米粒

二、影像表现
- 胸部 X 线片
  - 双侧肺野分散的微小肺结节
  - 弥漫性分布
  - 也可以是非常微小的结节
- 原发的恶性的小结节可见于肺癌患者
- CT/HRCT
  - 双肺多发、分散的边缘清楚的微小结节
  - 随机分布（分散的、均匀的）；与肺小叶结构没有特殊关系

三、主要鉴别诊断
- 血源性转移瘤：甲状腺癌、肾癌、黑色素瘤
- 血行播散型感染，多见于免疫力低下的患者，如结核、真菌感染
- 结节病
  - 不典型的结节病可表现为胸部粟粒样结节

四、诊断要点
- 患有恶性肿瘤的患者胸片或 CT 出现粟粒样改变时应考虑血行转移
- 肺部感染的血源性播散与粟粒样转移表现相似

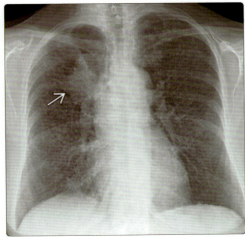

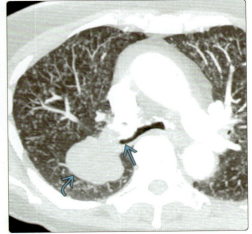

（左图）晚期肺癌患者的后前位胸部 X 线片提示右肺上叶软组织肿块（原发肿瘤）➔和双肺多发的微小结节，即为粟粒样肺转移瘤。（右图）同一患者的轴位 CT 增强扫描提示右肺上叶肺癌，表现为右肺上叶分叶状软组织肿块➔包绕右右上肺支气管➔。双肺多发粟粒样转移瘤。

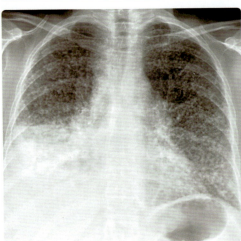

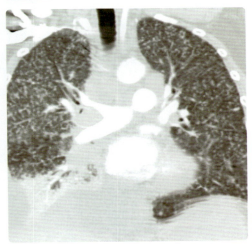

（左图）晚期肺腺癌患者的后前位胸部 X 线片显示右肺中下野实变和双肺多发粟粒结节，考虑为血源性转移瘤。（右图）同一患者的冠状位 CT 增强扫描显示双肺多发粟粒样结节、纵隔和肺门淋巴结肿大。恶性肿瘤患者胸部出现粟粒结节应考虑转移瘤或机会性感染。

◀ 结　节 ▶

要点

一、专业术语
- 结节
  - 病灶边界多样化的类圆形模糊影
  - 大小 ≤ 3cm
- 微结节
  - 直径 < 3mm 的类圆形模糊影

二、影像表现
- 胸部 X 线片
  - 肺内类圆形模糊影（大小 ≤ 3cm）
  - 其内可见钙化灶
- CT
  - 边界多样化的类圆形模糊影（≤ 3cm）
  - 结节为实性或实性
  - 实性结节呈软组织密度
  - 部分实性的结节含有实性成分和（或）磨玻璃样密度成分
    - 表征为非实性（磨玻璃样）或部分实性

三、主要鉴别诊断
- 孤立性肺结节
  - 肉芽肿
  - 肺癌
  - 类癌
  - 转移瘤
  - 错构瘤
- 多发微结节
  - 病灶分布特征：小叶中心型、沿淋巴管分布型、随机分布型

四、诊断要点
- 孤立性结节多数为良性病灶，也可能是恶性或性质不确定的病灶
  - 性质不确定的结节需要影像学随访和（或）组织活检进一步评估
- 实性结节的随访主要是病灶的大小和危险因素
- 部分实性结节的随访主要是病灶的大小和实性成分的大小及其影像学表现

（左图）无明显临床症状 72 岁女性患者，后前位胸部 X 线片偶然发现左肺上叶孤立分叶状实性肺结节 ➡，未见其他异常表现。（右图）为该患者的胸部 CT 平扫显示：左肺上叶分叶状结节 ➡ 伴有胸膜牵拉和小的局灶性偏心性空洞。综合上述影像学表现该患者高度怀疑为原发性肺癌，该结节可行影像引导下的经皮穿刺活检。

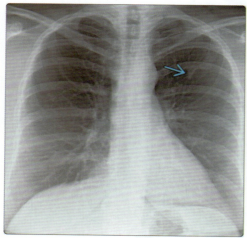

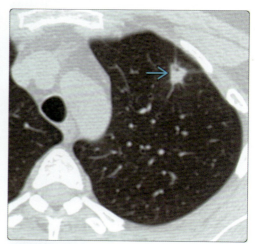

（左图）80 岁女性患者，无明显临床症状。胸部 CT 增强扫描偶然发现右肺上叶以实性成分为主的部分实性结节 ➡，该病灶周边可见分刺、胸膜牵拉，手术证实为侵袭性腺瘤。（右图）40 岁无症状女性患者，胸部 CT 平扫偶然发现的左肺下叶磨玻璃样密度结节 ➡，建议随访。组织学活检证实为非典型腺瘤样增生。

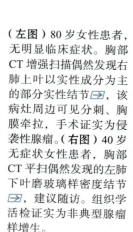

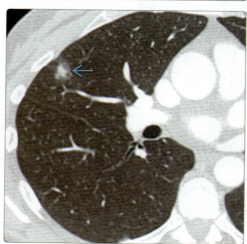

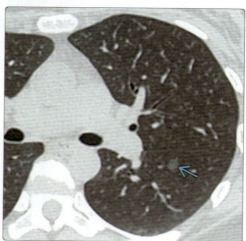

淋巴管周围分布

要点

一、专业术语
- 淋巴管周围分布
  - 沿肺部淋巴管分布的疾病
- 次级肺小叶的淋巴管
  - 支气管周围淋巴管：沿小叶中心的血管和气管分布
  - 小叶周围淋巴管：沿小叶间隔分布
  - 脏层胸膜淋巴管，包括叶间裂在内

二、影像表现
- 胸部 X 线片
  - 可表现为小叶间隔增厚，网格状或网格结节状阴影
- CT
  - 支气管周围血管增厚
  - 小叶间隔增厚
  - 胸膜下增厚
  - 光滑或结节样增厚

三、主要鉴别诊断
- 淋巴管癌病
  - 主要沿小叶间隔和支气管血管周围间质分布
  - 平滑或结节状增厚
- 结节病
  - 主要为支气管周围血管和胸膜下微小结节
  - 病灶多位于上叶
- 硅沉着病和煤工尘肺病
  - 胸膜下和支气管周围血管区为主
  - 对称性的上叶后段为主

四、诊断要点
- 恶性肿瘤和外淋巴微小结节和（或）小叶间隔增厚的患者应考虑淋巴管癌病

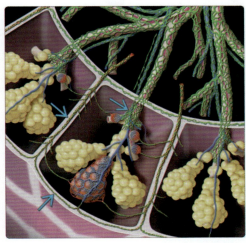

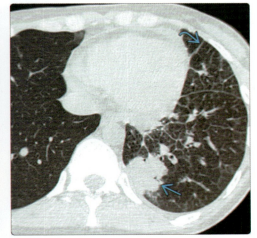

（左图）绘制图显示了次级肺小叶淋巴管➡️。支气管周围淋巴管沿气道进入细支气管水平，叶状淋巴管位于小叶间隔，与胸膜下淋巴管吻合。（右图）一名 39 岁罹患腺癌的女性的轴位 CT 平扫显示左叶肿块➡️及左肺小叶间隔增厚➡️，其肿瘤生长沿淋巴管与淋巴管癌病一致。

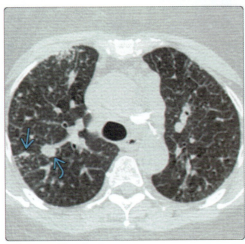

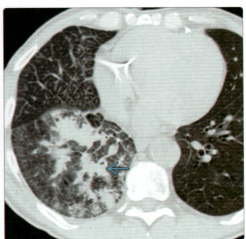

（左图）淋巴管癌病患者的轴位 CT 平扫显示右肺不对称的结节状小叶间隔增厚➡️。此类结节➡️代表血源性转移瘤。（右图）晚期肺癌患者的轴位 CT 平扫显示淋巴管癌病，表现为不对称右下叶支气管血管结节性软组织➡️和右肺小叶间隔增厚。

牵拉性支气管扩张

要点

一、专业术语
- 牵拉性支气管扩张
  - 继发于纤维化的支气管扩张
- 牵拉性细支气管扩张
  - 继发于纤维化的细支气管扩张

二、影像表现
- 胸部 X 线片
  - 簇状环形阴影与"轨道征"
  - 相关肺组织结构扭曲
- CT/HRCT
  - 扩张的支气管可表现为静脉曲张样改变
  - 牵拉性细支气管扩张：胸膜下细小之气管扩张（2cm 以内）
  - 周围纤维化的鉴别与评价
  - 轴位图像可呈蜂窝状改变
  - 可不伴相关细支气管炎和黏液栓塞

三、主要鉴别诊断
- 特发性肺纤维化（IPF）
- 非特异性间质性肺炎（NSIP）
- 结节病末期
- 慢性过敏性肺炎
- 放射性纤维化
  - 发生在治疗后 12 ～ 18 个月
  - 伴有瘢痕性肺不张和内在牵拉性支气管扩张
  - 病变范围与治疗区域相符
- 急性呼吸窘迫综合征（ARDS）迟发性后遗症

四、病理
- 支气管 / 细支气管纤维化对气道壁产生牵拉

五、诊断要点
- 发生牵拉性支气管扩张时即使肺组织无蜂窝状改变，也可诊断为肺纤维化

（左图）肺癌患者在接受立体定向放射治疗后 12 个月的轴位 CT 增强扫描显示右上叶体积减小，在瘢痕性肺不张内伴有牵拉性支气管扩张➡。
（右图）肺癌患者在接受立体定向全身放射治疗后 24 个月轴位 CT 增强扫描显示右肺纵隔旁瘢痕性肺不张，并有内部不规则充气支气管➡。放射性纤维化的范围与治疗区域相符。

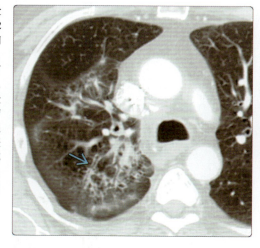
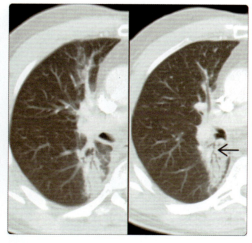

（左图）右上叶腺癌伴同侧纵隔转移患者立体定向放射治疗后轴位 CT 平扫显示右肺瘢痕性肺不张，伴有内侧牵拉性支气管扩张➡，对侧左上叶轻度放射性肺纤维化➡。（右图）同一患者矢状位 CT 平扫，显示放射性纤维化内可见牵拉性支气管扩张，其范围与放射治疗后瘢痕性肺不张相一致。

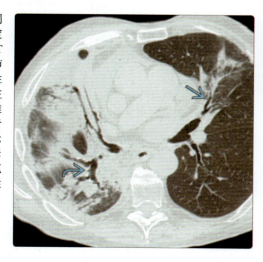
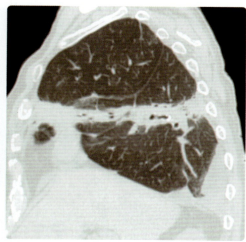

胸部 X 线与 CT 征象探讨
Chest Radiographic and CT Signs

◀▪ 胸部 X 线和 CT 征象的探讨 ▪▶

一、概述

征象是指某些对象、性质或事件，它们的存在或发生代表了其他事物的存在或发生。影像学征象是指独特的影像学表现，通过提供有关异常表现对疾病做出诊断。影像学征象可显示病灶位置和（或）其病因或正常解剖结构的特异性改变。影像医生通过这些征象可对病灶进行定位、明确解剖异常和（或）找到可能的病因并对进一步检查及治疗提供建议。随着技术的发展，许多新的影像学征象被提出。

影像学先驱描述了许多经典影像学征象沿用至今，在现在的训练和实践中通过对它们的学习来提高我们的诊断技能。胸部影像学征象特别是对一些关键的异常影像的解释强调透彻了解影像学征象的重要性。

本书对胸部疾病诊断中重要的影像学征象进行描述。

二、X 线征象

X 线征象可显示病变位置、结构改变等，也可帮助推测疾病的病因。

（一）定位

空气支气管征是指肺组织发生实变时病变内可见含气支气管（正常不可见）。典型的空气支气管征见于肺炎，而继发于中央型阻塞性肿瘤的肺不张一般不出现该征象。

剪影标志是由胸腔内异常触及心脏或主动脉的边界产生的，并在胸部 X 线片上消除了这些边界。同样的原理适用于膈肌或心脏纵隔轮廓的另一部分的遮挡。

识别轮廓标志以及基本成像解剖结构的知识允许确认胸部异常的定位。Felson 将其关于这一主题的开创性出版物命名为"通过后前位 X 线片定位胸内病变"。因此，轮廓标志在便携式胸部 X 线摄影的评估中特别有用。

颈胸标志是放射学中最容易被误解的标志之一。颈胸征指出，如果胸部肿块与颈部软组织直接邻接，则在胸部 X 线片上看不到其颈部边界。因此，根据定义，在锁骨上方的边界被遮挡的优良纵隔肿块在位置上是颈胸。但这个标志经常被错误地用于描述锁骨上椎旁病变的成像特征。

肺门覆盖征是指正位胸片上投影在肺门区域的肿块，通常为单侧前纵隔肿块，它表明病变位于肺门的前部或后部。

当肺外病变在放射线照相术的至少一部分边缘上显示出不明显的边界时，会出现不完整的边界标志。在某些情况下，边界仅在一个投照体位上可见，该征象表明病变不在肺部。

（二）解剖结构紊乱

当左肺上叶肺不张导致肺不张肺叶前内移位时出现空气镰刀征，左下叶的代偿性过度充气导致左肺下叶上缘移位在主动脉旁形成"空气镰刀"。

（三）病因

反 S 征是继发于中央肿块的肺叶不张。多见于右上叶肺不张，是由于中央型肿块导致右上肺不张合并右侧水平裂向内上方移位所致。该征象代表肺癌引发了肺不张，应该进一步评估排除恶性肿瘤。

（四）CT 征象

CT 晕征是指由磨玻璃样不透明"晕"包围的肺结节或肿块，其通常表示病变周围的出血，并且发生在出血性恶性肿瘤和机会性感染中。表现为部分实体病变的腺癌可能表现出对应于鳞片状肿瘤生长的磨玻璃样不透明"晕"。

支气管征是指可见支气管进入肺部病变并且已在类癌肿瘤和肺癌中描述，表明所述病变可通过支气管镜活检成功取样。

肝脏热点标志（最初在闪烁扫描中描述）或热方形标志表明上腔静脉阻塞，应及时阐明其原因。它来自侧支循环，从胸腔到下腔静脉通过浅表胸腹静脉与脐静脉或脐静脉沟通。后者优先排入左门静脉并产生肝段Ⅳ或方形叶的明显增强。

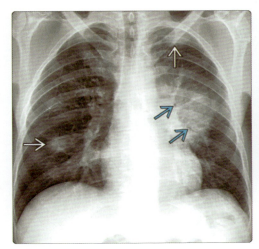
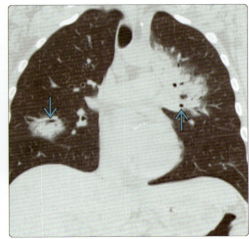

（左图）患有结肠癌60岁男性患者，咳嗽、不适，前后位胸部X线片显示左肺门增大呈肿块样实变➡，其内可见空气支气管征和双肺小的结节样病变➡。（右图）同一患者的冠状CT平扫显示双肺实变内可见空气支气管征➡。痰培养见肺炎链球菌。

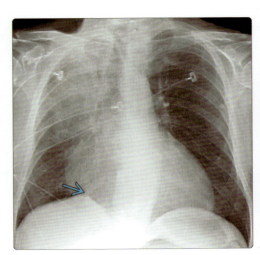
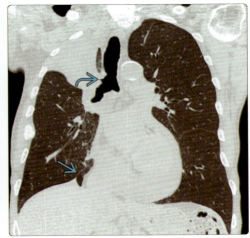

（左图）87岁男性Ⅳ期肺癌患者的前后位胸部X线片显示，剪影标志表现为继发于相邻的右上和中叶肺不张的右上纵隔和右上心脏边界模糊，注意肺底的膈神经峰➡。（右图）同一患者的冠状位CT平扫显示：右上叶和中叶肺不张，中央阻塞性病变导致右上叶支气管闭塞➡，副下裂形成了膈神经峰➡。

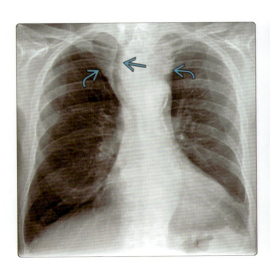
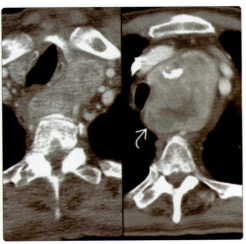

（左图）后前位胸部X线片显示胸骨后甲状腺产生占位效应向左推移气管➡。上纵隔肿块的边界➡仅在锁骨下方可见，并且在胸廓入口上方变得不可见，与颈胸征一致。（右图）同一患者的轴位CT增强扫描显示巨大的纵隔甲状腺肿。病变轮廓由胸腔内的肺部轮廓勾勒出➡，但随着病变到达胸腔入口而与颈部甲状腺相邻。

（左图）54 岁男性无明显临床症状，后前位胸部 X 线片示右侧椎旁神经鞘瘤，右侧锁骨上方可见其由右肺上叶肺组织勾勒出的病灶的轮廓➡。（右图）同一患者的冠状位 CT 增强扫描显示邻近右上叶勾勒出的右侧椎旁神经鞘瘤➡。

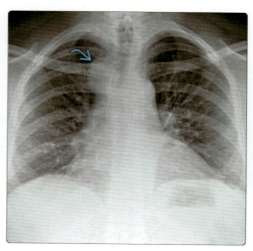
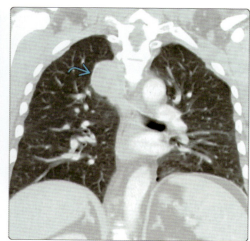

（左图）67 岁女性胸腺瘤患者，后前位胸部 X 线片显示投影与左肺门的左侧纵隔肿块➡。病变位于左门➡的前方，这个征象即为肺门掩盖征。（右图）同一患者的侧胸片显示由于肿块导致的前纵隔密度轻度增高➡。在这种情况下，对于肺门掩盖的识别尤其重要，因为侧位 X 线上的肿块显示明显。

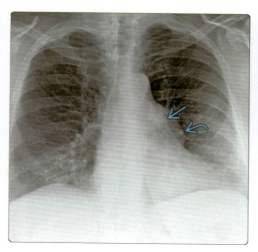
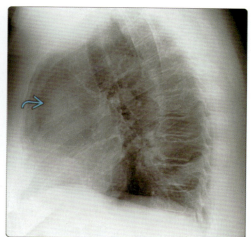

（左图）同一患者的轴位 CT 增强扫描显示左前血管纵隔中的分叶状软组织肿块➡。在病变和纵隔血管结构之间存在组织平面。病变位于左肺门前方➡。（右图）同一患者的轴位 CT 增强扫描显示肿块下极➡。肿块位于左前血管纵隔➡，X 线投照于左肺门区即形成了肺门掩盖征。

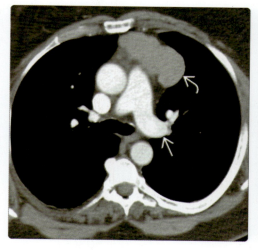
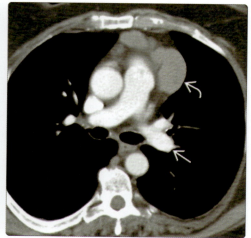

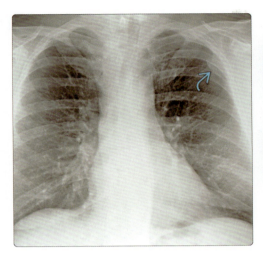
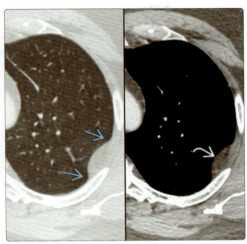

（左图）61岁无症状男性患者后前位胸部X线片可见左上胸壁的异常界面➫，表现为不完整边界征，表明该病灶位于肺外。（右图）同一患者的轴位CT增强扫描，左为肺窗，右为纵隔窗，可见左胸壁脂肪瘤➡。病灶的锥形病变边界及其肺外位置形成了不完整边界征➡。

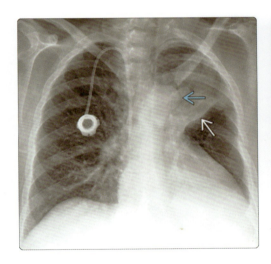
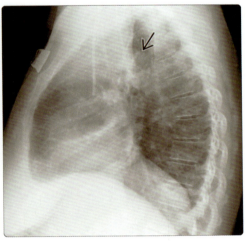

（左图）62岁女性浸润性腺癌的后前位胸部X线片显示左上叶完全肺不张，即"空气镰刀征"，勾画了主动脉弓和降主动脉的轮廓➡。左侧反S征➡代表中央肿块是导致肺不张的病因。（右图）同一患者的侧胸部X线片显示勾画出主动脉弓➡和降主动脉的左肺上叶的边缘。

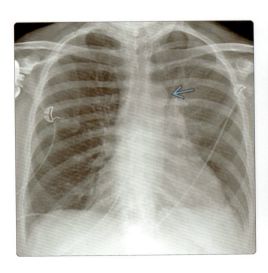
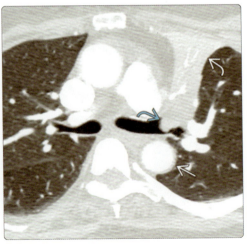

（左图）73岁女性，表现为呼吸困难，食欲不振和疲劳，前后位胸部X线片可见左肺上叶不张和Luftsichel征➡，在没有侧胸部X线片的情况下，对这些发现的认识尤为重要。（右图）同一患者的轴位CT增强扫描显示左上叶肿块，部分突向管腔内生长➡和左上叶完全肺不张➡。箭头所指主动脉旁的为左肺下叶➡。组织活检为非霍奇金淋巴瘤。

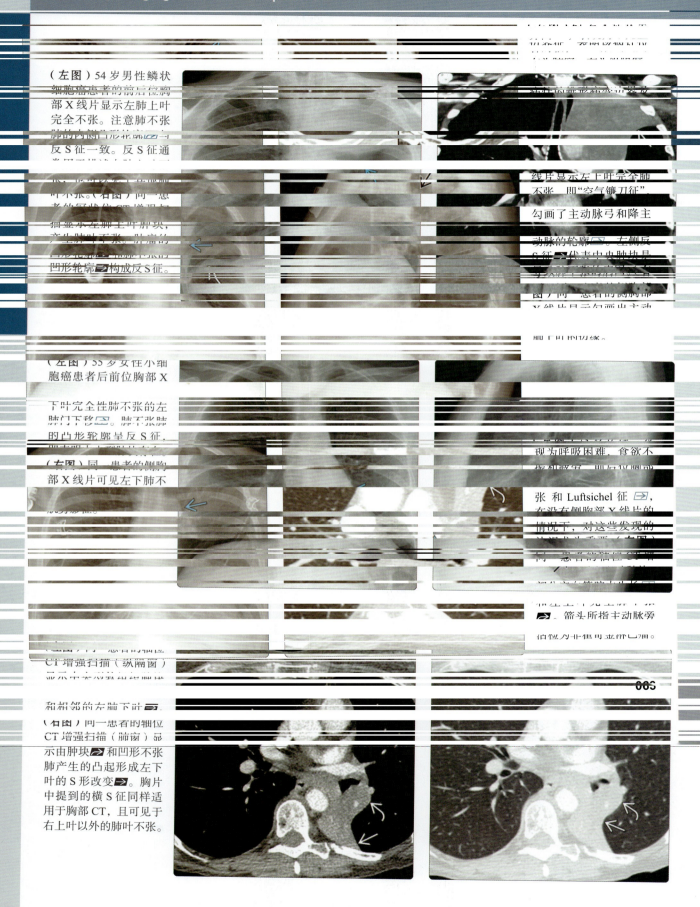

（左图）54 岁男性鳞状细胞癌患者的前后位胸部 X 线片显示左肺上叶完全不张。注意肺不张肺的内侧凸形轮廓➡️与反 S 征一致。反 S 征通常用于描述右肺上叶不张。（右图）同一患者的冠状位 CT 显示左肺上叶肿块，产生肺上不张，肿瘤的凸形轮廓和肺不张的凹形轮廓➡️构成反 S 征。

线片显示左上叶完全肺不张，即"空气镰刀征"，勾画了主动脉弓和降主动脉的轮廓➡️。左侧反 S 征➡️代表中央肺块是鳞癌。图同一患者的胸部 X 线片显示右膈出主肺上叶的切缘。

（左图）55 岁女性小细胞癌患者后前位胸部 X 下叶完全性肺不张的左肺门下移➡️。肺不张肺的凸形轮廓呈反 S 征。

（右图）同一患者的侧胸部 X 线片可见左下肺不张影像。

现为呼吸困难、食欲不振和咳嗽，即后位胸部张 和 Luftsichel 征➡️，在没有侧位胸部 X 线片的情况下，对这些发现的认识成为重要。（左图）同一患者的增强 CT 显示肿瘤产生左箭头所指主动脉旁低密度非聚可疑肿物。

（左图）片患者的侧位 CT 增强扫描（纵隔窗）显示中央肿物软组织块和相邻的左肺下叶➡️。（右图）同一患者的轴位 CT 增强扫描（肺窗）显示由肿块➡️和凹形不张肺产生的凸起形成左下叶的 S 形改变➡️。胸片中提到的横 S 征同样适用于胸部 CT，且可见于右上叶以外的肺叶不张。

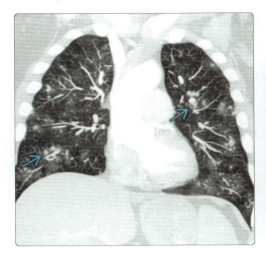
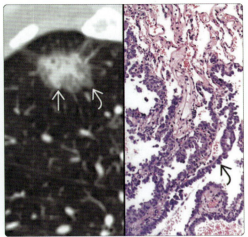

（左图）转移性乳腺癌的56岁男性的CT增强扫描冠状位（MIP图像）显示多发双侧肺转移，其表现为继发于周围肺泡出血的晕征➡。（右图）具有冠状位CT平扫（左）和显微照片（HE染色）（右）的显示部分实心结节，其特征在于中央软组织密度➡和外周磨玻璃样不透明度的晕圈➡，代表鳞状细胞肿瘤生长➡。

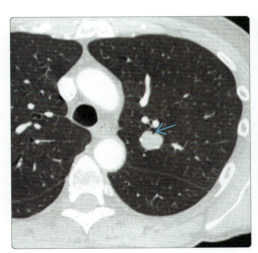
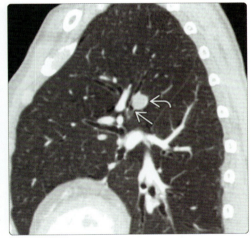

（左图）68岁女性的轴位CT增强扫描显示左上叶多小结节融合并包围左上叶支气管➡。（右图）同一患者的矢状位CT增强扫描显示左肺上叶软组织结节➡部分突入支气管➡腔内生长，支气管镜活检证实为典型的类癌。

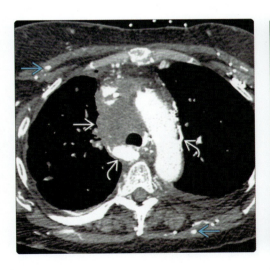
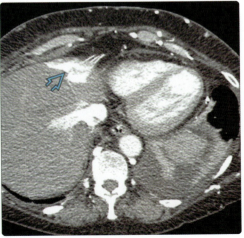

（左图）患有小细胞癌和上腔静脉阻塞的68岁女性患者轴位CT增强扫描显示上纵隔浸润性肿块➡，肿块阻塞上腔静脉➡，导致多发胸壁➡和纵隔侧支循环形成➡。（右图）同一患者的轴位CT增强扫描显示肝左叶内侧段明显强化➡，即热方形征。此征象可快速评估上腔静脉以排除恶性肿瘤。

◀▮· 颈胸征 ·▮▶

要点

一、专业术语
- 在胸片上纵隔或纵隔旁病灶轮廓延伸至锁骨上并到达颈部的征象
- 提示病灶位于胸部和颈部
- 推论1：延伸到颈部的任何纵隔肿块常表现出颈胸征
- 推论2：椎旁肿块（通常指后纵隔）完全在胸腔内，应不出现颈胸征

二、影像表现
- 胸部X线片
  - 当病灶向头部延伸到锁骨时，病灶的轮廓会被遮挡
- CT
  - 病灶位于纵隔或纵隔旁
  - 证实纵隔受影响
  - 确认肿块扩展到颈部

三、主要鉴别诊断
- 完全胸腔内上部椎旁肿块（不会出现颈胸征）
  - 胸部X线片可显示锁骨轮廓清晰的病变
  - 多见于神经源性肿瘤

四、诊断要点
- 含气肺组织可勾画肿块尾部轮廓
- 肿块头部部分被颈部软组织遮蔽
- 病因
  - 胸内甲状腺肿块（常见）
  - 曲折的头颈血管（常见）
  - 淋巴瘤
  - 淋巴管瘤
  - 纵隔血肿
  - 头颈血管动脉瘤
  - 肺上沟（Pancoast）癌

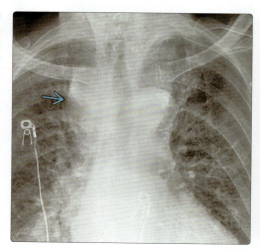
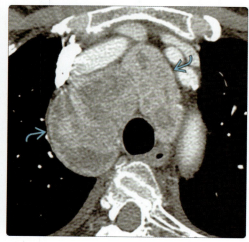

（左图）纵隔甲状腺肿的患者的后前位胸部X线片显示边界清楚的纵隔肿块➡，接近右锁骨时其边界消失，即所谓的颈胸征。（右图）同一患者的轴位CT增强扫描显示出巨大的不均匀强化的软组织肿块➡占据上纵隔并向周围推挤头颈部血管。颈胸征表示胸部肿块扩张到颈部。

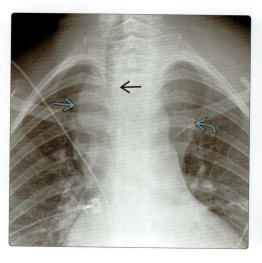
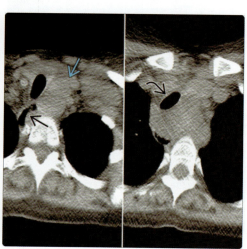

（左图）后前位胸部X线片显示上纵隔淋巴管瘤延伸到颈部，并向右推挤气管➡。病变的左侧延伸到颈部并表现为颈胸征➡。病变的右侧完全位于胸腔内，因此其右侧边界在锁骨上方可见➡。（右图）同一患者轴位CT平扫显示纵隔肿块是气管➡和食管➡移位，仅延伸到左侧颈部➡。

肺门重叠征

要点

一、专业术语
- 突出于肺门的凸起，同侧肺动脉可见

二、影像表现
- 胸部 X 线片
  - 肺动脉界面内侧至异常凸起界面＞1cm
  - 血管源性肿块常见的外周钙
  - 陷阱：体位不正的胸片有时可出现突出于肺门的异常凸起
- 胸部侧位 X 线片
  - 确定病灶的位置（肺门前方或肺门后方）
- CT
  - 肿块位于肺门前方或后方
  - 增强扫描可用于明确血管病因
  - 血管源性肿块通常在注射造影剂后可出现增强，但血栓形成时可表现为实性肿块

三、主要鉴别诊断
- 肺门汇聚征
  - 肺动脉分支起源于肺门凸起的侧面
- 左心耳扩大
  - 左主干支气管下方的异常凸起
- 心脏扩大和心包积液
  - 肺动脉位于异常凸起的侧面

四、病理
- 通常见于前纵隔肿块；也可见于中后纵隔和椎旁肿块
- 病因
  - 肿瘤：胸腺肿瘤，淋巴瘤，生殖细胞肿瘤，淋巴结肿大
  - 血管病变：假性动脉瘤，动脉瘤
  - 误诊：包裹性胸腔积液，肺实质性疾病

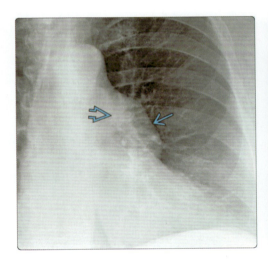
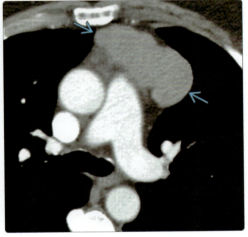

（左图）胸腺瘤患者的后前位胸部 X 线片显示左侧肺门的异常凸起➡，左肺动脉可见➡，即肺门重叠征。（右图）同一患者的 CT 增强扫描轴位图像，显示前纵隔分叶状软组织肿块➡，胸腺瘤是前纵隔肿块最常见的原因之一，也是肺门覆盖征的常见原因。但中后纵隔和椎旁肿块也可能出现该征象。

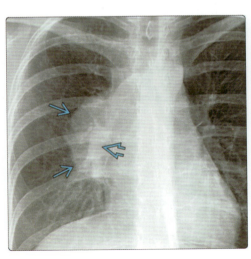
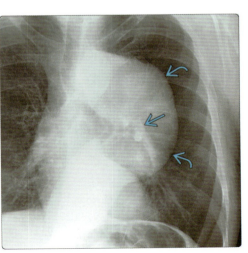

（左图）非霍奇金淋巴瘤患者的后前位胸部 X 线片显示右肺门异常凸起➡，右肺动脉可见➡，即肺门重叠征。（右图）主动脉瘤的患者的后前位胸部 X 线片显示左肺动脉➡重叠与动脉瘤产生的轮廓异常➡。肺门重叠征需要与肺动脉高压和肺动脉狭窄导致的肺门汇聚征相鉴别。

不完整边界征

要点

一、专业术语
- 是描述病灶边界的影像学征象
  - 分为边界清楚（边界由肺或含气组织勾画）和边界不清（与邻近胸膜，纵隔，胸壁连续）
  - 可能表现在单个或正交投影
  - 代表肺外组织的定位

二、影像表现
- 胸部 X 线片
  - 边界清楚和边界不清（不完整）同时存在的模糊影
  - 病变的肺外位置
  - 无法区分皮肤和胸壁的病变
  - 与邻近胸膜/胸壁的钝角
- CT
  - 可以确定病灶的来源是胸膜、胸壁、皮肤

三、主要鉴别诊断
- 胸膜病变：包裹性胸腔积液、胸膜斑块、转移瘤、局部纤维瘤、胸膜间皮瘤
- 胸壁病变：脂肪瘤、转移瘤、浆细胞瘤、骨原发性恶性肿瘤
- 乳头和皮肤结节/附属结构

四、病理
- 锋利的边界与病变边界与空气接触的切向成像相关（例如肺部，患者体外）
- 边界不清与剪影征有关，即病灶与胸膜和（或）胸壁连续，周围缺乏空气
- 胸膜/胸壁界面处的钝角与 X 线束投照方向有关

五、诊断要点
- 出现不完整边界征时应考虑肺外病变

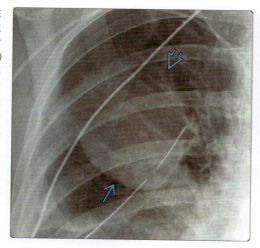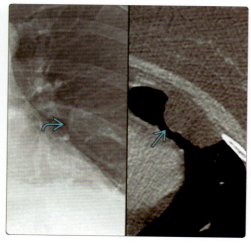

（左图）右侧斜裂包裹性胸腔积液患者的后前位胸部 X 线片显示，当病变边缘接近胸部和（或）者其边缘由清楚变得模糊时，都代表病变不在肺内。（右图）左侧胸壁脂肪瘤后前位胸部 X 线片（左）和胸部 CT 平扫图像（右）显示，在放射线照片可见不完整边界征，并与 CT 上的脂肪性胸壁病变相对应。

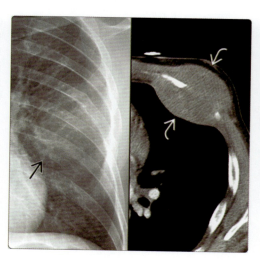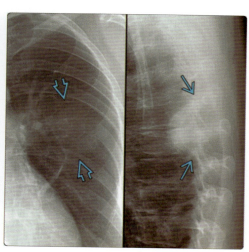

（左图）胸壁转移瘤患者的后前位胸部 X 线片（左）和 CT 增强扫描（右）显示，病灶内下缘边界清晰，内下缘边界不清。CT 图像可确认胸壁病变的位置。（右图）后前位胸部 X 线片（左）和侧位胸部 X 线片（右）显示左后肋骨转移。位于肺外（胸壁）的病变边界在胸部侧位 X 线片清晰可见，在正位 X 线片上几乎看不见。

剪影征

要点

一、专业术语
- 剪影征（经典）：左肺上叶肺不张和覆于主动脉弓上的新月形透亮区
- 起源于德国，指空气镰刀征或空气新月征

二、影像表现
- 胸部正位X线片
  - 从左心尖延伸到左上肺静脉的边缘清晰的左主动脉旁新月形透明区，代表左肺下叶
  - 主动脉弓不被遮挡
  - 从肺门向外延伸并在下方逐渐消失的模糊影，表示左上肺叶不扩张
- 胸部侧位X线片
  - 斜裂向前移位
- CT
  - 不张的肺叶延伸至前胸壁并形成V形后缘指向肺门

- 可见中央阻塞病变

三、主要鉴别诊断
- 右肺过度充气和疝并越过中线结构
  - 发生在胸骨后
  - 前连接线向左移位
- 内侧气胸：与其他肺体积减小表现不一定相关
- 覆盖主动脉弓的疱性疾病：与其他肺体积减小表现不相关

四、病理
- 是由于介于主动脉弓和左上叶不张之间的左肺下叶过度充气并移位的结果
- 病因
  - 支气管内阻塞病变；典型的肺癌
  - 非肿瘤性支气管狭窄可能发生（例如，肺静脉消融/隔离手术的并发症）

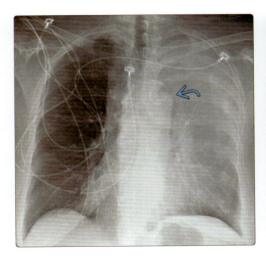
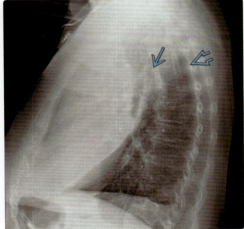

（左图）左上肺癌患者的后前位胸部X线片显示左上叶阻塞性肺不张表现为左半胸模糊音，覆盖于主动脉弓➡️的新月形透亮区代表充气左下叶上段，即空气镰刀征。（右图）同一患者的侧位胸部X线片显示左肺上叶透过度减低，左下叶背段升高➡️与主动脉弓➡️相邻，形成正位胸片上的"剪影征"。

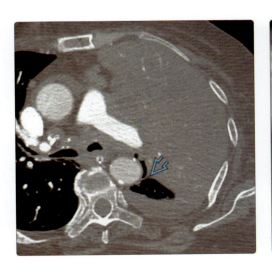
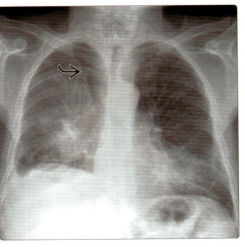

（左图）同一患者的轴位CT增强扫描显示左上叶模糊影和左下叶背段➡️过度充气，与降主动脉相邻，形成正位胸部X线片所示的剪影征。（右图）患有中央型阻塞型肺癌患者的后前位胸部X线片显示由于右肺上叶和中叶的不张，导致右肺下叶过度充气➡️，可表现为右侧"剪影征"。

反S征

要点

一、专业术梧
- 右上肺不张合并右侧水平裂向内上方移位同时肺门肿块导致内侧凸起

二、影像表现
- 胸部正位X线片
  - 水平裂向内上方移位
  - 水平裂凹面向下
  - 右肺门肿块产生内侧凸起
- 胸部侧位X线片
  - 斜裂向前上方移位
- CT
  - 支气管阻塞性病变的鉴别和诊断
  - 恶性肿瘤的分期（如纵隔或肺门淋巴结肿大，肺转移等）
  - 增强扫描有助于显示中央阻塞性病变

三、主要鉴别诊断
- 不伴肺门肿块的右上肺不张
  - 可伴有水平裂的轻度移位
  - 没有中央肿块导致的内侧凸起

四、病理
- 反S征
  - 以 Ross Golden 博士名字命名，他描述了反S征的影像学特点
  - 反S征由水平裂上移和右肺门肿块导致的凸起构成
  - 相同的原理可适用于胸部X线摄影或CT上伴有中央病变的任何肺叶不张
- 病因
  - 肺癌（最常见）
  - 淋巴结肿大（通常为恶性转移性）
  - 纵隔肿瘤伴支气管阻塞
  - 支气管内转移

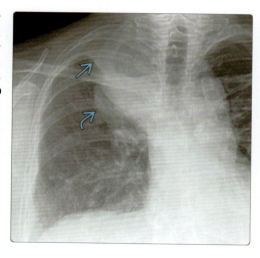
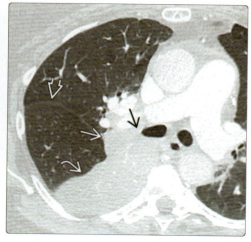

（左图）肺腺癌患者的后前位胸部X线片显示巨大肺门肿块➡伴右上叶肺不张和水平裂➡向内上方移位，像横置的S状，即反S征。（右图）同一患者的CT增强扫描显示右上叶支气管完全阻塞➡、右上叶不张➡，水平裂移位➡、右侧肺门肿块➡以及斜裂的前移。

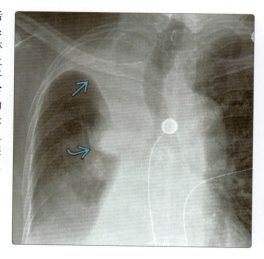
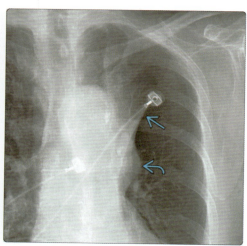

（左图）食管癌患者的后前位胸部X线片显示：广泛的纵隔和右肺门淋巴结肿大➡导致右上叶完全性肺不张，水平裂隙向上移位➡。（右图）中央类癌的患者的后前位胸部X线片显示左肺门结节➡显示左上肺不张，伴有主要斜裂移位➡，表现为左侧反S征。

胸腹征

一、专业术语
- 在胸部 X 线摄片下膈肌界面下方向腹侧延伸时纵隔或纵隔异常的遮挡
- 代表疾病位于胸部和腹部
- 推论 1：延伸到腹部的纵隔肿块通常表现为胸腹征
- 推论 2：椎旁肿块（通常也称为后纵隔）在胸腔内，不应该表现为胸腹征

二、影像表现
- 胸部正位 X 线片
  - 在膈肌界面下方病灶的尾部边界被遮挡
- CT
  - 纵隔或脊柱旁病灶的定位
  - 明确病灶在腹腔内的扩散情况

三、主要鉴别诊断
- 食管裂孔疝（常见）和贲门失弛缓症

- 血管病变（如主动脉瘤）（常见）
- 奇静脉延续下腔静脉
- 食管旁静脉曲张
- 食管癌

四、病理
- 胸腹征：肺勾画出病灶头部轮廓，腹部软组织遮盖病灶尾部边界
- 完全胸腔内纵隔 / 椎旁肿块不出现胸腹征
  - 正位胸片在膈肌界面下方显示明确的纵隔或纵隔异常轮廓，因为它向中线收敛
  - 胸腹征通常在神经源性肿瘤和髓外造血中不存在

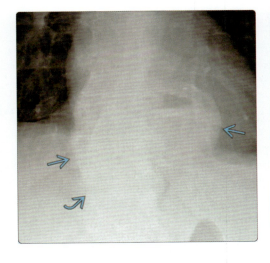

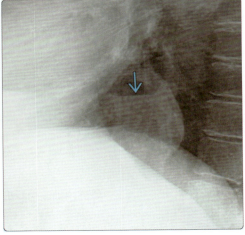

（左图）患有中度裂孔疝的患者的后前位胸部 X 线片显示异常病变轮廓延➡伸至中线两侧，随着它向腹部方向延伸边界逐渐模糊➡，即为胸腹征。（右图）同一患者的侧位胸部 X 线片可见裂孔疝的典型表现即：位于心脏和脊柱及气液平面➡。

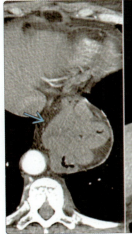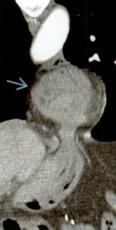

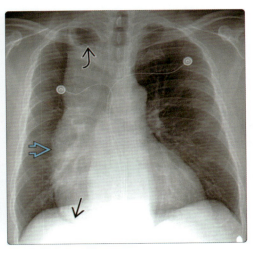

（左图）同一患者轴位（左）和冠状（右）CT 增强扫描显示，当突出的胃➡进入胸腔时，周围是软组织而不是空气，产生胸腹征。（右图）患有贲门失弛缓症患者的后前位胸部 X 线片显示食管➡明显扩张并有气液平面➡，异常食管进入腹腔时其下方边界消失➡，呈胸腹征。

第二篇　肺　癌
Lung Cancer

马晓璇　张金龙　柴晓媛　齐朝月　戴　娴　译　时惠平　校

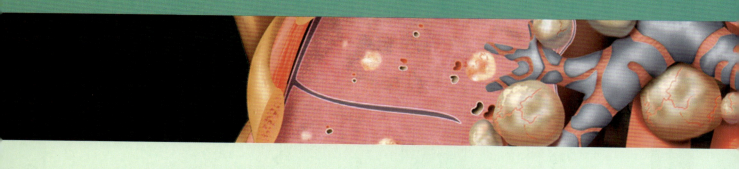

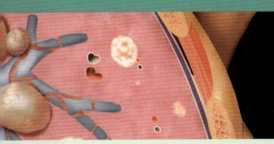

肺癌相关其他问题

绪 论
Introduction and Overview

◀▪ 肺癌探讨 ▪▶

一、专业术语

肺癌是肺部最常见的原发性肿瘤。通常说的支气管肺癌有时与肺癌同义，这些恶性肿瘤中有许多来源于可识别的支气管以外。我们通常用于指与接触香烟或其他吸入致癌物有关的原发性恶性肺肿瘤。

二、人口统计学

虽然在过去 30 年肺癌的发病率一直呈下降趋势，但在美国它仍是癌症相关导致死亡的首位原因。同时，在许多工业化国家，肺癌也是影响健康的最主要问题。在世界范围内，肺癌是男性最常见肿瘤，是女性第四大常见肿瘤。据估计，美国每年有 200 000 多例新发肺癌患者和 150 000 例因肺癌死亡的患者。肺癌患者中男性略多于女性，尤其是在 70 岁及以上的老年患者中更常见。

三、危险因素

肺癌的危险因素有很多，最重要的危险因素是吸烟。据推测，美国肺癌发病率的下降也与民众吸烟率降低有关。另外，二手烟也是肺癌的重要因素之一。其他危险因素还包括环境和职业暴露于致癌物质，如：氡和石棉等，二氧化硅、镍、砷和铍的接触史也会增加肺癌患病率。

还有某些疾病会增加肺癌患病风险。肺癌患者患二次原发性肺癌的概率增加。照射治疗后的乳腺癌患者患肺癌的风险也会增加，尤其是那些有吸烟史的患者。其他还包括 HIV 感染患者和肺间质纤维化患者，尤其是特发性肺纤维化、系统性硬化和某些纤维性尘肺患者。

四、临床表现

大多数肺癌患者会出现相关的症状和体征，仅约 10% 的患者无明显症状偶然发现。

有症状的患者大多都是表现出与原发肿瘤相关的症状，恶性肿瘤肺内或肺外转移，或与肺癌相关的副肿瘤综合征，但通常都是不具特异性的胸部和全身症状。

原发性肺癌，尤其是中央型肺癌，因为支气管阻塞及继发的肺不张和（或）肺炎，患者早期就可出现咳嗽、呼吸困难和咯血等症状。另外还可能会出现胸痛和胸部不适等症状。40 岁以上的吸烟患者若出现咯血应行胸部 CT 扫描排除肺癌。

发生肺内转移的晚期肿瘤临床表现相似。呼吸困难可发生在由支气管阻塞、胸腔积液或癌性淋巴管炎导致肺不张患者。肺癌侵犯纵隔时可出现上腔静脉综合征、膈神经受侵会发生膈神经麻痹，喉返神经受累会发生声音嘶哑，食管受累会导致吞咽困难。壁层胸膜及邻近胸壁受累时可能会产生局部疼痛。肺上沟癌的患者可出现 Pancoast 综合征并可能会出现臂丛神经受累和（或）Horner 综合征。

肺癌患者也可表现出其他由于肺癌远处转移导致的临床症状。肺癌常发生的转移部位包括骨、肾上腺、肝脏、淋巴结和中枢神经系统。临床症状也各有差异，如：厌食、体重减轻和虚弱或病理性骨折引起的疼痛等特殊症状。脑转移患者还会出现头痛、癫痫、神经功能缺失和（或）精神状态异常。

最后，肺癌患者还可能表现出副肿瘤综合征或与转移性疾病无关的全身症状。这些通常是由肿瘤产生的生物物质所致，如高钙血症、Conn综合征以及 Cushing 综合征等。

五、肺癌的病理学

肺癌的主要病理学类型包括：腺癌、鳞状细胞癌、小细胞癌和大细胞癌。少见的病理类型包括腺鳞癌和肉瘤样癌。病理学诊断主要是基于组织学和细胞学检查结果，在分化良好的肿瘤中更容易实现。

免疫组化和电子显微镜有助于确定低分化腺癌的诊断。既往，病理学最主要是区分患者为小细胞肺癌还是非小细胞肺癌。如今，细胞学或组织学分析只适用于小的活检样本，多数肺癌患者为肿瘤晚期，新型疗法适用于腺癌、非小细胞肺癌、非特异性非小细胞肺癌即出现表皮生长因子受体突变的肺癌。

因此，病理学家鼓励用目前的诊断标准来评估细胞学标本和小活组织样本，以便对不属于非特异性非小细胞肺癌的病灶进行突变分析，因为分析结果可能会决定患者是否可以接受基于酪氨酸激酶抑制药或贝伐单抗等治疗。

（一）腺癌

腺癌是美国最常见的肺癌细胞学类型，约占所有患者的38%，其主要特征是腺体形成和黏蛋白产生。其发生虽然与吸烟相关，但它仍是女性和非吸烟患者的最常见类型。多数为周围型肺癌，也见于中央型。

腺癌的组织学分类已被修订，包括非典型腺瘤样增生（癌前病变），原位腺癌（侵袭前恶性病变）和微浸润腺癌（浸润成分通常小于 5mm）。其余则是侵袭性腺癌，其分类主要依据组织学亚型。主要亚型包括贴壁生长为主的腺癌，腺泡状、乳头状、微乳头状、实性为主伴黏液蛋白分泌的腺癌，另外还有变异型侵袭性腺癌，包括黏液型、胶样型、胚胎型、肠型等。与侵袭性非黏液性癌不同，侵袭性腺癌以前称为黏液性细支气管肺泡癌（BAC），常与 Kirsten 大鼠肉瘤（KRAS）病毒基因突变和甲状腺转录因子 –1 缺失相关，多表现为多中心受累，目前该名称已不再使用。

鼓励病理学家们在他们的报告中对病变进行半定量分析，各种腺癌亚型的相对百分比以 5% ～ 10% 的增量报告。

除 EGFR 和 KRAS 突变外，腺癌还可能发生间变性淋巴瘤激酶突变，这些分子靶向是新的研究领域。

（二）鳞状细胞癌

鳞状细胞癌是美国第二常见的肺癌类型，占所有病例的约20%。鳞状细胞癌的发生与吸烟密切相关，它通常为中央型，发生在段以上支气管，作为腔内不规则病变，常向近端肺叶和主支气管生长，且通常会引起肺的阻塞性改变。但是，也有越来越多的有关周围型鳞状细胞癌的报道，其特征性的组织学表现包括细胞间桥、个体细胞角质化和分化良好的肿瘤中形成角化珠。

（三）小细胞癌

在美国，小细胞癌约占肺癌的 14%，其发病与吸烟密切相关。它是一种高度侵袭性的恶性肿瘤，通常表现为转移，患者预后很差。小细胞癌是浸润气道黏膜下层的中央病变，使气道包裹和狭窄，偶尔也可是腔内病变。胸腔内淋巴结转移常见，并且在许多原发肿瘤不可见时通常为主要的影像学发现。

在组织学上，小细胞癌的特征在于细胞质稀少，颗粒状核染色质和核仁缺失的小肿瘤细胞。有许多有丝分裂相和广泛的坏死。小细胞癌属于神经内分泌肿瘤的一部分。

（四）大细胞癌

大细胞癌占美国所有肺癌的约 3%，与吸烟密切相关，并且通常表现为大的周围性肿块。

大细胞癌是在没有发现其他细胞类型分化时做出的一种排除性诊断。在组织学上，其特征是具有大核和显著核仁的大细胞。

六、影像表现

由于原发性肺癌的组织学、形态学和生物学特征的巨大差异，因此恶性肿瘤的影像学特征也表现各异。肺癌可能表现为肺结节、肿块、实变或中央性阻塞的腔内病变（伴有继发性肺不张或实变）。大约 70% 的肺癌为恶性，常可出现淋巴结、胸膜、肺、骨骼和其他器官的转移。因此，患有肺癌的患者可出现淋巴结肿大、胸腔积液、多灶性肺病变和（或）胸廓骨转移。因此，当放射科医师解读有吸烟史的老年患者的异常胸部 X 线片时，特别是当感染症状或其他非肿瘤性胸部疾病的证据不存在时，应高度怀疑肺癌。胸部 CT 广泛用于肺癌患者的检查中，MR 成像也是可选手段之一。FDG PET/CT 是肺癌临床分期的首选成像方式。

七、治疗

肺癌的治疗依赖于肿瘤分期及患者的一般状况。完全肿瘤切除与淋巴结清扫是局灶性病变的理想的治疗方法。不宜手术切除者的患者可以进行立体定向放射治疗或消融手术。化疗、放疗和（或）靶向疗法的多模式疗法可用于晚期患者。

八、预测

肺癌患者的总体预后仍然很差，总体 5 年生存率约为 18%。生存最重要的决定因素是肿瘤分期，局限性疾病患者的 5 年生存率可能高达 52%。但大多数肺癌患者为晚期，因此，未来希望可以通过广泛的肺癌筛查计划提高疾病的生存率。

参考文献

[1] Siegel RL et al: Cancer statistics, 2015. CA Cancer J Clin. 65(1):5-29, 2015

[2] Ridge CA et al: Epidemiology of Lung cancer. Semin Intervent Radiol. 30(2):93-8, 2013

[3] Travis WD: Pathology of Lung cancer. Clin Chest Med. 32(4):669-92, 2011

[4] Travis WD et al: International association for the study of Lung cancer/American Thoracic Society/European Respiratory Society international multidisciplinary classification of lung adenocarcinoma. J Thorac Oncol. 6(2):244-85, 2011

[5] Collins LG et al: Lung cancer: diagnosis and management. Am Fam Physician. 75(1):56-63, 2007

[6] Daniels CE et al: Does interstitial lung disease predispose to Lung cancer? Curr Opin Pulm Med. 11(5):431-7, 2005

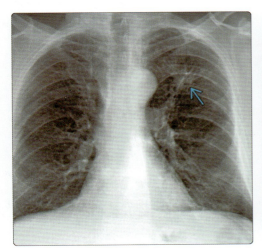
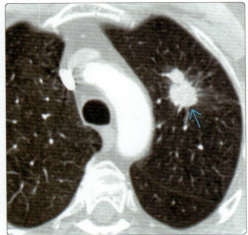

（左图）一名无症状的65岁吸烟患者的后前位胸部X线片，偶然发现的左肺上叶毛刺状结节➡️高度怀疑为肺癌。（右图）同一患者轴位CT增强扫描显示在小叶中心性肺气肿的背景下左肺上叶腺癌，肿块➡️呈分叶状、有毛刺和胸膜牵拉征。少数原发性肺癌患者可以没有明显症状，偶然发现。

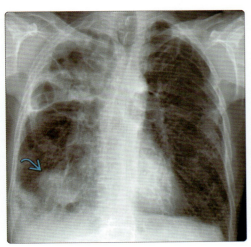
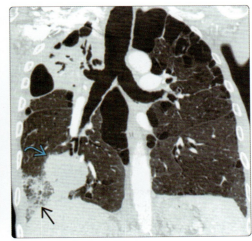

（左图）一名有新发肺炎症状的55岁男性艾滋病毒感染者，既往有肺结核病史，后前位胸部X线片提示严重的肺气肿，右肺上叶结构扭曲，右肺下叶肿块➡️伴有邻近肺组织实变。（右图）同一患者的冠状位CT增强扫描显示右肺下叶腺癌，肿块➡️包裹右肺下叶支气管和造成邻近肺组织实变➡️。艾滋病病毒感染患者患原发性肺癌的风险较高。

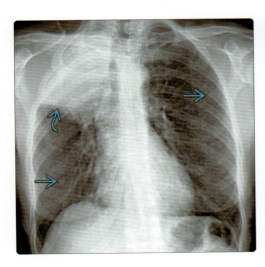
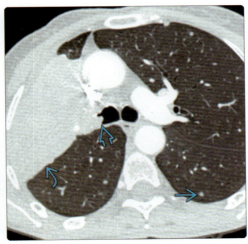

（左图）一名严重呼吸困难的73岁女性患者，前后位胸部X线片显示右肺上叶较大软组织肿块➡️，伴有右肺体积减小和双肺多发小结节➡️。（右图）同一患者的轴位CT增强扫描显示巨大腺癌占据右肺上叶➡️，右主支气管见腔内肿瘤➡️。另外，双肺可见多发转移瘤➡️。肿瘤表现出表皮生长因子受体突变，患者接受卡铂和培美曲塞治疗。

（左图）一名患有右肩疼痛的 89 岁男性的前后位胸部 X 线片显示右肺尖巨大软组织肿块，破坏右侧第 3 后肋➡️，并对右侧第 4、第 5 后肋骨产生占位效应，同时双肺可见多发转移瘤➡️。
（右图）同一患者的轴位 CT 平扫图像显示右肺尖巨大的鳞状细胞癌，邻近肋骨➡️和胸椎➡️可见骨质破坏，左上肺可见转移瘤➡️。大多数肺癌患者为晚期。

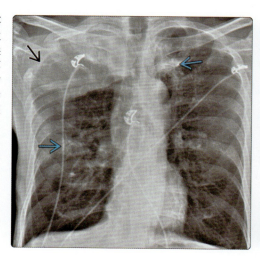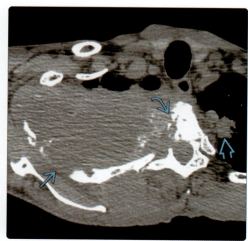

（左图）无明显症状的 76 岁女性患者轴位 CT 平扫显示右肺上叶部分实性的肺结节➡️，病灶边缘毛刺高度怀疑为原发性肺癌。两肺还可见小叶中心型肺气肿。
（右图）（右）同一患者切除的结节的病理图片（HE 染色，400×）提示为侵袭性腺癌，60% 腺泡（左）和 40% 鳞状细胞（右）组织学分别对应于结节的实性部分和磨玻璃样部分（由 K. Watson，DO 提供）

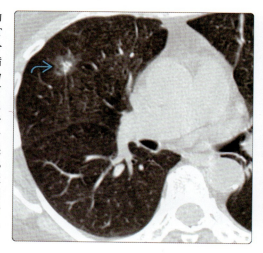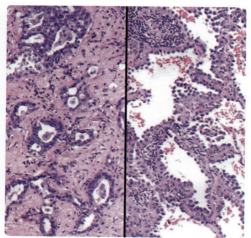

（左图）同一患者轴位 CT 增强扫描显示右肺上叶的磨玻璃样结节➡️中有一个并被诊断为非典型的腺瘤样增生。注意散在的小叶中心型肺气肿。（右图）同一患者切除右肺上叶非典型腺瘤样增生灶的病理图片（HE 染色，100×）显示非典型肺泡上皮细胞➡️沿着肺泡壁生长并与非典型腺瘤样增生方式一致，这被认为是与腺癌相关的癌前病变（由 K. Watson，DO 提供）

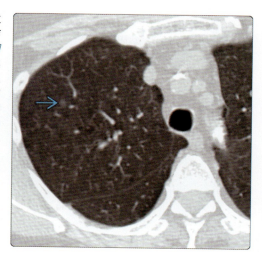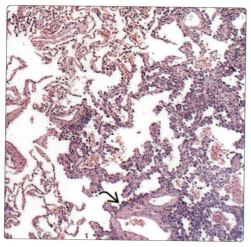

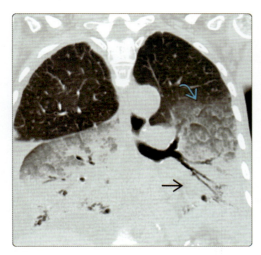
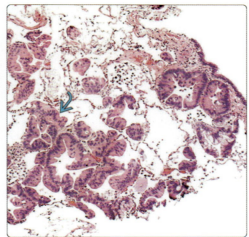

（左图）患有严重慢性呼吸困难的84岁女性的冠状位CT平扫显示以双肺中下野为主的肺实变➡️，内可见空气支气管征和磨玻璃影➡️。（右图）同一患者的经支气管活检标本的病理切片（HE染色，100×）可见贴壁生长为主的腺癌，其特征是肺泡上皮细胞沿着肺泡壁生长➡️（由K. Watson提供）

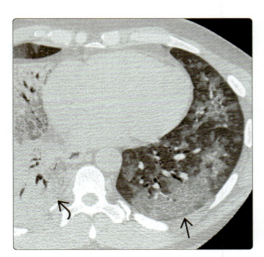
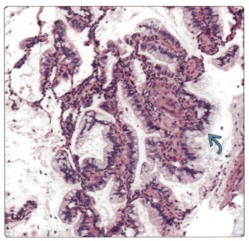

（左图）一名严重慢性呼吸困难患者的轴位CT平扫显示双肺多发且不缓解的实变➡️和磨玻璃密度影➡️，高度提示肺内多灶性肺癌。组织活检提示为侵袭性黏液腺癌。（右图）病理图片（HE染色，200×）显示为侵袭性黏液腺癌。注意：柱状细胞贴壁生长并伴有丰富的黏蛋白➡️。标本的其他部分也可见到这种侵袭性的生长方式（由K. Watson提供）

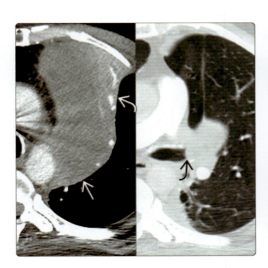
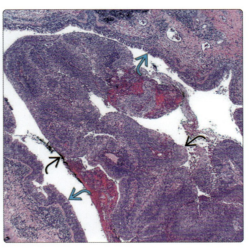

（左图）54岁咯血的男性患者的轴位CT扫描（左为纵隔窗，右为肺窗）提示为左肺鳞状细胞癌，表现为左肺上叶巨大肿块➡️伴相邻的肺不张➡️和左主支气管腔内肿瘤➡️。（右图）病理图片（HE染色，40×）显示侵袭性鳞状细胞癌➡️在由纤毛支气管上皮细胞➡️排列的支气管腔内。鳞状细胞癌通常是中央型肺癌（由P. Pettavel博士提供）

（左图）患有小细胞肺癌的 68 岁女性出现呼吸困难和体重减轻，后前位胸部 X 线片显示左肺上叶不张，肺不张肺表现出侧面边缘凸起➡与中央阻塞性肺癌一致。左侧膈肌抬高表明膈神经受累。（右图）同一患者的侧位胸部 X 线片显示前部移位不张的左肺上叶➡。

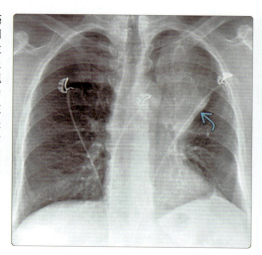
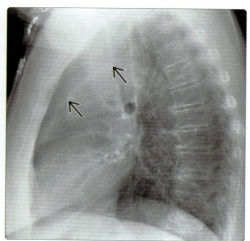

（左图）FDG PET / CT 冠状融合图像显示 FDG 摄取明显增高的巨大软组织肿块➡阻塞左肺上叶支气管➡并导致左肺上叶肺不张➡。由于不张的肺组织没有明显 FDG 摄取，可以与中央肿瘤区分开。（右图）病理图片（HE 染色，400×）显示小细胞肺癌的典型特征，包括密集的小细胞，细胞质稀少，细颗粒状核染色质，并且没有核仁（由 P. Pettavel 博士提供）

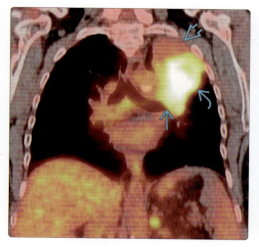
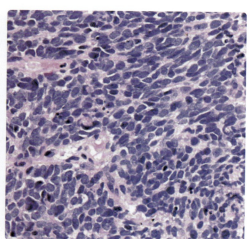

（左图）患有大细胞癌的 88 岁男性的冠状位 CT 平扫显示左肺上叶周围性肿块，大细胞癌通常影响肺组织外围。（右图）病理图片（HE 染色，400×）显示大细胞癌的典型特征，分化差的肿瘤的特征为大肿瘤细胞肿瘤细胞核大，核仁明显➡，细胞质适量。（由 P. Pettavel 博士提供）

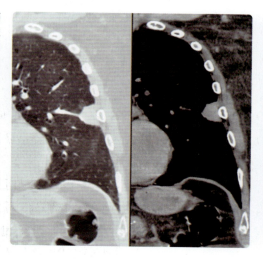
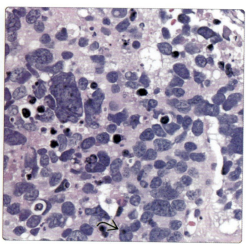

肺癌的影像学表现
Imaging Manifestations of Lung Cancer

◆◆ 肺癌影像学表现的探讨 ◆◆

一、概述

肺癌是最常见的原发性肺肿瘤，也是美国男性和女性最常见的致命性恶性肿瘤。受影响的患者可能出现与原发性肿瘤、转移性疾病或副肿瘤综合征相关的各种症状和体征。肺癌患者也可能完全无症状，并且对由于其他原因进行影像检查时偶然发现的异常进行诊断。

肺癌的影像表现复杂多样，包括原发性肿瘤的直接表现，继发于中央性阻塞性病变以及晚期疾病相关异常的间接表现。了解肺癌多种多样且细微的影像学表现，放射科医生可以尽早提出诊断，尽管在许多情况下，发现时即为晚期疾病。早期诊断需要仔细评估胸部影像学检查和系统评估胸部解剖结构。然而，考虑到肺癌的高发病率，患者可能出现胸外转移，从而促使胸部评估。

用高度怀疑的态度来观察胸片异常，并结合人口统计学信息、致癌物接触史和临床表现。在适当的情况下，放射科医师应建议行胸部 CT 检查，以进一步评估可疑或持续异常。

应详细描述在 CT 上偶然发现的肺结节，并根据公布的指南进一步评估。结节随访指南根据结节形态（大小、实体与亚实性），胸部 CT（诊断与筛查）的适应证以及病史（根据不同原发肿瘤临床和治疗方案对恶性肿瘤患者进行随访）。

二、直接表现

肺癌的影像特征可能与肺肿瘤的直接显示有关。这些异常通常表现为肺结节、肿块或实变。中央型肺癌也可能表现为轻微的腔内结节或气道狭窄，而没有相关的实变或体积减小。

（一）肺结节

肺结节是直径＜ 3cm 的圆形，边界清楚的中等密度影。肺结节常偶然发现，可能在放射线检查中显示为淡片状影。他们的识别需要极高的射线照相技术，最佳观察条件以及放射科医师对胸部 X 线片的系统评估。在许多情况下，由于长期不变和（或）良性钙化类型，肺结节为绝对良性。不确定的肺结节需要进一步胸部 CT 评估。

肺结节也是由于其他原因进行的胸部 CT 检查的常见偶然发现。放射科医师的作用是将肺结节定性为绝对良性、可能是恶性的或不确定的。形态学特征，如毛刺或多叶状边界，胸膜凹陷和胸膜牵拉可疑恶性肿瘤。提示恶性肿瘤的衰减特征包括厚壁空洞或壁结节，亚实性衰减和内在气泡。随着时间的推移持续存在亚实性结节或结节生长的提示恶性肿瘤，并应进一步评估，通常包括组织取样。

FDG PET/CT 可识别和量化病变内的代谢活性，对于评估＞ 7mm 的孤立性肺结节非常有用。然而，惰性肺癌（通常是腺癌）的 PET / CT 可能产生假阴性结果，局部感染和炎症过程可能表现出 FDG 高摄取，产生假阳性结果。

（二）肺部肿块

肺部肿块是直径≥ 3cm 圆形阴影，没有肺部感染体征和症状的患者的肺部肿块通常代表原发性肺癌。表现为肺部肿块的肺癌通常表现出恶性肿瘤的其他影像特征，包括有毛刺或多分叶的边界，具有厚壁和（或）结节壁的空洞，以及局部侵袭性生长。

应该提示恶性肿瘤的相关放射学表现包括肺门和（或）纵隔淋巴结肿大和胸腔积液。在胸部 X 线片或胸部 CT 上检出肺部肿块通常进一步组织取样评估，这通常可以通过图像引导的活组织检查来完成。

（三）肺部实变

原发性肺癌可表现为肺实变。这些病例通常是侵袭性肺腺癌，特别是肿瘤细胞贴壁生长或沿着肺泡壁生长的肿瘤。表现为实变的肺癌可能是局灶性或多灶性的，可能伴淋巴结肿大和（或）胸腔积液。在这种情况下，可以通过支气管镜活组织检查来完成确定的诊断。

三、间接表现

中央肺癌可能产生气道阻塞，导致阻塞性肺不张或肺炎。在这些情况下，主要影像异常与中央阻塞性恶性肿瘤的继发效应有关，并且原发性肿瘤本身在胸部 X 线片可能不明显。此外，周围的实变可能会掩盖潜在的肺部肿瘤并延误诊断。鉴于肺癌的高发病率，放射科医师在评估成人胸部影像学异常时必须高度警惕，特别是在没有肺炎等常见疾病的体征和症状时。

（一）肺不张

体积缩小是住院成人中非常常见的放射学发现，特别是那些在医院重症监护室接受机械通气的人。然而，在成人门诊患者中肺叶和全肺不张应高度警惕，应始终排除中央阻塞性肿瘤。发现反 S 征表明存在中央性肿块导致的肺不张，使放射科医师提出正确的诊断并建议最佳的进一步评估方式。对比增强 CT（CECT）是评估不明原因肺不张患者的最佳成像方式，因为它可以详细评估中央气管支气管树，排除阻塞性病变和气道狭窄。此外，由于不张的肺实质强化明显，CECT 可以区分塌陷的肺和稍低密度的中央阻塞性肿瘤。CT 在评估恶性肿瘤的相关特征方面也很有价值，包括其他肺部病变，局部侵袭性行为，淋巴结肿大和胸腔积液。

（二）肺部实变

中心阻塞肺部病变可能导致阻塞性肺炎。此外，周围的病变可能会被周围的实变所掩盖。由于这些原因，重要的是记录成年人群中疑似肺炎的消退。不吸收的实变需要通过横断面成像进行进一步评估，并且在许多情况下，需要通过支气管肺泡灌洗和（或）支气管镜活检进行组织取样。

四、肺外或晚期肺癌的表现

大多数原发性肺癌患者因晚期疾病而就医。晚期肺癌可能表现为肿瘤肺外侵犯，胸内转移淋巴结肿大，对侧肺、胸膜或胸壁转移性疾病，或胸外器官或淋巴结站相关的影像学表现。因此，受影响的患者可能出现与原发性肿瘤或胸外转移的局部侵入行为相关的症状和体征。

利用 CT 成像可以迅速评估肺癌对肺外侵犯。对比增强非常有助于识别肿瘤的纵隔侵入，特别是心脏和大血管。在 CT 上也很容易识别胸壁侵犯。MR 成像是评估纵隔和胸壁侵入行为的有效工具，因为它具有良好的组织对比度。对于禁忌造影剂的患者，评估血管侵犯特别有价值。FDG

PET/CT 是肺癌初始分期和再分期的首选成像方式。在许多情况下，PET/CT 可以识别更多的淋巴结或器官受累，这可以指导组织取样以便同时诊断和分期恶性肿瘤。

（一）肺外肿瘤

肺癌通常表现出局部侵袭行为。中央肿瘤可直接侵犯肺门和纵隔淋巴结。同样，肺癌可直接侵犯邻近的纵隔结构，包括中央气道、肺动脉和静脉、主动脉、心脏和心包。

上腔静脉的侵犯是局部侵袭性中央肺癌（例如小细胞肺癌）的常见表现。受影响的患者可能出现上腔静脉综合征，其特征是面部和上肢水肿伴有前胸壁浅静脉扩张。中央性肺癌也可侵入膈神经，导致膈肌麻痹，可导致呼吸困难，并表现为同侧膈肌抬高。喉返神经受侵时表现为声音嘶哑，可能是患者的主诉。

周围型肺癌可侵犯胸膜、胸壁和（或）横膈膜。Pancoast 肿瘤是指侵入相邻胸壁骨骼和软组织的肺上沟癌。Pancoast 综合征的特征是由于臂丛神经受累导致的同侧上肢肌肉组织的疼痛、无力和萎缩。交感神经链和星状神经节的受累可能导致 Horner 综合征。

（二）淋巴结肿大

小细胞肺癌和其他高级别神经内分泌肿瘤等分化程度低的恶性肿瘤多会出现转移性病灶。

小细胞肺癌的特征是局部侵犯和早期淋巴结转移。因此，肺门和（或）纵隔淋巴结肿大多提示侵袭性肿瘤存在，而且原发的肿瘤病灶并不明显。

对侧肺门和（或）纵隔淋巴结以及颈部和锁骨上淋巴结发生转移时为 N_3，分期至少为ⅢB期，此时肿瘤是不可切除的。

（三）转移性疾病

许多肺癌患者可能是先发现骨、中枢神经系统、肝脏或其他器官的转移灶，而进一步检查确定原发病灶。

胸部转移可表现为肺（多灶性肺结节或肿块）、胸膜［恶性胸腔积液和（或）实性胸膜转移］和胸壁（溶骨性或硬化性骨转移或胸壁软组织转移）等。

多中心肺癌也可能发生在肺腺癌中。此外，原发性肺腺癌可能表现出相关的同侧和（或）对侧多灶性惰性恶性肿瘤或侵袭前病变。

五、影像评估

对于可疑肺部疾病的患者一般先行胸部 X 线片检查；对于有吸烟史或接触致癌物的老年人发现肺结节时应考虑到恶性可能；对于发现肺部肿块的患者应首先排除肺癌的可能；对于不明原因的肺不张患者应排除中央性阻塞性病变。对待这类病灶 CT 检查旨在识别潜在的恶性病变及与其相关的异常表现和对疾病的诊断。影像科医生可根据检查结果为患者提供进一步的就诊建议。

参考文献

[1] Carter BW et al: Small cell lung carcinoma: staging, imaging, and treatment considerations. Radiographics. 34(6):1707–21, 2014

[2] Naidich DP et al: Recommendations for the management of subsolid pulmonary nodules detected at CT: a statement from the Fleischner Society. Radiology. 266(1):304–17, 2013

[3] Hodnett PA et al: Evaluation and management of indeterminate pulmonary nodules. Radiol Clin North Am. 50(5):895–914, 2012

[4] Lee HJ et al: IASLC/ATS/ERS International Multidisciplinary Classification of Lung Adenocarcinoma: novel concepts and radiologic implications. J Thorac Imaging. 27(6):340–53, 2012

[5] MacMahon H et al: Guidelines for management of small pulmonary nodules detected on CT scans: a statement from the Fleischner Society. Radiology. 237(2):395–400, 2005

（左图）一名无明显症状的 60 岁女性的后前位胸部 X 线片显示左肺上叶结节状淡片影➡。由于病灶性质不确定因此需要胸部 CT 进一步检查。（右图）同一患者胸部 CT 平扫冠状位图像显示，于胸片相对应的左肺上叶可见软组织结节➡，边界不规则，内可见偏心钙化，邻近斜裂胸膜有牵拉。手术病理诊断为分化良好的腺癌。

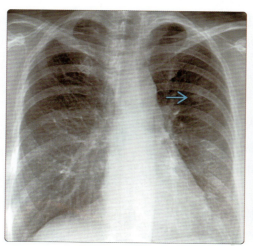
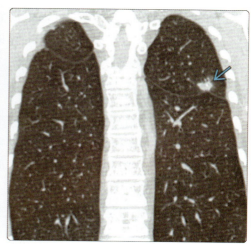

（左图）一名无明显症状的 82 岁女性患者后前位胸部 X 线片显示右肺尖不规则软组织肿块➡，邻近右肺尖胸膜牵拉、凹陷，该病灶高度怀疑原发性肺癌。（右图）同一患者胸部 CT 平扫的冠状位图像显示右肺上叶肿块，最长径约 3.5cm。病灶边缘可见毛刺和胸膜牵拉征➡。手术病理证实为高分化腺癌。

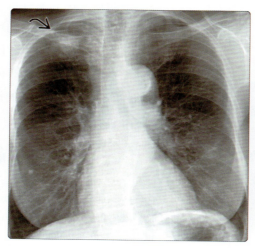
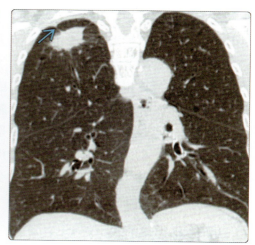

（左图）右胸壁疼痛的老年吸烟者的后前位胸部 X 线片显示右肺上叶巨大软组织肿块➡，未见明显骨质受累征象。（右图）同一患者胸部 CT 平扫冠状位图像示中度肺气肿，右肺上叶巨大软组织肿块内有空洞➡。CT 显示该病灶邻近胸膜生长，但无胸壁受累征象。手术病理证实为鳞状细胞癌并壁层胸膜受累。

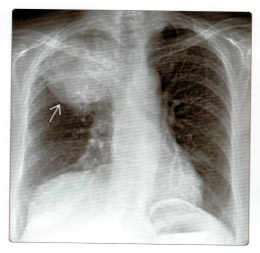
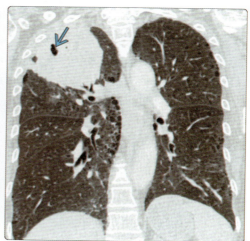

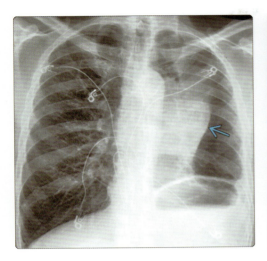 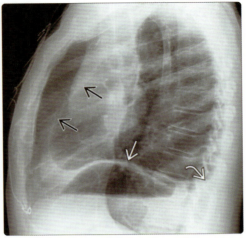

（左图）患有咳嗽和呼吸困难的 73 岁老年吸烟者后前位胸部 X 线片显示左肺上叶肺不张，左侧膈肌抬高，左侧少量腔积液。肺不张横向凸起的轮廓➡与引起肺不张的中央阻塞肿块一致。
（右图）同一患者的侧位胸片可见左肺上叶肺不张，注意左侧斜裂➡向前移位，少量左侧胸腔积液➡以及左侧膈肌的抬高➡。

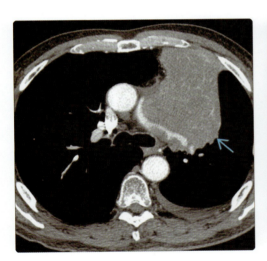 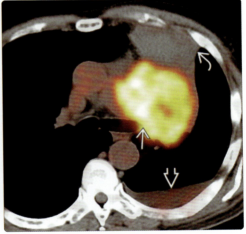

（左图）同一患者胸部轴位 CT 增强扫描显示左侧巨大肿块➡侵入纵隔并包绕左肺动脉。肿块横向凸起轮廓与胸片所见的病灶轮廓一致。（右图）同一患者的 FDG PET/CT 轴位融合图像显示 FDG 摄取明显增高的肿块➡阻塞左肺上叶支气管，外周左肺上叶肺不张➡和左侧少量胸腔积液➡。活检证实疑似小细胞肺癌。

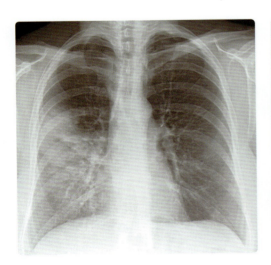 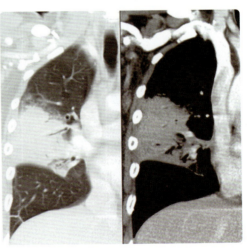

（左图）52 岁女性右肺感染，规律抗感染治疗后未见缓解，后前位胸部 X 线片提示右肺中上叶不均匀肺组织实变影。
（右图）该患者胸部冠状位 CT 增强扫描肺（左）和纵隔（右）图像显示右肺上叶与中叶实变伴空气支气管征，病理证实为多灶性腺泡状和贴壁生长腺癌。

（左图）一名患有肺炎球菌肺炎的 61 岁男性患者前后位胸部 X 线片显示右肺广泛实变，右肺尖气 – 液平➡和右侧少量胸腔积液➡。（右图）同一患者的胸部轴位 CT 增强扫描显示中央型肺癌➡包绕侵犯右肺动脉和上腔静脉，邻近肺组织可见实变➡，肿块的低密度区域可能为组织坏死，肺实变可能掩盖潜在的肺癌。

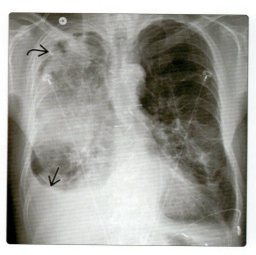
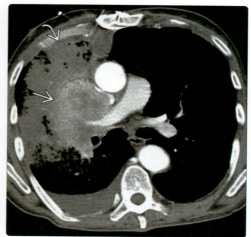

（左图）一名有吸烟史患有咳嗽和体重减轻的小细胞肺癌者的后前位胸部 X 线片显示左肺门肿块➡和主肺动脉窗肿大淋巴结➡。（右图）同一患者的冠状 CT 增强扫描显示中央分叶状软组织肿块➡，包绕左肺动脉和邻近支气管，与淋巴结肿大一致。小细胞肺癌通常表现为胸内淋巴结肿大，并且在出现时通常是转移性的。

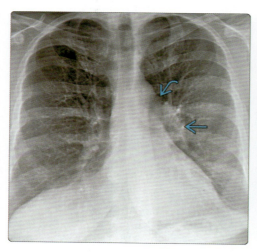
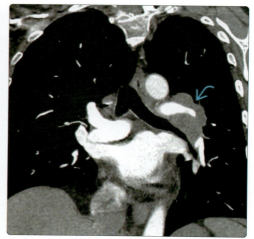

（左图）一名患有小细胞肺癌的老年吸烟者后前位胸部 X 线片显示纵隔巨大分叶状肿块➡，位于气管右侧有明显占位效应。（右图）同一患者胸部轴位 CT 增强扫描显示纵隔分叶状肿块包绕右肺动脉➡及右侧头臂静脉➡并使其移位、管腔缩窄。肿大淋巴结融合形成的纵隔肿块可能是晚期肺癌患者的主要影像学表现。

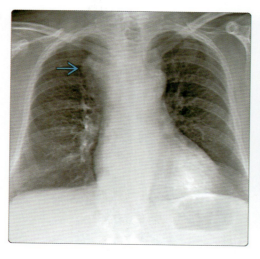
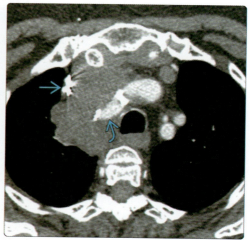

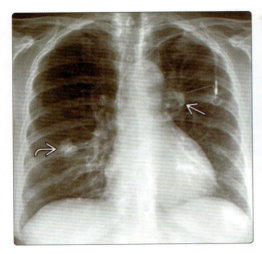
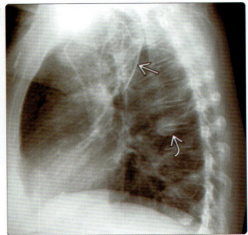

（左图）一名患有多中心鳞状细胞肺癌患者的后前位胸部 X 线片显示左肺门肿块➡️，伴有左肺上叶体积减小和右肺下叶分叶状结节➡️。（右图）同一患者的侧位胸部 X 线片显示左肺上叶体积减小➡️和右肺下叶重叠于脊柱区的结节➡️。该肺癌患者可能多中心或同步肺癌。

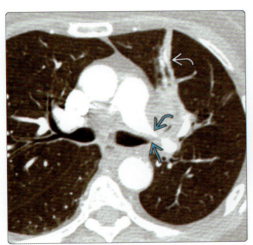
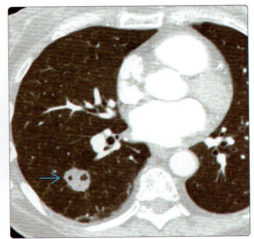

（左图）同一患者的胸部轴位 CT 增强扫描显示左上肺中央肿块，左主支气管➡️受压变窄，左肺上叶不张➡️，左肺动脉➡️受压、变窄。（右图）同一患者的胸部轴位 CT 增强扫描显示右肺下叶分叶状结节➡️内可见空洞。活检证实为多灶性鳞状细胞癌。多灶性肺癌可能与转移或同步原发恶性肿瘤有关。

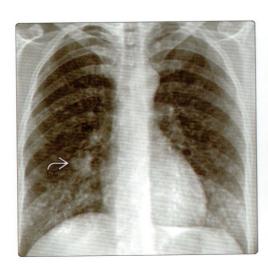
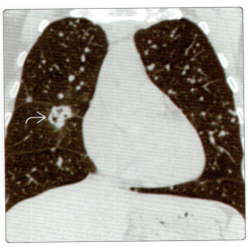

（左图）咳嗽、呼吸困难的 45 岁女性患者后前位胸部 X 线片显示右肺中叶分叶状结节➡️，双肺另可见多发小结节，考虑血行转移瘤。（右图）同一患者胸部冠状位 CT 平扫可见右肺中叶分叶状空洞型结节➡️为原发性肺腺癌，两肺多发小结节为转移瘤，是大多数肺癌患者出现晚期表现。

孤立性肺结节

要点

一、专业术语
- 孤立性肺结节（SPN）
- 孤立性肺结节：单发，局灶性圆形占位 ≤ 3cm
  - 实性
  - 亚实性：磨玻璃样和部分实性结节
    - 磨玻璃样（非实性）
    - 部分实性（半实性）

二、影像表现
- 胸部 X 线片
  - 肺内小的占位
- CT
  - 形态学：毛刺、分叶状
  - 密度：可有空洞或钙化
  - 密度：实性或亚实性
  - 生长
- FDG PET/CT
  - 评价孤立性肺结节的代谢活性
  - ↑ FDG 摄取增高常见于恶性肿瘤

三、主要鉴别诊断
- 肉芽肿
- 肺内淋巴结
- 类癌
- 错构瘤
- 转移瘤

四、临床信息
- 恶性肿瘤的危险因素
  - 吸烟
  - 氡和石棉致癌物的接触史

五、诊断要点
- 老年吸烟者、新的或有所增长的 SPN 应考虑肺癌
- 无论患者是否吸烟，亚实性的结节都应怀疑肺癌
- 部分实性结节：记录结节的大小和其实性成分的大小

（左图）48 岁无明显症状女性的后前位胸部 X 线片显示右肺下叶基底段密度不均匀结节 ➡，边界不规则。（右图）同一患者的胸部轴位 CT 增强扫描显示右肺下叶分叶状结节 ➡，周边少许毛刺，病灶内可见透亮区，可能为空洞或病灶内小的支气管。手术病理证实为腺泡状为主的侵袭性腺癌。

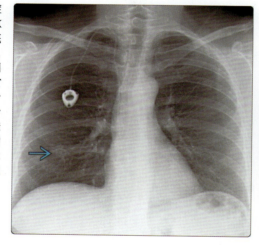
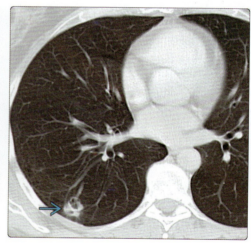

（左图）无明显症状的 90 岁女性患者，胸部冠状位 CT 增强扫描显示右肺上叶结节 ➡ 有毛刺和支气管征 ➡。该结节高度可疑为原发性肺癌，活检证实为鳞状细胞癌。（右图）图中显示肺结节有毛刺 ➡ 和胸膜牵拉 ➡。这些特征高度提示恶性肿瘤，原发性肺癌较多见于右上叶。

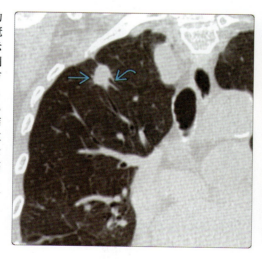
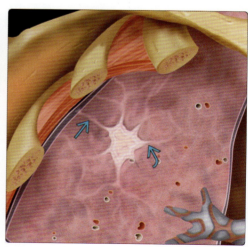

一、专业术语

（一）缩写

- 孤立性肺结节
- 磨玻璃样结节

（二）定义

- 结节：单发；圆形或卵圆形，直径≤3.0cm
  - 实性：软组织密度
  - 磨玻璃样（非实性）：透过结节可看到肺实质结构
  - 部分实性：实性和磨玻璃样混合存在
  - 亚实性：包括磨玻璃样结节和部分实性结节
- 孤立性肺结节可以是肺癌最早的影像学表现

二、影像表现

（一）一般特征

- 大小
  - ≤3.0cm：结节越大恶性风险越高

（二）X线表现

- 胸部X线表现
  - 孤立性肺结节：肺内小结节影
  - 通常可见结节≥9mm
  - 边缘可有毛刺和分叶
  - 肺癌相关表现
    - 淋巴结肿大，胸腔积液

（三）CT表现

- CT平扫
  - 位置
    - 肺实质内；胸膜下；同气道关系密切
    - 肺癌多发生在右肺和上叶
  - 形态
    - 毛刺和胸膜牵拉为可疑恶性
      - 也可发生在良性炎性病变，特别并发肺气肿时
    - 分叶为可疑恶性
      - 分叶状边缘反映了肺癌组织学异质性特征
  - 密度
    - 钙化：约13%的肺癌可有
      - 偏心性，斑点状，不规则形
    - 空洞：约15%的肺癌可有
      - 病变越大越易空洞化
      - 空洞壁不规则结节，壁厚＞16mm为可疑恶性
  - 衰减程度
    - 实性结节
      - 约15%为恶性；结节越大肺癌风险越高
    - 磨玻璃样结节（非实性）
      - 约34%为恶性；贴壁生长为主型腺癌；不典型腺瘤样增生
    - 部分实性结节
      - 约40%～50%（＜1.5cm）为恶性
      - 典型腺癌：贴壁生长为主型腺癌和磨玻璃样成分有关；侵袭性腺癌同实性成分有关
      - 也可发生在炎性病变
    - 空泡样病变（空气支气管征）
      - 可表现为横断面上的小空洞
      - 为高分化腺癌的特征
  - 生长速度
    - 测量：直径，面积，体积，质量
    - 体积倍增时间：结节体积增加一倍的时间
      - ＜400d高度提示为恶性
    - 实性结节保持稳定超过2年考虑为良性
- CT增强扫描
  - 动态增强CT评估孤立性肺结节；造影剂注射前后成像
    - 强化程度小于15HU符合良性病变
    - 活动性炎性病变也可表现为强化程度大于15HU

（四）核医学表现

- PET/CT
  - 评估性质不确定孤立性肺结节的代谢活性；多数恶性病变FDG摄取增高
  - 大于1cm结节：敏感性97%；特异性78%；高阴性预测值
  - 假阳性：感染性炎症
  - 假阴性：惰性肺癌和小肺癌，类癌

（五）检查建议

- 最佳检查方法
  - CT平扫可用于肺结节的评估和鉴定
- 方案建议
  - CT平扫
    - 薄层扫描：1mm层厚连续扫描
    - MIP重建图像有利于结节显示
  - X线片
    - 去骨，计算机辅助检测

三、鉴别诊断

（一）肉芽肿

- 可有卫星结节
- 良性钙化形态：弥漫性，分层状，中心性

（二）肺内淋巴结

- 长形，三角形
- 外周，近胸膜处，隆突下

（三）类癌

- 低度恶性
- 边界清楚、同支气管关系密切

（四）错构瘤

- 良性、缓慢生长的肿瘤

- 50% 内部存在脂肪或钙化

（五）转移瘤

- 实性少见：肉瘤、黑色素瘤、睾丸癌

Fleischner 学会对于非筛查 CT 偶然发现肺结节的处理指南

结节大小	低风险患者	高风险患者
≤ 4mm	不用随访	12 个月后 CT 随访，如无变化不须进一步随访
> 4 ~ 6mm	12 个月后 CT 随访，如无变化不须进一步随访	6 ~ 12 个月后 CT 随访，如无变化改为 18 ~ 24 个月后随访
> 6 ~ 8mm	6 ~ 12 个月后 CT 随访，如无变化改为 18 ~ 24 个月后随访	3 ~ 6 个月后 CT 随访，如无变化改为 9 ~ 12 个月和 24 个月后随访
> 8mm	3、9、24 个月后 CT 随访，动态增强 CT、PET 和（或）活检	同低风险患者

适用于年龄 ≥ 35 岁的患者；大小取轴位长度和宽度平均值。高风险：吸烟，暴露于致癌物或一代亲属中有肺癌病史

引自 MacMahon H, et al. Guidelines for management of small pulmonary nodules detected on CT scans: Astatement from the Fleischner Society. Radiology. 237(2):395-400,2005

Fleischner 学会对于 CT 发现亚实性肺结节的处理指南

结节类型	处理指南	备 注
孤立纯磨玻璃样结节		
≤ 5mm	不需要 CT 随访	连续 1mm 层厚证实纯磨玻璃样结节
> 5mm	3 个月后 CT 随访；如果持续存在则每年 CT 随访至少 3 年	FDG PET-CT 价值不大，不推荐应用
孤立部分实性结节	3 个月后 CT 随访；如果持续存在且实性部分 < 5mm 则每年 CT 随访至少 3 年，如果实性部分 ≥ 5mm，则活检或手术切除	部分实性结节 > 10mm 则考虑 FDG PET-CT
多发亚实性结节		
纯磨玻璃样结节 ≤ 5mm	2 年和 4 年后随访	多个磨玻璃样结节 ≤ 5mm 要考虑可能的原因
无主病灶的纯磨玻璃样结节 > 5mm	3 个月后 CT 随访；如果持续存在则每年 CT 随访至少 3 年	FDG PET-CT 价值不大，不推荐应用
主结节为部分实性或实性	3 个月后 CT 随访；如果持续存在则活检或外科切除，特别是对于实性成分大于 5mm 的病变	对于怀疑肺癌的突出结节患者考虑保肺手术

运用连续 1mm 层厚进行扫描，实性和磨玻璃样部分都进行测量，运用连续的低剂量技术，同最初的基线检查进行对比。

引自 Naidich DP, et al: Recommendation for the management of subsolid pulmonary nodules detectedat CT: Astatement from the Fleischner Society. Radiology. 266(1):304-317,2013

四、临床信息

危险因素

- 吸烟
- 暴露于致癌物如氡和石棉

五、诊断要点

（一）思考点

- 肺癌：有新发或在生长性的孤立性肺结节的老年吸烟者
- 可疑肺癌：有亚实性肺结节患者，无论是否有吸烟病史

（二）图像解读要点

- 毛刺或分叶状孤立性肺结节考虑肺癌
- 肺气肿背景下的毛刺状孤立性肺结节可能为炎性病变

（三）报告要点

- 结节按特征分为
  - 良性：稳定，良性钙化，内含脂肪，不需要随访
  - 可疑恶性：进一步影像评估和（或）组织活检
  - 不确定型：依据结节是实性还是亚实性，采用合适的 Fleischner 指南
  - 部分实性结节：记录结节大小及结节中实性部分大小

参考文献

[1] Alpert JB et al: Imaging the Solitary Pulmonary Nodule. Clin Chest Med. 36(2):161–178, 2015

[2] Winer–Muram HT: The solitary pulmonary nodule. Radiology. 239(1):34–49, 2006

（左图）一名侵袭性腺癌患者轴位 CT 平扫显示右肺下叶一分叶状、有毛刺结节➡️。这些形态特征高度提示为原发性肺癌。（右图）同一个患者 FDG PET/CT 融合图显示右肺下叶结节强烈摄取 FDG，最大 SUV 为 3.7 ➡️。FDG PET/CT 对于恶性孤立性肺结节的诊断有高度敏感性。

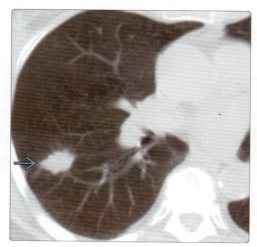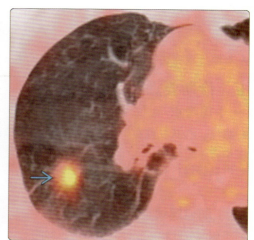

（左图）一名老年无症状吸烟患者轴位 CT 增强扫描显示右肺上叶一有毛刺结节➡️，周围胸膜有牵拉。注意双肺小叶中心性肺气肿。（右图）同一个患者 8 周后轴位 CT 增强扫描显示右肺上叶结节有明显缩小➡️，虽然仍有毛刺边缘，但表现为磨玻璃样密度。肺气肿患者良、恶性结节从形态特征方面不易区分。

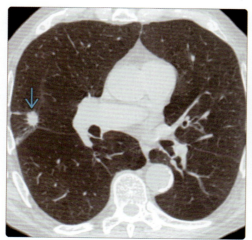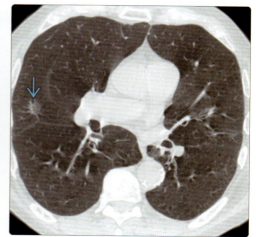

（左图）一左肺下叶侵袭性腺癌患者轴位 CT 增强扫描显示胸膜下一分叶状实性结节➡️。在活检引起的少量气胸背景下可看到明显的局灶性胸膜牵拉。（右图）一名无症状 71 岁男性患者轴位 CT 增强扫描显示右肺下叶一持续存在的磨玻璃样结节➡️。注意可看到一肺血管从病灶中穿行。外科切除后证实为原位腺癌。

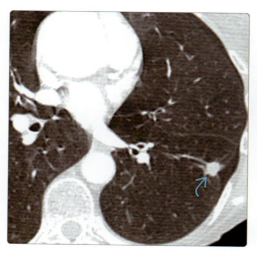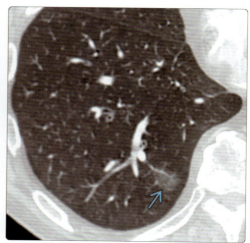

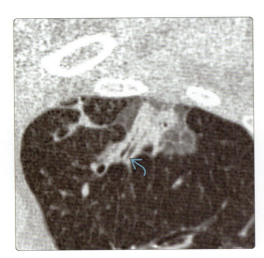
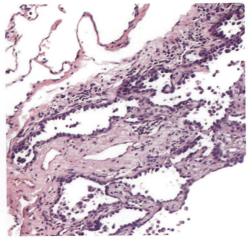

（左图）一名老年女性行左肩关节冠状位 CT 平扫时偶然发现左肺上叶一部分实性结节，其内含空气支气管征➘。在本例中这种结节实性成分符合侵袭性癌、腺泡状为主型腺癌。（右图）同一个患者切除病变后病理（HE 染色）显示为贴壁成长主型腺癌，同结节的磨玻璃样成分相符合（图片由 K. Watson, DO. 提供）。

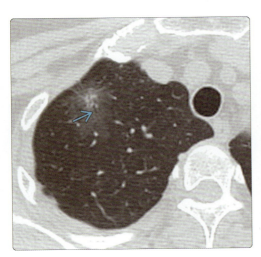
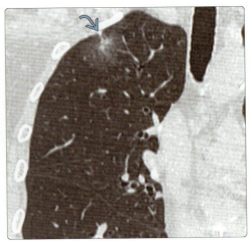

（左图）一名无症状 67 岁女性轴位 CT 平扫偶然发现右肺上叶一部分实性结节，其内含空气支气管征➔。空气支气管征在肺癌中比在良性结节中更常见。（右图）同一名患者冠状位 CT 平扫显示右肺上叶一部分实性结节，实性成分牵拉胸膜形成胸膜凹陷➘。注意可看到一肺血管从病灶中穿行。外科切除后证实为贴壁生长为主型腺癌。

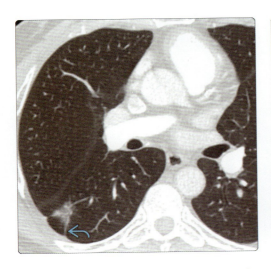
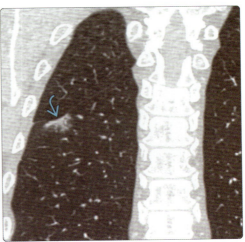

（左图）一名 63 岁男性轴位 CT 增强扫描显示右肺下叶侵袭性腺癌，表现为部分实性结节，周边有毛刺和胸膜凹陷➘。（右图）同一个患者冠状位 CT 增强扫描显示右肺下叶邻近右侧斜裂的部分实性结节，并牵拉斜裂胸膜➘。胸膜凹陷和局部胸膜牵拉。

（左图）一名侵袭性腺癌的患者轴位 CT 平扫显示右肺上叶一分叶状部分实性结节➡，中间为实性成分，周边为磨玻璃样成分。（右图）同一个患者 FDG PET/CT 轴位融合图像显示结节无 FDG 摄取，最大 SUV 为 0.9。这种惰性腺癌在 FDG PET/CT 上易产生假阴性。此外，感染和炎性结节在 FDG PET/CT 上可为假阳性。

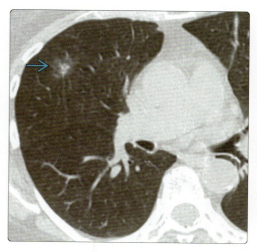
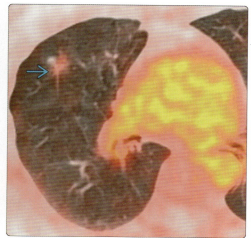

（左图）轴位 CT 平扫显示一偶然发现的右肺上叶部分实性结节➡。根据 Fleischner 对亚实性结节的处理指南，应建议 3 个月后胸部 CT 随访。（右图）4 周后同一个患者轴位 CT 平扫显示该部分实性结节表现为磨玻璃样密度➡，提示可能为亚临床感染。亚实性结节短期随访如病变消退说明为良性炎性病变。

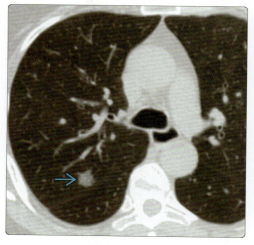
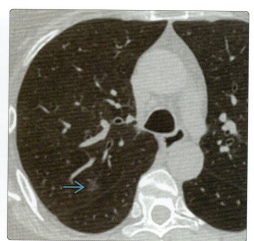

（左图）一名 57 岁女性冠状位 CT 增强扫描显示右肺中叶分叶状结节，内部伴有空气支气管征➡。（右图）6 个月后同一个患者冠状位 CT 增强扫描显示分叶状肺结节增大，同支气管关系密切➡且内部含空气支气管征。随访结节不断长大是其为恶性的重要指征。

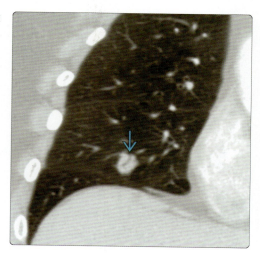
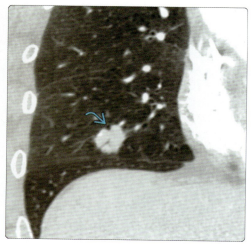

◀▪▪ 肺部肿块 ▪▪▶

要点

一、专业术语
- 占位，圆形肺病变 > 3cm

二、影像表现
- 典型表现为完全被肺实质包绕
  - 也可在肺野周围或靠近胸膜
- 占位性病变取代正常肺结构
- 空气支气管征有助于准确定位，但也可不出现
- 胸部 X 线片
  - 显示病变的位置和特征
- CT
  - 用于病变鉴别诊断
  - 特点：密度，形态和位置
  - 强化特点
- CECT 主要用于恶性病变的鉴别和分期
- 评估对邻近结构的局部浸润

三、主要鉴别诊断
- 肿瘤
  - 肺癌
  - 淋巴瘤
  - 转移瘤
- 感染和炎症
  - 感染：球形肺炎、肺脓肿
  - 炎症：机化性肺炎、肉芽肿性多血管炎

四、诊断要点
- X 线片发现肺肿块应提示肺癌
- CT
  - 评估肺肿块
  - 发现病变的位置和特征
  - 用于肺癌和其他恶性肿瘤的分期

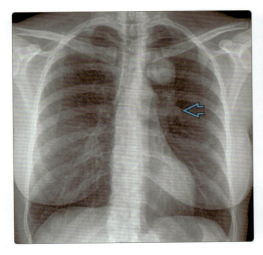
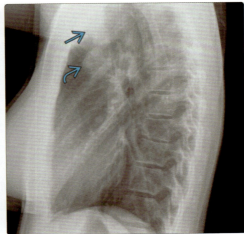

（左图）一名 48 岁胸痛女性后前位胸部 X 线片显示左肺上叶一直径 4cm 圆形肿块，有明确边界且位于肺内。注意左侧肺门➡和主肺动脉窗的纵隔淋巴结肿大。（右图）同一名患者侧位胸部 X 线片显示左肺上叶肿块➡和邻近的纵隔肿大淋巴结➡。这些征象高度提示晚期肺癌。

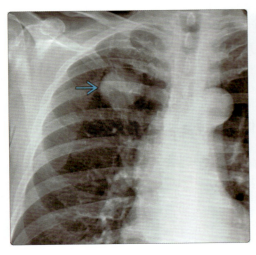
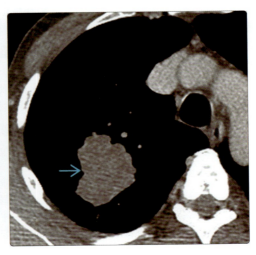

（左图）前后位胸部 X 线片显示右肺尖一均匀性肿块➡，边界明确，高度可疑为恶性。（右图）同一个患者轴位 CT 增强平扫显示右肺上叶一分叶状实性肿块，密度稍不均匀➡。CT 用来评估胸部 X 线片上发现的肿块。分叶状边界提示病变内部细胞生长具有异质性，高度提示为恶性。

一、专业术语

（一）缩写
- 磨玻璃样密度影（GGO）

（二）定义
- 占位，圆形肺病变，直径＞3.0cm
- 影像特征多变
  - 多数为实性
  - 也可表现为部分实性或非实性（磨玻璃样）特征；液化、坏死或空洞

二、影像表现

（一）一般特征
- 最佳诊断线索
  - 病变完全被肺实质包绕
    - 可在肺野周围或靠近胸膜
  - 空气支气管征有助于准确定位，但也可不出现
  - 占位性病变取代正常肺结构
- 定位
  - 肺实质内
- 大小
  - 至少＞3cm，大小可变
- 高度可变的形态特征包括形状、边界特征及病变数量
- 形态：圆形或卵圆形
- 边界特征
  - 清楚，不清楚，毛刺状，光滑，分叶状
  - 毛刺和分叶状边界应警惕为恶性
- 数量：单发或多发

（二）X 线表现
- 位置
  - 肺内和肺外肿块区别
    - 肺内肿块特征
      - 被脏层胸膜包绕
      - 和邻近胸膜成锐角
      - 空气支气管征
    - 肺外肿块特征
      - 不同的透照角度边界不同
      - 和邻近胸膜成钝角
      - 边界不全征：单一或垂直方向投照可见病变明确的不完整边界
  - 较大的病变很难定位
  - 靠近纵隔的肺或胸膜肿块同纵隔肿块不易鉴别
- 特征
  - 大小和形状
  - 轮廓和边界特征
  - 均匀和不均匀
    - 空洞
    - 周围实变

（三）CT 表现
- CT 平扫
  - 没有特异性的恶性形态特征

- 密度
  - 实性、部分实性或非实性（磨玻璃样密度）
  - 坏死：内部低密度，空洞±气液平
  - 囊性成分：内部水密度±气液平
  - 钙化
    - 良性：同心圆状，完全的，爆米花样
    - 不确定性或可疑恶性：偏心性，斑点状，粗大的
  - 脂肪密度是错构瘤的特征
- 形态
  - 分叶提示不同的细胞异质性和不均匀生长
    - 恶性征象
    - 良性不均质肿瘤也可见，如错构瘤
  - 毛刺
    - 恶性征象，但并不特异
    - 冠状辐射征：毛刺向周围肺组织辐射，高度提示肺癌
- 位置
  - 中央型和周围型
  - 单发或多发
    - 如为多发，相同或不同肺叶或肺
  - 辨别支气管结构
- CT 增强扫描
  - 肺肿块特征
  - 肺评估局部浸润和毗邻血管
  - 增强特征
    - 均匀性强化：实质性病变有完整血供
    - 不均匀强化：部分实性，坏死或空洞病变
    - 某些病变表现为不强化
  - CT 血管造影特征：强化血管穿过肿块或实变区
  - 对于恶性病变可以提供有价值的分期

（四）MR 表现
- 增强和非增强序列的组织信号特征
- 良好的对比度分辨率为局部浸润提供重要信息
  - 在评估纵隔、胸壁及膈肌浸润方面优于 CT
- 病变信号特点取决于病因
- DWI 序列在鉴别良恶性病变方面有潜在价值

（五）超声表现
- 发现、描述、评估肺肿块价值有限
- 回声取决于实性和（或）囊性成分
- 周围型病变超声引导下的经皮穿刺活检

（六）影像检查建议
- 最佳检查方法
  - CT 有助于肺部肿块特征的显示
- 方案建议
  - 增强薄层 CT
  - 多平面重建成像有助于病变的定位和局部浸润的评估

三、鉴别诊断

（一）肿瘤

- 肺癌
- 淋巴瘤
- 转移瘤
- 类癌
- 错构瘤

（二）炎症和感染

- 感染
  - 球形肺炎
  - 肺脓肿
  - 致病微生物
    - 细菌：诺卡菌病，放线菌病
    - 分枝杆菌：肺结核
    - 真菌：隐球菌病，芽生菌病
    - 寄生虫：包虫病
- 炎症
  - 机化性肺炎
  - 肉芽肿性多血管炎
  - 类质性肺炎
  - 进行性块状纤维化（矽肺，结节病）

（三）先天性病变

- 先天性肺气道畸形
- 肺隔离症
- 动静脉畸形
- 支气管闭锁远端黏液囊肿

（四）其他病变

- 球形肺不张
- 血肿
- 肺栓塞
- 淀粉样瘤

（五）孤立和多发肿块

- 孤立病变
  - 肺癌
  - 肺脓肿
  - 创伤性肺囊肿或血肿
- 多发病变
  - 转移瘤
  - 肉芽肿性多血管炎

四、病理

一般特征

- 组织取样需给出明确诊断

五、临床信息

（一）表现

- 常见的症状和体征
  - 取决于肿块病因、大小和位置
  - 咯血：通常为肺癌的表现
  - 咳嗽，哮鸣、呼吸困难
  - 也可无症状
- 其他症状和体征
  - 恶性患者常有体重减轻
  - 喉返神经和膈神经浸润时有声音嘶哑和膈神经麻痹
- 临床分析
  - 吸烟和原发性肺癌密切相关

（二）人口统计学

- 原发性肺癌男性多见
  - 平均年龄好发为 70 岁

（三）转归和预后

- 良性病变预后好
- 恶性病变预后取决于肿瘤类型、分期和相关的基础疾病

（四）治疗

- 取决于肿块的类型和患者的并发症
  - 药物治疗：抗生素和抗炎药物
  - 手术切除
  - 化疗和放疗

六、诊断要点

（一）思考点

- 肺肿块的患者可无症状，被 X 线摄影偶然发现

（二）图像解读要点

- 胸部 X 线片
  - 病变位置和特征
- CT
  - 病变特征和拟定鉴别诊断
  - 恶性病变分期

（三）报告要点

- 发现肺肿块应提示肺癌
- 应对肿块的形态特征、肿块位置及和邻近结构的关系进行评估
- 可疑肺癌的分期应包括局部浸润、病变多灶性、淋巴结肿大和转移

参考文献

[1] Razek AA: Diffusion magnetic resonance imaging of chest tumors. Cancer Imaging. 12:452-63,2012

[2] Hansell DM et al: Fleischner Society: glossary of terms for thoracic imaging. Radiology. 246(3):697-722,2008

[3] Marshall GB et al: Signs in thoracic imaging. J Thorac Imaging. 21(1):76-90, 2006

（左图）一名外伤患者前后位胸部 X 线片偶然发现右肺尖一较大肿块。注意第 1、2 前肋消失➡️和局部前胸壁浸润。（右图）同一个患者轴位 CT 增强扫描显示右肺上叶实性肿块伴内部坏死➡️。同时 CT 发现有肋骨破坏➡️、直接纵隔浸润➡️和部分包绕上腔静脉。

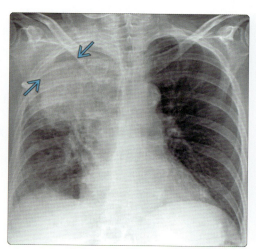
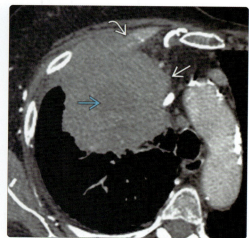

（左图）一名右肺下叶鳞癌患者轴位 CT 增强扫描显示一邻近胸膜的肿块，内部有厚壁空洞，周边有毛刺➡️。病变形态特征符合恶性。（右图）同一个患者融合 FDG PET/CT 显示病变壁高代谢而空洞无 FDG 摄取➡️。肺肿块可表现为不同的影像特征，包括实性、部分实性和空洞。

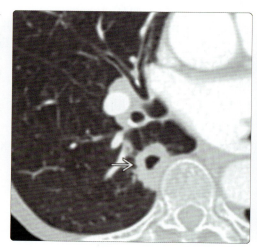
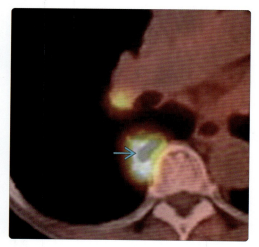

（左图）一名长期吸烟史且最近体重下降的患者后前位胸部 X 线片显示右肺上叶一含空洞肿块➡️。病变形态提示恶性，尽管结核也要考虑。（右图）同一个患者轴位 CT 平扫显示右肺上叶肿块有壁结节➡️，空洞壁厚薄不均，符合原发性肺癌表现。注意记录邻近叶间裂➡️完整，这对于病变分期和手术计划很重要。

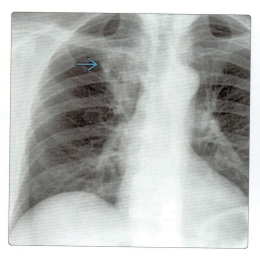
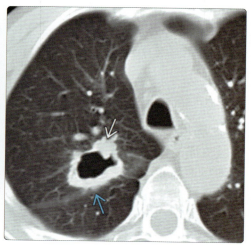

肺不张

要点

一、专业术语

- 肺不张：全部或部分肺膨胀不全并有相应肺体积减小
- 阻塞性肺不张：最常见，由外源性或内源性支气管阻塞引起
  - 黏液栓，支气管插管异位，支气管内肿瘤（良性或恶性），异物
  - 肿瘤性或非肿瘤性淋巴结肿大压迫支气管
- 非阻塞性肺不张：原因较多
- 肺叶肺不张：肺叶体积减小
  - 对于门诊成年患者，肺叶不张应高度怀疑肺癌存在
- 全肺不张：较少见，但对于门诊患者也应高度怀疑肺癌

二、影像表现

- 肺不张直接征象
  - 叶间裂移位或累及叶间裂
    - 发生在各种形式的肺叶不张
  - 支气管、血管结构聚集
    - 该征象在中、重度肺叶不张中可不显示
- 肺不张间接征象
  - 胸部 X 线片上肺透光度下降
  - CT 上肺密度增高
  - 同侧膈肌升高
  - 纵隔、气管向患侧移位
  - 邻近肺组织代偿性过度充气
  - 肺门移位

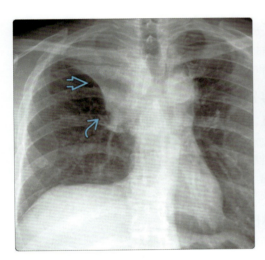
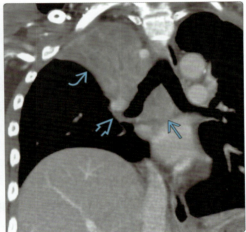

（左图）一名右肺门肺癌患者后前位胸部 X 线片显示右肺上叶不张。上提的叶间裂边缘锐利，同肺门肿块一起形成反 S 征。（右图）同一个患者冠状位 CT 增强扫描显示右肺上叶不张、上提的叶间裂锐利边缘以及异常的右肺门突起。隆突下淋巴结肿大提示肿瘤转移。

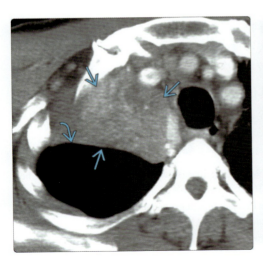
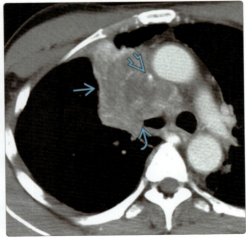

（左图）同一个患者轴位 CT 增强扫描显示右肺上叶三角形的肺不张表现出正常强化。移位的叶间裂沿着右肺上叶后缘形成锐利边界。（右图）同一个患者轴位 CT 增强扫描显示不均匀强化的中央型肺癌，阻塞右肺上叶支气管，浸润到纵隔和上腔静脉，使上腔静脉变窄。

一、专业术语

（一）同义词

- 体积减小
- 塌陷

（二）定义

- 肺不张：全部或部分肺膨胀不全并有相应肺体积减小
- 阻塞性肺不张：最常见，由外源性或内源性支气管阻塞引起
  - 支气管内病变
    - 黏液栓，支气管插管异位，支气管内肿瘤（良性或恶性），异物
  - 外源性病变压迫支气管
    - 肿瘤或非肿瘤性淋巴结肿大压迫支气管
- 非阻塞性肺不张：原因较多
  - 松弛性肺不张
    - 占位效应引起肺组织被动收缩（例如气胸）
    - 肺被压缩（如肿块或大量胸腔积液）
  - 粘连性肺不张
    - 和表面活性物质缺乏相关（异常、不足）
      - 呼吸窘迫综合征，术后患者，肺炎，烟雾吸入
  - 瘢痕性肺不张
    - 不可逆，与纤维化有关
    - 感染或炎症过程
    - 局灶性：陈旧性结核，放射性纤维化
    - 弥漫性：弥漫性肺间质纤维化
- 肺叶肺不张：肺叶体积减小
  - 不张程度可为轻度、中度和完全肺叶塌陷
  - 常见的影像表现为中央阻塞性肺肿瘤
  - 对于门诊成年患者，肺叶不张应高度怀疑肺癌存在
  - 对肿瘤伴淋巴结肿大可压迫气道导致肺不张
- 全肺不张：较少见，但对于门诊患者也应高度怀疑肺癌

二、影像表现

（一）一般特征

- 最佳诊断线索
  - 直接征象
    - 患肺叶间裂移位
    - 支气管、血管结构聚集
      - 该征象在中、重度肺叶不张中可不显示
  - 间接征象
    - 胸部 X 线片上肺透光度下降，CT 上肺密度增高
    - 纵隔向患侧移位
    - 同侧膈肌升高
    - 邻近肺组织代偿性过度充气
    - 肺门移位

- 上纵隔向上叶肺不张侧移位
- 下纵隔向下叶肺不张侧移位
- Juxtaphrenic peak 征（膈上尖峰征）
  - 三角形不透光区沿同侧膈肌中点向上突出
  - 主要和上叶肺不张有关
- Luftsichel 征（镰刀征）
  - 主动脉弓和不张的左肺上叶之间镰刀形透亮区
  - 发生在部分左上叶肺不张
- 叶间裂移位，可发生在各种肺叶不张
- 患侧肺叶透过度减低
- 气管向患肺移位
- 肺门移位
  - 右肺上叶不张向上移位
  - 双肺下叶不张向下移位

（二）影响检查建议

- 最佳检查方法
  - 胸部 X 线片能显示肺叶不张的一些特征
    - 在门诊成年人患者中，这些发现有助于提示是否罹患肺癌
  - 胸部 X 线片 CT 能够明确肺不张，并显示肿瘤位置和范围

三、鉴别诊断

（一）良、恶性肿瘤

- 中央型肿瘤阻塞大支气管
- 原发性肺癌，支气管类癌，支气管内转移性肿瘤
- 错构瘤（10% 为中央型，位于支气管内）
- 其他支气管内肿瘤

（二）淋巴结肿大

- 外源性压迫支气管
- 肿瘤性（如淋巴瘤、转移性肿瘤）
- 非肿瘤性（如结核、组织胞浆菌病，结节病）

（三）异物

- 成年人少见
- 右肺较左肺多见

（四）其他

- 黏液栓，支气管狭窄，气道破裂，气管插管异位

参考文献

[1] Bentz MR et al: Intensive care unit imaging. Clin Chest Med. 36(2):219-234,2015

[2] Molina PL et al: Imaging evaluation of obstructive atelectasis. J Thorac Imaging. 11(3):176-86, 1996

[3] Woodring JH et al: Radiographic manifestations of lobar atelectasis. J Thorac Imaging. 11(2):109-44, 1996

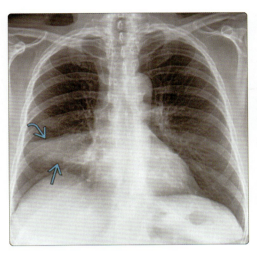 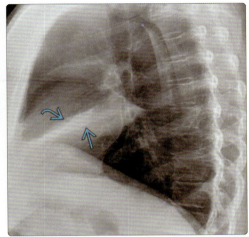

（左图）一名肺癌患者后前位胸部 X 线片显示右肺中叶不张，表现为靠近右心缘的三角形不透光影➘。水平裂向下移位并沿不张肺叶上缘形成锐利边缘➘（右图）同一个患者胸部侧位 X 线片显示中叶不张，不张肺叶上下边界锐利，同时显示移位的水平裂➚和斜裂的下部➚。

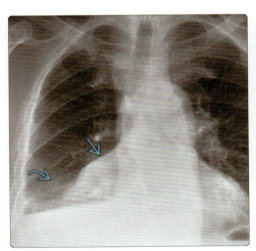 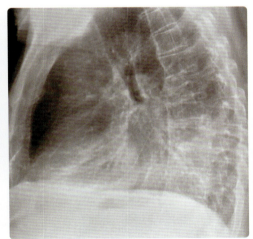

（左图）一名肺癌患者后前位胸部 X 线片显示右肺下叶不张，表现为右侧膈肌上抬，水平裂向下移位➚，同时斜裂中下部移位➚沿着不张的右肺下叶边界形成锐利边界。（右图）同一个患者胸部侧位 X 线片显示重叠于下位胸椎的密度增高影，边缘模糊，病变邻近右侧膈肌。

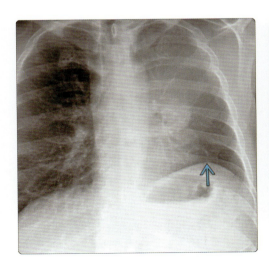 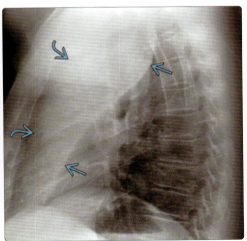

（左图）一名肺癌患者后前位胸部 X 线片显示左肺上叶不张，表现为左侧膈肌上抬，靠近左侧心缘的上、中肺野密度增高。注意纵隔向左侧轻度移位。（右图）同一个患者胸部侧位 X 线片显示胸骨后密度增高➚以及后缘锐利的边界，同时斜裂沿着不张左肺上叶后缘向前移位➚。

（左图）后前位胸部 X 线片（左）和冠状位 CT 增强扫描（右）显示继发于左肺门肺癌➡的左肺上叶完全不张。左肺上叶不张胸片上表现为模糊影➡。（右图）一名肺癌患者后前位胸部 X 线片（左）和增强 CT 冠状位（右）复合图像显示 luftsichel 征➡，即纵隔和左肺不张上叶之间的透亮影，它由左肺下叶背段过度充气导致。

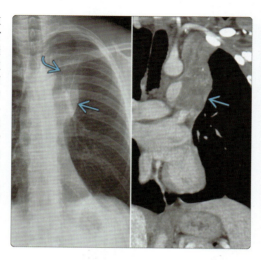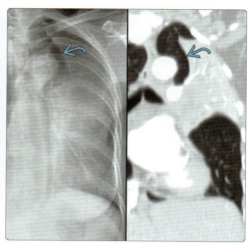

（左图）一名肺癌患者后前位胸部 X 线片（左）和胸部侧位 X 线片（右）复合图像显示靠近左侧膈肌的左肺下叶不张➡。叶间裂向后下方移位➡，边界锐利。（右图）同一个患者冠状位（左）和矢状位（右）CT 增强扫描复合图像显示中央型肺癌➡伴左肺下叶不张，左侧胸腔少量积液➡。肿块强化程度低于邻近不张肺组织。

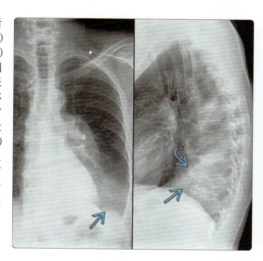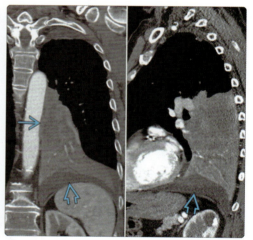

（左图）一名肺癌伴左肺完全不张的患者后前位胸部 X 线片显示左侧肺野弥漫性透光度降低，纵隔和气管向同侧移位➡，左侧膈肌上抬➡，胃泡上移。（右图）同一名患者冠状位 CT 增强扫描显示肿瘤阻塞左主支气管➡引起的左肺完全性不张，隆突下淋巴结肿大➡以及左侧胸腔积液➡。

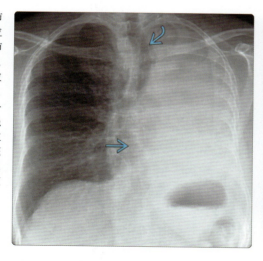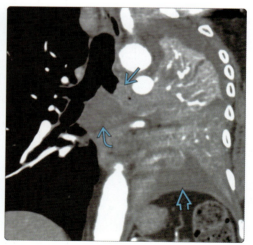

肺实变

要点

一、专业术语
- 肺泡内被气体以外的其他物质充填：液体、脓汁、脂蛋白、血液及细胞（包括肿瘤）

二、影像表现
- X 线片
  - 密度均匀或不均匀的肺阴影
    - 多个肺叶，单个肺叶，肺段，亚肺段
  - 如果通畅的支气管穿过实变肺可显示空气支气管征
- CT
  - 肺野密度增加；血管和肺间质模糊
  - 鉴别肿瘤和邻近肺组织实变
  - 伴随的肺门和纵隔淋巴结肿大
  - 阻塞性或慢性实变应高度怀疑为恶性
- PET/CT 和 DWI MR：区分肿瘤和邻近肺不张

三、主要鉴别诊断
- 感染
- 炎性病变
- 恶性肿瘤
- 其他水肿或出血
- 先天性病变

四、临床信息
- 症状和体征
  - 咳嗽，呼吸困难
  - 体重下降，咯血

五、诊断要点
- 识别实变特征
  - 阻塞性引起
  - 持续不消退的实变提示恶性
- 治疗后 6 周胸片随访排除恶性病变

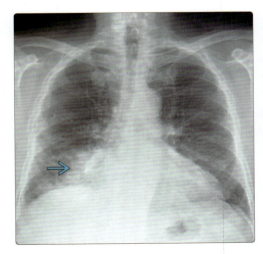

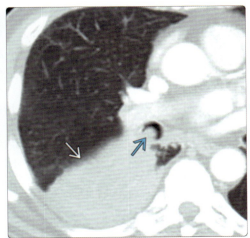

（左图）一名慢性咳嗽和新发咯血吸烟患者后前位胸部 X 线片显示右肺下叶实变影➡。有吸烟史且咯血的老年患者应进一步进行 CT 检查。（右图）同一个患者轴位 CT 增强扫描显示右肺下叶实变，继发于肿瘤阻塞右肺下叶支气管➡。相应肺叶体积减小，斜裂向后移位➡。这种病变应进一步做支气管镜活检。

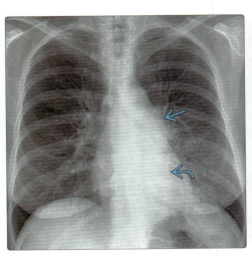

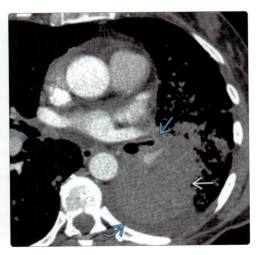

（左图）一名误诊为肺炎的患者后前位胸部 X 线片显示左肺下叶实变➡，左肺门淋巴结肿大➡，左侧肺门向下移位。这些征象提示病变为恶性。（右图）同一个患者轴位 CT 增强扫描显示肿块样实变➡，淋巴结包绕左侧肺门➡以及左侧胸腔少量积液➡。活检证实为黏液性腺癌。

一、专业术语

（一）同义词

- 气腔病变

（二）定义

- 肺泡内被气体以外的其他物质充填
  - 液体
  - 脓汁
  - 脂蛋白
  - 血液
  - 细胞（包括肿瘤）

二、影像表现

（一）一般特征

- 最佳诊断线索
  - 肺实质密度增高，相应支气管和血管模糊
- 定位
  - 中央、周围，多病灶
  - 肺段、肺叶、多个肺叶、全肺
- 大小
  - 变化不一
- 形态
  - 变化不一
  - 球形肺炎
    - 儿童多见
    - 成人少见，应高度怀疑恶性

（二）X 线表现

- X 线片
  - 密度均匀或不均匀的肺阴影
  - 如果通畅的支气管穿过实变肺可显示空气支气管征
  - 如为阻塞性引起肺体积减小
    - S 征
      - 中央型支气管内阻塞伴肺叶塌陷或实变
      - 提示为中央型肺癌
  - 位置不一
    - 多个肺叶，单个肺叶，肺段，亚肺段
  - 伴随纵隔和 / 或肺门淋巴结肿大
    - 提示为恶性或不典型感染
  - 慢性实变提示为非感染性病变
    - 肿瘤
      - 黏液腺癌
      - 肺淋巴瘤
    - 机化性肺炎
    - 嗜酸性粒细胞性肺炎

（三）CT 表现

- CT 平扫
  - 肺野密度增高，相应血管和间质模糊
  - 如果实变肺内支气管通畅可显示空气支气管征
  - 早期肺实质病变为腺泡结节
  - CT 晕征：实变周围有磨玻璃影
  - 反晕征：磨玻璃影周围有实性边缘
  - 铺路石征：磨玻璃背景上显示增厚的小叶间隔和小叶内线状影
  - 阻塞性实变：支气管近端被肿瘤阻塞
    - 实变可使肿瘤显示不清
    - 肺体积减小导致叶间裂移位
    - 常见的恶性表现
      - 鳞癌
      - 类癌
  - 肿瘤性实变
    - 黏液腺癌可表现为局灶性或多发性实变
      - 磨玻璃影和实变影共同存在反映肺泡浸润的不同阶段
      - 伴或不伴纵隔和（或）肺门淋巴结肿大
    - 原发性肺淋巴瘤
      - 慢性磨玻璃影和（或）实变影
      - 可随时间推移病变密度增加
- CT 增强扫描
  - CT 血管造影征：增强的血管穿过实变区或肿块内
  - 不均匀性实变
    - 内部低密度影提示坏死
      - 空洞
      - 黏液嵌塞可导致内部管状低密度影
    - 内部脂肪密度提示内源性或外源性脂质性肺炎
  - 阻塞性实变
    - 增强检查可区分肿块和周围不张或实变
    - 肺体积减小可引起叶间裂移位
    - 评估支气管内病变和大小和可切除性
  - 恶性病变的分期
  - 其他表现
    - 卫星结节
    - 淋巴结肿大
    - 胸腔积液

（四）MR 表现

- DWI
  - 区分肿块和邻近的肺不张
- T_1WI 和 T_2WI
  - 组织的形态和功能特征

- 水敏感序列正在研究中：区分感染性和肿瘤性实变

（五）核医学表现

- PET/CT
  - 区分 FDG 摄取和邻近的肿瘤

（六）影像检查建议

- 最佳检查方法
  - 胸片：用于肺疾病最初评价
  - CT 用于排除引起阻塞性和慢性实变的恶性病变
- 方案建议
  - 胸片：后前位 / 前后位，侧位
  - CT
    - 气腔病变特征描述
    - 发现肿瘤性病变
    - 评估辅助表现

三、鉴别诊断

（一）感染

- 肺炎
  - 细菌瘤
  - 真菌
  - 病毒

（二）炎症

- 机化性肺炎
  - 不明原因
  - 药物引起
- 结节病
- 淀粉样变性疾病

（三）恶性肿瘤

- 肺黏液腺癌
  - 可表现为不消退的肺炎
  - 单发或多发磨玻璃样和（或）实变影
  - 可有纵隔和（或）肺门淋巴结肿大
- 肿瘤引起的阻塞性实变
  - 肿瘤阻塞主支气管
  - 阻塞后实变和肺体积减小
  - 肿瘤
    - 鳞癌
    - 类癌
    - 小细胞肺癌：淋巴结肿大或直接浸润导致支气管阻塞
- 淋巴瘤（原发性和继发性）

（四）其他疾病

- 肺泡水肿
- 肺泡出血
- 脂质性肺炎
- 肺缺血或梗死
- 球形肺不张

（五）先天性病变

- 肺隔离症

四、病理

大体病理和手术所见

- 肺泡内填充气体以外的物质
- 实变病因不同病理表现不同
  - 炎性细胞浸润肺泡
    - 感染性肺炎
    - 炎症性肺炎
  - 脂质
    - 脂质性肺炎
  - 红细胞和充满含铁血黄素的巨噬细胞
    - 肺泡出血
  - 肿瘤细胞沿肺泡腔生长
    - 贴壁生长型腺癌
  - 间质、血管和 / 或胸膜肿瘤浸润
    - 侵袭性肺癌

五、临床信息

（一）表现

- 常见的症状和体征
  - 咳嗽、呼吸困难、非特异呼吸道症状
  - 体重减轻
  - 咯血

（二）人口统计学

- 原发性肺癌和吸烟关系密切

六、诊断要点

（一）思考点

- 肺实变治疗后胸片随访 6 周排除恶性肿瘤
- CT 用于以下评价
  - 其他方面健康患者抗生素经验疗法治疗后肺实变持续存在
  - 免疫抑制患者的肺实变
  - 怀疑阻塞性肺炎引起的实变

（二）图像解读要点

- 识别肺实变的特异征象
  - 晕征和反晕征
  - 阻塞引起
  - 多灶性

○ 内部低密度提示组织坏死

○ 持续不消散的肺实变提示恶性

（三）报告要点

● 确定累及的范围（肺叶，段，亚段）

● 注意相关的支气管阻塞征象

○ 阻塞引起的实变高度提示肿瘤

● 识别能够缩小鉴别诊断范围的征象

○ 局部浸润征象

○ 卫星灶和多发性肺结节

○ 淋巴结肿大

○ 胸腔积液

参考文献

[1] Yang RM et al: Differentiation of central lung cancer from atelectasis: comparison of diffusion-weighted MRI with PET/CT. PLoS One.8(4):e60279, 2013

[2] Gaeta M et al: MRI differentiation of pneumonia-like mucinous adenocarcinoma and infectious pneumonia.Eur J Radiol.81(11): 3587-91, 2012

[3] Marchiori E et al:Reversed halo sign on computed tomography: state-of-the-art review.Lung. 190(4):389-94, 2012

[4] Hansell DM et al: Fleischner Society: glossary of terms for thoracic imaging. Radiology. 246(3):697-722,2008

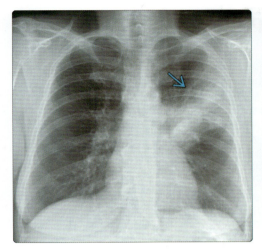

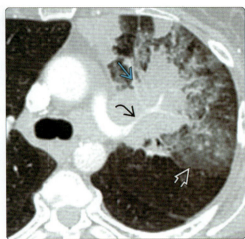

（左图）一名咳嗽和咯血的吸烟患者后前位胸部X线片显示左肺上叶实变➡️，尽管像肺炎，但在该病例中应高度怀疑为恶性。（右图）同一个患者轴位CT增强扫描显示左肺上叶分叶状肿块➡️，包绕和侵犯左肺上叶肺动脉➡️，病变周围为磨玻璃样影➡️。在本例中，肺肿块周围伴肺气腔疾病在胸片上和肺炎征象类似。

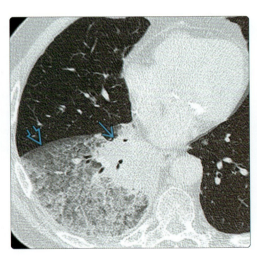

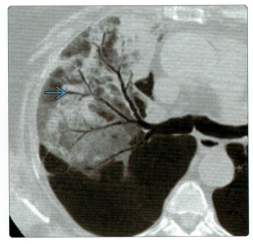

（左图）一名右肺下叶黏液性腺癌的患者高分辨CT轴位显示右肺下叶中央型致密实变影，周围有磨玻璃样改变➡️。肺原发性黏液腺癌可表现为慢性肺实变（右图）一名肺黏液性腺癌的患者CT平扫最小密度投影轴位显示空气支气管征➡️，即未闭的支气管穿过右肺上叶实变区。

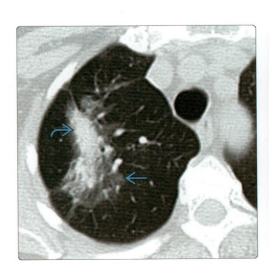

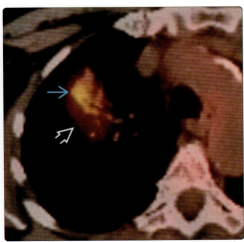

（左图）一名右肺上叶高分化腺癌的患者轴位CT平扫显示部分实性肿块样实变，同时有实性➡️和磨玻璃样➡️成分。（右图）同一个患者FDG PET/CT轴位显示实性部分FDG高摄取➡️，磨玻璃部分FDG摄取较少➡️。FDG高摄取通常和肿瘤内部侵袭性成分有关。

◀▪ 肺内多发性病变 ▪▶

一、专业术语
- 肺内 ≥ 2 个病变
- 肺内位置不一
  - 单个肺叶
  - 同侧多个肺叶
  - 双肺

二、影像表现
- X 线片
  - 肺内多个结节，肿块或实变影
  - 如对于小的和亚实性结节敏感性有限
- CT
  - 识别肺内的多发病变
  - 评估病变的形状、密度和大小
  - 恶性病变进行基线分期以及基于结节大小变化反映治疗后反应的病变再分期
- PET/CT：恶性病变分期的最佳方法

三、主要鉴别诊断
- 感染
  - 细菌、真菌、病毒和寄生虫
- 肿瘤（原发性和转移性）
  - 原发性肺癌转移
  - 多源性原发性肺癌
  - 肺外恶性肿瘤转移
- 其他原因
  - 结节病
  - 血管炎、动静脉畸形，梗死
  - 药物毒性
  - 淀粉样变性

四、诊断要点
- 吸烟伴有咯血的患者出现多发性肺病变应提示为晚期肺癌，特别是对于有明显主病灶的病变
- 病变的多发性会影响肺癌的 TNM 分期

（左图）一名体重减轻和呼吸困难的患者前后位胸部 X 线片显示双肺弥漫性粟粒性结节和双肺门增大➡，提示淋巴结肿大。（右图）同一个患者冠状位 CT 平扫显示右肺下叶背段一毛刺状实性肿块➡，平片上未见明显显示，高度提示原发性肺癌。注意双肺弥漫性粟粒性微结节和较大的肺结节➡。

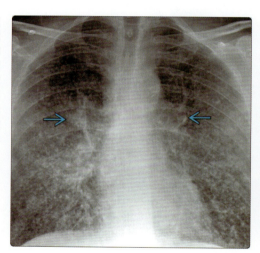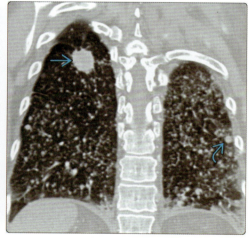

（左图）一名体重减轻的吸烟患者轴位 CT 增强扫描显示右肺下叶分叶状结节➡，内部有偏心空洞，高度提示恶性。活检证实为鳞癌。（右图）同一个患者轴位 CT 增强扫描显示左肺下叶胸膜下一分叶状结节➡，考虑为同步发生的原发性肺癌或转移。经皮活检和基因测定证实为同步发生的腺鳞癌。

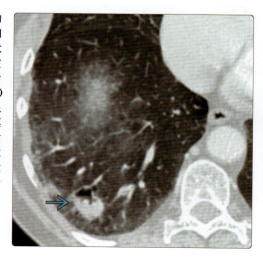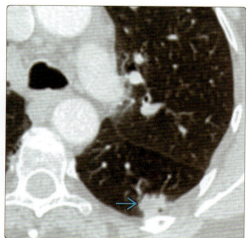

一、专业术语

（一）同义词

- 多灶性肺癌
- 多中心性肺癌

（二）定义

- 肺内 ≥ 2 个病变

二、影像表现

（一）一般特征

- 最佳诊断线索
  - 影像显示肺内 ≥ 2 个病变
- 定位
  - 肺内位置不一
    - 单个肺叶
    - 同侧多个肺叶
    - 双肺
- 大小
  - 变化不一：结节和肿块可共存
- 形态
  - 变化不一：可为球形，分叶状，毛刺状和浸润型

（二）X 线表现

- X 线片
  - 多个肺内结节
    - 敏感性有限
      - 结节 < 10mm
      - 亚实性结节
  - 多个肺内肿块
  - 多个肺内实变，可为肿块状
  - 结节、肿块和实变可共存
  - 主要肺肿块和共存肺结节
    - 提示原发性肺癌肺内转移

（三）CT 表现

- 识别肺内多发病变
- 评估病变形状、密度和大小
- 恶性病变进行基线分期以及基于结节大小变化反映治疗后反应的病变再分期
- 形状
  - 肺内结节或肿块恶性特征：分叶状和毛刺状
  - 实变：边界清或不清
- 密度
  - 结节或肿块可为实性或亚实性
    - 纯磨玻璃样病变：非典型腺瘤样增生（AAH）< 5mm，原位性腺癌（AIS）（5 ～ 30mm）
    - 部分实性病变：微浸润型腺癌（实性成分 < 5mm，总大小 < 3cm）
    - 浸润性腺癌：大小不一，实性或部分实性结节（实性成分 > 5mm）
  - 坏死：低密度影，空洞并可伴气液平
  - 可伴钙化：偏心形，斑点状，粗大和无定形钙化
  - 多发实性肺结节应高度提示转移性病变
  - 实变可均质或不均质
- 位置
  - 中央型和周围型
  - 主要病灶和卫星病灶位置
  - 病变位置对肺癌分期很重要
    - 识别和评估支气管内肿瘤
    - 局部浸润评估
    - 卫星灶
      - 同原发肿瘤在同一肺叶：T_3
      - 同原发肿瘤在同侧肺不同肺叶：T_4
      - 同原发肿瘤在不同肺：M_{1a}
- 大小
  - 原发性肺癌大小影响 T 分期
- 识别相关的恶性征象
  - 局部浸润
  - 淋巴结肿大
  - 胸腔积液和（或）胸膜结节 / 肿块
  - 骨转移

（四）核医学表现

- PET/CT
  - 恶性肿瘤分期的最佳方法
  - 引导组织穿刺活检

（五）影像检查建议

- 最佳检查方法
  - CT 可识别和描述肺内肿块或结节特征
  - CT 对肺内小的亚实性结节有较高的敏感性
- 方案建议
  - 薄层 CT 更有利于观察肺内病变特征
  - 最大密度投影（MIP）成像有助于小结节显示

三、鉴别诊断

（一）多发性肺实变

- 多个肺叶感染（细菌、真菌、病毒和寄生虫）
- 机化性肺炎
  - 原因不明或继发于系统性疾病或药物
  - 周围或中央型实变
  - CT 上反晕征
- 急性或慢性嗜酸性粒细胞肺炎
  - 根据疾病类型可有不同病程

- 肿瘤
  - 肺癌
    - 侵袭性的黏液腺癌常为多发
    - 多个肺叶实变和（或）磨玻璃样改变
  - 淋巴瘤（原发性或继发性）
- 肉芽肿性多血管炎
- 结节病
- 肺梗死

（二）多发性实性肺结节/肿块

- 感染
  - 真菌
    - 芽生菌病
    - 隐球菌病
    - 侵袭性曲霉菌病
    - 毛霉菌病
  - 脓毒性栓塞
- 肿瘤
  - 肺癌
    - 同步和不同时间发生的原发性肺癌，诊断依赖于分子和基因测定
    - 转移性肺癌：肺内主要肿块和卫星结节
  - 肺外肿瘤转移
- 良性的其他病变
  - 动静脉畸形
  - 肉芽肿性多血管炎
  - 结节病
  - 淀粉样变性
  - 类风湿结节

（三）多发性空洞性肺病变

- 感染
  - 寄生虫
  - 结核
  - 气管支气管乳头状瘤
- 肿瘤
  - 肺癌
    - 鳞癌常伴发空洞
  - 转移瘤
    - 头颈鳞癌、胃肠道黏液性腺癌、乳腺癌
- 肉芽肿性多血管炎
- 脓毒性栓塞
- 肺梗死

（四）多发性钙化性肺病变

- 钙化结节
  - 前期感染后钙化（组织胞浆菌病、结核、水痘）
  - 转移瘤（骨肉瘤、软骨肉瘤、胃肠道黏液性腺癌）
  - 偏心性、斑点状及粗大钙化可见发生在原发性肺癌
- 钙化性实变
  - 转移性钙化
  - 肺淀粉样变性
  - 胺碘酮肺毒性

四、病理

（一）一般特征

- 取决于致病原因

（二）分期、分级和分类

- 多原发性肺癌
  - 分子和基因测定确定为同步和不同时间发生的肺癌
  - 同步发生的肺癌
    - 诊断为第二原发性肺癌
    - 相似或不同的组织类型
  - 不同时间发生的肺癌
    - 原发性肺癌治疗后第二新发的肺癌
    - 相似或不同的组织类型
- 转移性肺癌
  - 肺癌的多灶性影响分期
    - 转移灶同原发肿瘤在同一肺叶：T_3
    - 转移灶同原发肿瘤在同侧肺不同肺叶：T_4
    - 对侧肺转移：M_{1a}

五、临床信息

（一）表现

- 常见的症状和体征
  - 呼吸道症状不一
    - 呼吸困难、咳嗽、咳痰
    - 吸烟患者咯血高度提示恶性
  - 体重减轻、乏力

（二）人口统计学

- 原发性肺癌男性稍多于女性
- 吸烟和原发性肺癌密切相关

（三）转归和预后

- 预后取决于诊断时的分期
  - 转移性肺癌预后差

（四）治疗

- 取决于临床分期
  - 全身性化疗
  - 姑息治疗

六、诊断要点

（一）思考点

- 平片对于小的亚实性肺结节不敏感
- CT 更适合于肺结节的检出和恶性肺结节特征描述

（二）报告要点

- 肺内主要肿块和共存多发肺结节应提示原发性肺癌转移
- 原发肺癌决定 T 分期的因素
  - 病变大小、位置、密度
  - 原发性肿瘤病变数量和位置
- 提示恶性的相关表现
  - 局部浸润
  - 淋巴结肿大
  - 胸腔积液和（或）胸膜结节 / 肿块
  - 骨转移

参考文献

[1] de Groot PM et al: Staging of lung cancer. Clin Chest Med. 36(2):179–196,2015

[2] Kligerman S: The clinical staging of lung cancer through imaging: a radiologist's guide to the revised staging system and rationale for the changes. Radiol Clin North Am. 52(1): 69–83, 2014

[3] Austin JH et al: Radiologic implications of the 2011 classification of adenocarcinoma of the lung. Radiology. 266(1):62–71, 2013

（左图）一名肺炎持续不消散的吸烟患者轴位 CT 增强扫描显示右肺下叶一不规则的含空洞肿块➡️，周围有磨玻璃影。经皮肺穿刺活检显示为腺鳞癌。（右图）同一个患者轴位 CT 增强扫描显示左肺上叶实变➡️，其内可见空气支气管征。活检证实为对侧肺同步发生的腺癌。吸烟患者伴不消散的实变应怀疑为恶性。

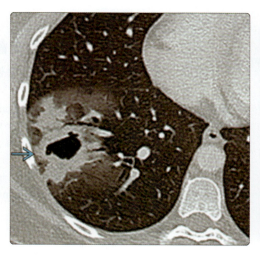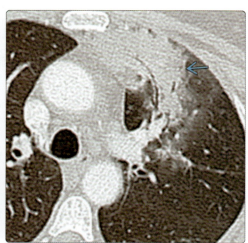

（左图）轴位 CT 增强扫描显示右肺上叶部分实性结节，实性成分呈毛刺状➡️，病变周围有腺癌的磨玻璃样密度特征➡️。小叶中央微小磨玻璃样结节➡️可提示浸润前病变、多发性肺癌和感染。（右图）同一个患者轴位 CT 增强扫描显示右肺上叶小叶中央型结节和树芽征➡️，提示支气管源性肿瘤插散。和原发灶在同一肺叶的卫星病变提示为 T₃ 期病变。

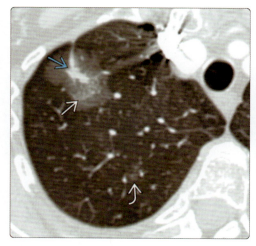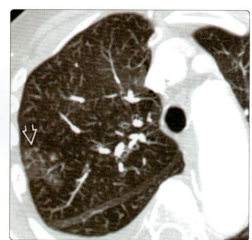

（左图）轴位 CT 平扫显示多发性肺腺癌，表现为多个磨玻璃样结节➡️。明确肺内主要病灶和其他肺叶累及情况对临床分期至关重要。（右图）同一个患者轴位 CT 平扫显示其他区域腺癌病灶有融合➡️，在较大病变内可看到空气支气管征➡️，这是浸润性黏液腺癌的典型特征。

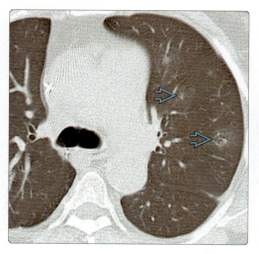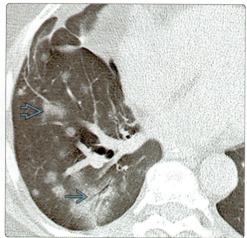

淋巴结肿大

要点

一、影像表现

- 最佳诊断线索
  - 胸腔内淋巴结 CT 测量 ≥ 10mm
  - FDG PET/CT 上胸腔淋巴结摄取 FDG
- X 线片
  - 胸片可为正常
  - 纵隔和肺门轮廓异常
  - 纵隔 / 肺门肿块
- CT
  - 淋巴结增大 ≥ 10mm
  - 淋巴结位置发现异常软组织影
  - 融合的软组织肿块：可累及 ≥ 1 个淋巴结站
  - 增强检查有助于淋巴结和邻近血管 / 纵隔器官评估

二、主要鉴别诊断

- 淋巴瘤
- 感染
- 炎症
- 转移性淋巴结病
- 职业肺病

三、临床信息

- 治疗取决于原发性肿瘤特点、淋巴结累及和肿瘤转移情况

四、诊断要点

- 肺部异常及相应淋巴结肿大的患者应考虑肺癌
- CT 评估淋巴结是基于大小和形态
  - 正常大小淋巴结也可能有转移
  - 淋巴结位置的准确命名对疾病分期至关重要

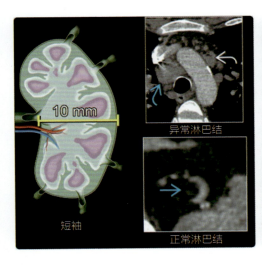
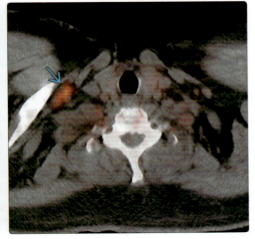

（左图）示意图（左）和 CT 增强扫描（右）显示测量淋巴结短轴的方法（左）。右气管旁淋巴结大小和形态异常➡。一主动脉旁小淋巴结形态异常，为圆形➡。正常淋巴结有一个脂肪性的淋巴结门➡。（右图）一名肺癌患者 FDG PET/CT 轴位显示右侧锁骨上淋巴结 FDG 高摄取➡。PET/CT 对于淋巴结转移有高度敏感性。

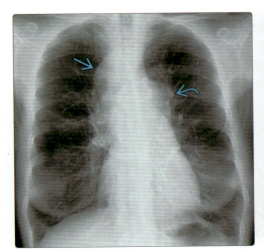
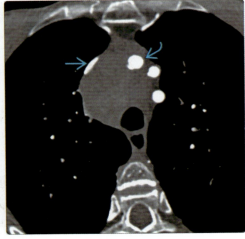

（左图）一名小细胞肺癌患者后前位胸部 X 线片显示右侧气管旁线轮廓突出、增厚➡；主 - 肺动脉窗轮廓突出➡，符合纵隔淋巴结肿大。（右图）同一个患者轴位 CT 增强扫描显示气管旁淋巴结融合，包绕主动脉分支➡，上腔静脉移位➡。这些征象提示原发性肺癌。特别是对于有吸烟史的老年人。

一、专业术语

定义

- 纵隔和（或）肺门淋巴结增大或形态异常
- 未包括在第 7 版 TNM 分期的淋巴结
  - 腋窝，胸肌下，内乳，膈肌，腹部

二、影像表现

（一）一般特征

- 最佳诊断线索
  - 胸腔内淋巴结 CT 测量 ≥ 10mm
  - FDG PET/CT 上胸腔淋巴结摄取 FDG
- 定位
  - 美国癌症联合委员会（AJCC）/UICC 胸腔内淋巴结站
- 大小
  - 变化不一
- 形态
  - 小的淋巴结形态异常也可为病理性
  - 淋巴结异常特征：
    - 呈圆形
    - 不规则形
    - 脂肪门消失
    - 中央坏死
    - 钙化

（二）X 线表现

- X 线片
  - 胸部 X 线片可为正常
  - 淋巴结增大
    - 纵隔 / 肺门轮廓异常
    - 纵隔 / 肺门肿块
  - 一般特征
    - 正常纵隔边界消失
    - 正常纵隔线和旁带增厚
  - 右侧气管旁淋巴结
    - 右侧气管旁带增厚
    - 上腔静脉边缘膨凸
  - 左侧气管旁淋巴结
    - 左侧气管旁带增厚
    - 左侧锁骨下动脉边缘膨凸
  - 血管前淋巴结
    - 前纵隔肿块
    - 前界线增厚
  - 隆突下淋巴结
    - 前奇静脉食管上隐窝膨凸
    - 下肺门窗密度增高
  - 肺门淋巴结
    - 肺门增大
    - 肺门分叶状
    - "肺门重叠"征
      - 纵隔淋巴结肿大时可见
  - 主肺动脉淋巴结
    - 主肺动脉窗膨凸
  - 膈上淋巴结
    - 心膈角膨凸

（三）CT 表现

- CT 平扫
  - 纵隔淋巴结肿大
    - 纵隔脂肪间隙消失
    - 融合的纵隔软组织影
  - 肺门淋巴结肿大
    - 肺门肿块
    - 同邻近肺门血管不易区分
- CT 增强扫描
  - 淋巴结肿大
    - 不同程度增大的淋巴结
    - 淋巴结位置异常的软组织影
    - 融合的软组织肿块：可影响 ≥ 1 个淋巴结站
  - 淋巴结短径测量重复性更好
    - 下气管旁和隆突下淋巴结：> 11mm
    - 上气管旁和上纵隔淋巴结：> 7mm
    - 右侧肺门和食管旁淋巴结：> 10mm
    - 左侧肺门和食管旁淋巴结：> 7mm
    - 膈肌周围淋巴结：> 5mm
  - 内乳、膈脚后间隙、胸膜外淋巴结
    - 无大小标准；看到淋巴结即为异常
  - 淋巴结大小不一定可靠
    - 恶性病变患者中约 13% < 10mm 的淋巴结有转移
  - 增强检查有助于评估淋巴结和血管 / 纵隔器官
    - 对于纵隔脂肪较少的患者更有利
    - 肺癌淋巴结转移可有典型强化
      - 不强化和（或）低密度区可能为坏死和（或）出血

（四）MR 表现

- 准确性和 CT 类似
- 钆造影剂增强可提高病变分期准确性

（五）超声表现

- 用于锁骨上和（或）腋窝淋巴结活检
- 气管内超声（EBUS）：部分纵隔和肺门淋巴结的评估和组织取样

（六）核医学表现

- PET/CT
  - FDG 摄取
    - 提高淋巴结转移的检出率和病变分期的准确性
    - 假阳性：炎性淋巴结

（七）影像检查建议

- 最佳检查方法
  - 增强 CT 更有利于发现胸腔内淋巴结肿大和相关特征
  - PET/CT 改善了病变分期的准确性
- 方案建议
  - 增强扫描更有利于评估肺门淋巴结病变

三、鉴别诊断

（一）恶性肿瘤

- 淋巴瘤
  - 淋巴结肿大；增强程度不一
  - 淋巴瘤治疗后可发生钙化
  - 胸腔淋巴瘤以霍奇金淋巴瘤较多见
- 转移性淋巴结肿大
  - 胸部恶性病变
    - 乳腺癌
    - 食管癌
    - 恶性胸膜间皮瘤
  - 胸外恶性病变
    - 黑色素瘤
    - 睾丸肿瘤
    - 肾细胞癌

（二）感染

- 细菌（典型和不典型）
- 分枝杆菌：结核分枝杆菌和非典型分枝杆菌
- 真菌：组织胞浆菌病
- 病毒：EB 病毒

（三）炎症

- 结节病
  - 多系统以非干酪样肉芽肿为特征的炎症病变
  - 双侧肺门对称性、右侧气管旁淋巴结肿大
  - 受累淋巴结可发生钙化
  - FDG PET/CT 可用来评估治疗后反应
- 职业肺病
  - 矽肺
  - 煤工尘肺
  - 石棉肺
  - 铍肺

- 肉芽肿性多血管炎
- 胶原血管病

（四）其他原因

- 心源性肺水肿
- 药物毒性
- 淀粉样变性疾病
- Castleman 病

四、病理

分期、分级和分类

- AJCC 第 7 版 TNM 分期用于肺癌的分类
- 淋巴结分期
  - N_X：局部淋巴结不能评价
  - N_0：没有局部淋巴结转移
  - N_1：同侧支气管周围和（或）同侧肺门或肺内淋巴结转移
  - N_2：同侧纵隔和（或）隆突下淋巴结转移
  - N_3：对侧纵隔、肺门淋巴结，同侧或对侧斜角肌或锁骨上淋巴结转移
- 肺癌淋巴结扩散的特殊方式已经能被识别
- 分期的局限性
  - 非引流淋巴结
    - 腋窝、胸肌下、内乳、膈肌和腹腔淋巴结组
      - 在第 7 版 TNM 分期中未指明
    - 实践中分类有变化
      - 腋窝淋巴结通常被指定为 N_3
      - 膈下淋巴结通常被指定为 M_1

五、临床信息

（一）表现

- 常见症状和体征
  - 喉返神经受累可有声音嘶哑
  - 膈神经受累可有呼吸困难和膈神经麻痹
  - 也可无症状

（二）人口统计学

- 男 > 女；吸烟者多发

（三）转归和预后

- 预后取决于疾病的分期

（四）治疗

- 取决于原发性肿瘤特点，淋巴结累及程度和是否有转移
  - N_1：肿瘤低分期或无转移可切除
  - N_2：可以切除，但需要辅助化疗和放疗
  - N_3：不可切除

六、诊断要点

（一）考虑

- 肺内病变同时伴有淋巴结肿大应考虑肺癌

（二）图像解读要点

- CT 对淋巴结的评估是基于形态和大小
  - 正常大小淋巴结也可能含转移灶

（三）报告要点

- 淋巴结位置的准确命名对疾病分期至关重要
- N₃ 期病变的诊断会影响治疗

参考文献

[1] El-Sherief AH et al: International association for the study of lung cancer (IASLC) lymph node map: radiologic review with CT illustration. Radiographics. 34(6):1680-91,2014

[2] Nair A et al: Revisions to the TNM staging of non-small cell lung cancer: rationale, clinicoradiologic implications, and persistent limitations. Radiographics. 31(1):215-38,2011

[3] UyBico SJ et al: Lung cancer staging essentials: the new TNM stagin gsystem and potential imaging pitfalls. Radiographics. 30(5):1163-81,2010

[4] Sharma A et al: Patterns of lymphadenopathy in thoracic malignancies. Radiographics. 24(2):419-34,2004

[5] Pieterman RM et al: Preoperative staging of non-small-cell lung cancer with positron-emission tomography. N Engl J Med. 343(4):254-61,2000

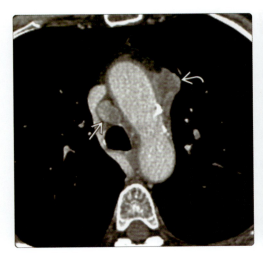
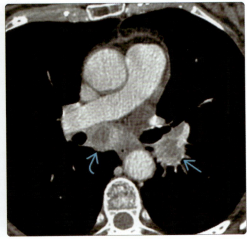

（左图）一名晚期肺癌患者轴位 CT 增强扫描显示主动脉旁➚和右下气管旁淋巴结肿大➜。受累淋巴结表现出中间低密度的不均匀强化，考虑为坏死。（右图）同一患者轴位 CT 增强扫描显示隆突下➡和左侧肺门➡淋巴结肿大，同时伴有中央坏死。因累及双侧淋巴结，该病变为 N_3 期。

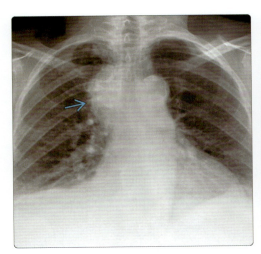
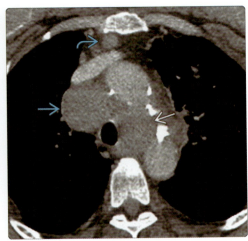

（左图）一名吸烟伴咳嗽的老年患者前后位胸部 X 线片显示右侧气管旁肿块➡，符合淋巴结肿大。右侧膈肌抬高可能与膈神经受侵犯膈肌麻痹有关。（右图）同一患者轴位 CT 增强扫描显示右侧➡和左侧➜下气管旁和血管前➡淋巴结肿大，为肺癌转移所致。累及双侧纵隔淋巴结，该病变应为不能切除的 N_3 期病变。

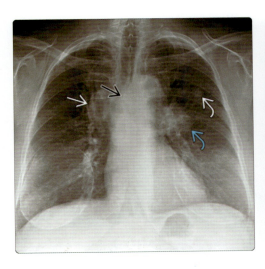
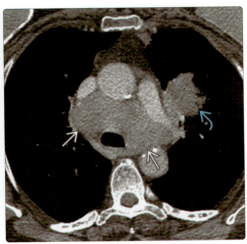

（左图）一名吸烟的老年患者后前位胸部 X 线片显示左肺上叶一肿块➡和卫星结节➚。注意双侧气管旁肿大淋巴结对左侧气管➡和右侧纵隔软组织➡的占位效应。肺部肿块伴淋巴结肿大提示肺癌。（右图）同一患者轴位 CT 增强扫描显示左肺上叶肺癌➡和双侧气管旁淋巴结肿大➜，符合不能切除的 N_3 期病变。

肺上沟瘤

要点

一、专业术语
- Pancoast 瘤
- 肺上沟瘤

二、影像表现
- X 线片
  - 肺尖肿块
  - 骨骼侵蚀和破坏
- CT
  - 确定肺尖软组织肿块
  - 进行以下评估：
    - 邻近骨骼受累情况
    - 血管受累；锁骨下血管包绕情况
    - 淋巴结受累情况
    - 转移情况
- T_1WI MRI 评估：
  - 神经根、椎间孔、椎管受累情况
  - 锁骨下血管受累情况

三、主要鉴别诊断
- 其他恶性肿瘤
  - 转移瘤、浆细胞瘤、间皮瘤、淋巴瘤
- 炎性或感染性病变
  - 结核、放线菌病、诺卡菌病

四、临床信息
- 肩部疼痛放射到肩胛骨内侧、上臂和前臂
- Horner 综合征：上睑下垂，瞳孔缩小，无汗症
- 治疗：标准治疗是手术切除后放化疗

五、诊断要点
- 对于肺尖肿块患者，同时伴有肋骨侵蚀／破坏和（或）上肢神经综合征，应考虑肺上沟瘤
- 评估肿瘤和周围组织解剖情况决定是否切除

（左图）一名 68 岁肺上沟瘤患者，曾有 6 个月左肩痛史，后前位胸部 X 线片显示左侧肺尖肿块➡️，无骨骼受侵。本例中肺上沟瘤平片上特征不是很明显。（右图）同一个患者轴位 CT 增强扫描显示左肺尖软组织肿块影➡️。锁骨下动脉➡️未受侵犯，周围肋骨未见破坏。

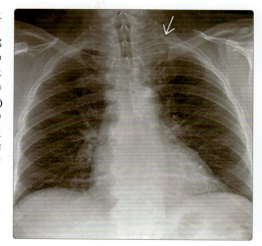
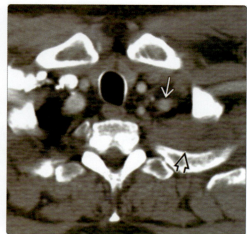

（左图）同一患者 T_1WI MR 冠状位显示左肺尖胸膜下脂肪因肺上沟瘤侵犯部分消失➡️。（右图）同一患者 T_1WI MR 矢状位显示肿瘤侵犯胸₁-胸₂椎间孔➡️和胸₁神经根。尽管没有证据显示胸₁受累，但由于累及胸₁神经根，本例中外科手术为禁忌证。

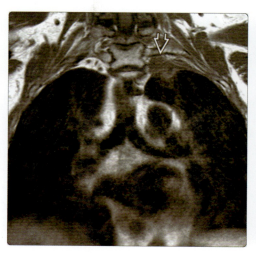
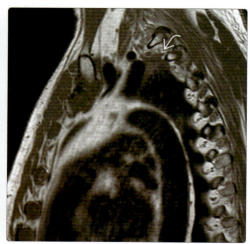

一、专业术语

（一）缩写

- Pancoast 瘤（PT）

（二）同义词

- 肺上沟瘤（SST）

（三）定义

- 肺尖癌伴胸壁浸润
- Pancoast 综合征；相关的神经功能障碍

二、影像表现

（一）一般特征

- 最佳诊断线索
  - 肺尖肿块
  - 肋骨破坏（1～3 肋骨）
- 定位
  - 肺尖
  - 肺上沟不同腔隙内有不同解剖结构
    - 前方：锁骨下静脉
    - 中间
      - 锁骨下动脉
      - 上、中、下臂丛干
    - 后方：臂丛根
- 大小
  - 变化不一
- 形态
  - 软组织肿块
  - 肺尖帽
    - 不对称肺尖软组织增厚

（二）X 线表现

- X 线片
  - 肺尖肿块：占 2/3
  - 不对称单侧肺尖帽：占 1/3
  - 骨骼浸润／破坏：肋骨、椎体

（三）CT 表现

- CT 平扫
  - 明确肿块存在
  - 软组织肿块
    - 椎间孔受累
    - 椎管受累
  - 评估邻近骨骼浸润／破坏
    - 肋骨
    - 椎体
  - 评估转移情况
    - 肺
    - 胸膜
    - 胸壁
    - 上腹部
- CT 增强扫描
  - 评估血管受累情况
    - 包绕锁骨下血管
    - 包绕其他纵隔血管
  - 评估淋巴结受累情况
    - N_0：无淋巴结侵犯
    - N_1：同侧肺门淋巴结
    - N_2：纵隔淋巴结
    - N_3：对侧肺门／纵隔淋巴结，同侧／对侧颈部或锁骨上淋巴结
- PET/CT
  - 肿瘤累及部位 FDG 高摄取
    - 原发性肿瘤
    - 淋巴结及远处转移
    - 治疗后原发性肿瘤持续存在或复发

（四）MR 表现

- T_1WI
  - 矢状位
    - T_1 神经根位于第 1 肋骨头和颈下方
    - 累及 T_1 神经根是外科手术禁忌证
  - 轴位
    - 评估椎间孔、神经根、椎管受累情况
    - 评估锁骨下血管受累情况
  - 冠状位
    - 评估病变上下累及范围
- T_1WI+C
  - 评估锁骨下血管受累情况
  - 评估病变椎间孔内累及范围
  - 区分放、化疗后的纤维化和肿瘤残留和复发

（五）影像检查建议

- 最佳检查方法
  - T_1WI 矢状位：能提供更多解剖细节
- 方案建议
  - T_1WI 矢状位：3mm 层厚

三、鉴别诊断

（一）其他恶性肿瘤

- 肺转移
  - 肺尖孤立性病变少见
  - 有原发恶性肿瘤
  - 多发性的肺和（或）胸膜肿块
- 胸膜转移
  - 肺尖孤立性病变少见

○ 有原发恶性肿瘤
○ 多发性的肺和（或）胸膜肿块
- 浆细胞瘤
  ○ 肋骨或椎体膨胀性病变
- 恶性胸膜间皮瘤
  ○ 肺尖局限性胸膜增厚少见
  ○ 同侧环形结节状胸膜增厚
  ○ 石棉接触史；胸膜斑：占 1/4
- 淋巴瘤
  ○ 淋巴结肿大
  ○ 可表现为孤立的胸膜或胸壁肿块

（二）炎症 / 感染性病变

- 结核
  ○ 肺尖病变常伴随空洞
  ○ 肺上叶体积缩小
  ○ 胸腔积液或胸膜增厚
- 诺卡菌病
  ○ 哮喘、支气管扩张、慢性阻塞性肺疾病或免疫缺陷病史
  ○ 慢性实变伴或不伴胸壁累及；脓肿或蜂窝织炎（自溃性脓胸）
- 放线菌病
  ○ 牙列不良，感染性口咽分泌物误吸
  ○ 慢性实变：坏死低密度区伴边缘强化
  ○ 胸膜增厚，脓胸

（三）其他原因

- 炎性假瘤（浆细胞性肉芽肿）
- 锁骨下动脉动脉瘤

四、病理
（一）一般特征

- 3% ~ 5% 为原发性非小细胞肺癌
  ○ 腺癌：50%
  ○ 鳞癌和大细胞癌：50%

（二）分期、分级和分类

- 肺上沟瘤为局部浸润的肿瘤
  ○ T_3
    - 胸壁浸润
    - 下臂丛干；颈$_8$和胸$_1$神经
  ○ T_4
    - 上或中臂丛干；颈$_5$—颈$_7$神经
    - 锁骨下血管
    - 椎体、脊髓
    - 气管、食管

- 分期
  ○ 取决于 N 和 M 的状况
    - T_3N_0：ⅡB
    - $T_3N_{1\sim2}$ 或 T_4N_0：ⅢA
    - T_3N_3，$T_4N_{2\sim3}$：ⅢB

（三）大体病理和手术所见

- 肿瘤可以浸润到胸廓任何或所有胸廓入口（前、中、后）
- 切除：完整切除肿瘤，胸壁和邻近肺叶

五、临床信息
（一）表现

- 常见的症状和体征
  ○ 可无症状，胸片偶然发现
  ○ Pancoast 综合征
    - 肩痛放射到肩胛骨内侧、上臂和前臂
    - Horner 综合征：眼睑下垂，瞳孔缩小，无汗症
    - 手指疼痛、手部肌肉萎缩
- 其他症状和体征
  ○ 锁骨上静脉部分或完全阻塞引起的上肢水肿

（二）人口统计学

- 年龄
  ○ 50—60 岁
- 性别
  ○ 男性多于女性
- 影响因素
  ○ 危险因素
    - 吸烟
    - 石棉接触史
    - 工业环境暴露史

（三）转归和预后

- 术后 5 年生存率：26% ~ 35%
- 淋巴结转移者预后差

（四）治疗

- 标准疗法：手术切除后辅助放化疗
- 外科禁忌证
  ○ 绝对禁忌证
    - T_1 或以上平面臂丛神经根或干受累
    - > 50% 的椎体受累
    - 气管或食管受累
    - N_2-N_3 期
    - 远处转移
  ○ 相对禁忌证
    - 锁骨下血管受累

六、诊断要点

（一）思考点

● 肺上沟瘤患者常伴不对称的胸膜帽或肺尖肿块，同时有肋骨破坏和（或）同侧上肢神经症状

（二）图像解读要点

● 增强 CT 或 PET/CT 上怀疑 N_2 或 N_3 病变应进行活检证实

（三）报告要点

● 准确评估肿瘤和周围解剖结构关系决定肿块是否可切除

● 评估淋巴结受累和远处转移情况，避免不必要的手术

参考文献

[1] Foroulis CN et al: Superior sulcus (Pancoast) tumors: curren tevidence on diagnosis and radical treatment. J Thorac Dis. 5(Suppl 4): S342–58,2013

[2] Bruzzi JF et al: Imaging of non–small cell lungcancer of the superior sulcus: part 2: initial staging and assessment of resectability and therapeutic response. Radiographics. 28(2): 561–72, 2008

[3] Bruzzi JF et al: Imaging of non–small cell lung cancer of the superior sulcus: part 1: anatomy,clinical manifestations, and management. Radiographics. 28(2): 551–60; quiz620, 2008

[4] Pitz CC et al: Surgical treatment of Pancoast tumours. Eur J Cardiothorac Surg. 26(1): 202–8,2004

[5] Jett JR: Superior sulcus tumors and Pancoast's syndrome. Lung Cancer. 42 Suppl 2(S17–21), 2003

（左图）一名 68 岁伴有右肺尖胸壁疼痛患者轴位 CT 增强扫描显示右肺尖后部软组织肿块➡，伴周围肋骨侵蚀和破坏➡。这是肺上沟瘤典型影像表现。（右图）同一名患者 T₁WI MR 轴位显示右肺尖后部均匀等信号软组织肿块➡。最可能的诊断是局灶浸润型原发性肺癌。

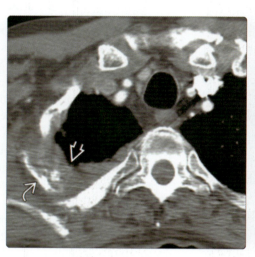
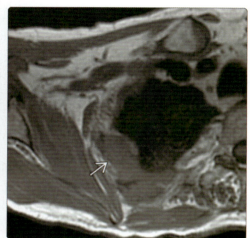

（左图）同一名患者全身 FDG PET 显示肺上沟瘤 FDG 浓聚➡，未见有转移灶显示。甲状腺可见继发于急性甲状腺炎的 FDG 浓聚➡。（右图）一名肺上沟瘤 50 岁男性患者 T₁WI MR 矢状位显示肿瘤累及胸₁-胸₂椎间孔、颈₆-颈₈神经根➡和包绕未闭的锁骨下动脉➡。累及胸₁以上臂丛根或干是一种外科禁忌证。

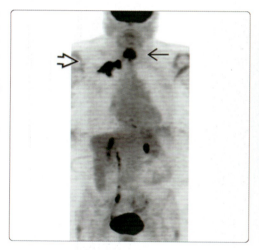
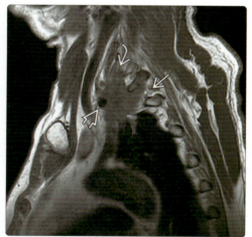

（左图）一名 58 岁右肺上沟瘤经术后放化疗的患者轴位 CT 增强扫描显示治疗后初始检查未见异常改变。（右图）同一名患者 6 个月后轴位 CT 增强扫描显示右肺尖软组织肿块➡，高度怀疑肿瘤复发。治疗后图像显示新发的软组织肿块和（或）骨破坏是局部肿瘤复发的可疑征象。

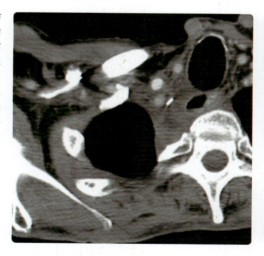
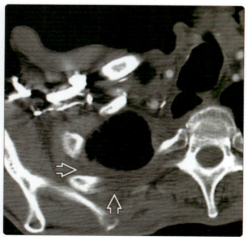

上腔静脉阻塞

要点

一、专业术语
- 上腔静脉
- 由腔内、壁内或腔外疾病引起的上腔静脉阻塞
- 静脉从头、颈、上肢及躯干回流入右心房受阻
- 最佳诊断线索
  - 上腔静脉未强化
  - 侧支血管

二、影像表现
- X 线片
  - 可为正常
  - 纵隔增宽
  - 纵隔或纵隔旁肿块
- CT 和 MRI
  - 上腔静脉未强化
  - 肿块或肿大淋巴结外源性压迫
  - 血管腔内充盈缺损

  - 多发侧支血管

三、主要鉴别诊断
- 胸廓出口综合征
- 头臂静脉阻塞或狭窄
- 上肢深静脉血栓、狭窄或阻塞
- 永存左侧上腔静脉伴右侧上腔静脉缺如

四、病理
- 恶性病因（80%～90%）：肺癌、转移性疾病、淋巴结肿大、淋巴瘤
- 良性病因（10%～20%）：肉芽肿性疾病、医源性因素、放疗史

五、临床信息
- 面部、颈部、上肢及上部躯干水肿

六、诊断要点
- 恶性肿瘤患者伴有典型症状或体征时考虑上腔静脉阻塞

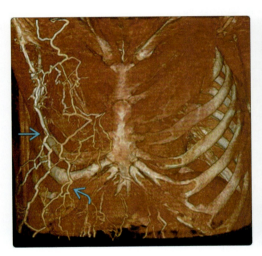
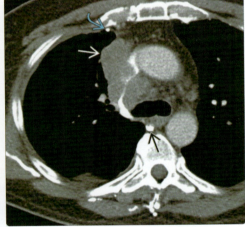

（左图）一名纵隔肉瘤和上腔静脉阻塞患者 3D 表面重建冠状位显示沿着前➡、侧方胸壁➡大量侧支血管，体格检查时可见皮下大量扩张的侧支血管。（右图）同一名患者轴位 CT 增强扫描显示右侧气管旁区一分叶状纵隔肿块➡，包绕、侵犯上腔静脉，使其管腔狭窄。注意右侧内乳动脉➡和奇静脉➡明显强化。

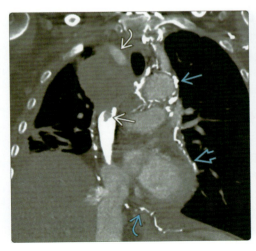
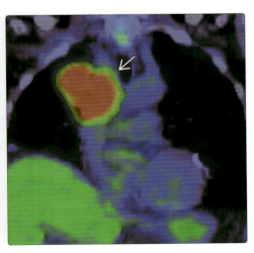

（左图）同一个患者冠状位 CT 增强扫描显示纵隔肿块使右侧头臂静脉推移➡，造成上腔静脉阻塞，血管腔内可见结节状肿瘤灶➡。大量侧支血管扩张包括纵隔➡、心包➡和膈肌静脉➡。（右图）同一名患者融合 FDG PET/CT 冠状位显示纵隔肉瘤 FDG 浓聚➡，病变完全侵犯上腔静脉造成梗阻塞。

一、专业术语

（一）缩写

- 上腔静脉（SVC）

（二）定义

- 腔内、壁内或腔外疾病引起的上腔静脉阻塞
  - 静脉从头、颈、上肢及躯干回流入右心房受阻

二、影像表现

（一）一般特征

- 最佳诊断线索
  - 上腔静脉无强化
  - 多发侧支血管

（二）X 线表现

- X 线片
  - 可为正常
    - 纵隔纤维化最常见
    - 医源性上腔静脉阻塞
  - 纵隔增宽
    - 上腔静脉增宽
    - 纵隔肿块或淋巴结肿大
  - 右侧肺门或纵隔旁肿块
    - 肺癌
    - 转移性病变
    - 其他原因导致的淋巴结肿大
  - 奇静脉扩张

（三）CT 表现

- CT 增强扫描
  - 上腔静脉无强化
    - 管腔阻塞
      - 肿块或淋巴结外源性压迫
      - 腔内血栓
  - 多发侧支血管
    - 颈部、胸壁、纵隔
  - 扩张的纵隔血管
    - 奇静脉扩张
    - 上肋间静脉
    - 头臂静脉
    - 心包静脉、膈肌静脉和其他纵隔静脉
  - 强化血液流入下腔静脉
    - 肝方叶增强异常明显

（四）MR 表现

- T_1WI C+
  - 评价邻近结构和外源性上腔静脉压迫原因
- MRV
  - 上腔静脉无强化
  - 奇静脉扩张
  - 多发侧支血管
    - 颈部、胸壁、纵隔

（五）超声表现

- 灰度超声
  - 上腔静脉扩张
    - 血管管腔大小不随呼吸或心跳变化
  - 管腔内血栓回声
  - 锁骨下静脉、头臂静脉及颈静脉扩张
- 脉冲多普勒
  - 锁骨下静脉频谱改变
  - 前房波传输、对刺激的反应异常
    - 单相前向性血流
    - 低流速
- 彩色多普勒
  - 血流缓慢或消失

（六）血管造影表现

- DSA
  - 横断面成像不能诊断时采用静脉造影术
    - 显示病变上部和周围的阻塞
    - 锁骨下或头臂静脉反流或淤滞
      - 同锁骨下静脉和头臂静脉阻塞类似
  - 肿块或淋巴结外源性压迫
    - 上腔静脉消失或狭窄
  - 留置导管和起搏器电极
    - 狭窄较长且光滑
  - 管腔内充盈缺损提示血栓
  - 管腔内无强化提示管腔阻塞
  - 多发侧支血管
  - 奇静脉扩张

（七）核医学表现

- 肝脏放射性核素摄取：方叶浓聚征
- 放射性核素 ^{99m}Tc-MAA 静脉造影
  - 多产生的时间 – 强度曲线提示上腔静脉阻塞
  - 多发侧支血管

（八）影像检查建议

- 最佳检查方法
  - CT 和 MRI 能更好地显示上腔静脉是否有强化
    - 评估邻近纵隔结构变化
  - 静脉造影术用于血管内介入或外科手术计划制定
- 方案建议
  - 冠状位和和矢状位重组能更好地观察阻塞位置和程度

三、鉴别诊断

（一）胸廓出口综合征

- 颈部和上胸部多发侧支血管
- 锁骨和第 1 肋骨连接处局限性狭窄
- 增强检查显示上腔静脉正常开放

（二）头臂静脉阻塞或狭窄

- 颈部和上胸部多发侧支血管
- 头臂静脉阻塞或狭窄
- 增强检查显示上腔静脉正常开放

（三）深部上肢静脉栓塞、狭窄和阻塞

- 通常继发于留置导管和起搏器导线
- 多发侧支循环扩张
- 上腔静脉阻塞样上肢水肿
- 增强图像上腔静脉和中心静脉未闭塞

（四）永存左侧上腔静脉并右侧上腔静脉缺失

- 无侧支循环血管
- 右上纵隔无上腔静脉
- 导管和起搏器导线路径异常
  - 沿左纵隔垂直走行
- 图像上左上纵隔静脉结构可见
  - 汇入冠状窦
- 冠状窦扩张

四、病理

一般特征

- 病因
  - 胸腔内恶性肿瘤
    - 肺癌常见
    - 转移性疾病
      - 乳腺、肾和睾丸癌常见
    - 纵隔淋巴结病或淋巴瘤
    - 下臂丛干；C_8 和 T_1 神经
  - 肉芽肿性疾病
    - 感染
      - 结核
      - 组织胞浆菌病
    - 结节病
    - 矽肺
  - 医源性因素
    - 留置导管和起搏器导线
  - 放疗史
  - 化脓性感染
  - 纵隔病变压迫血管

五、临床信息

（一）表现

- 常见的症状和体征
  - 水肿
    - 面部、颈部、上躯干和上肢
  - 头痛
  - 呼吸困难，吞咽困难，声音嘶哑
  - 皮下侧支血管扩张
    - 颈部和胸壁
- 其他症状和体征
  - 癫痫发作
  - 视力变化
  - 严重者昏迷
- 临床分析
  - SVC 阻塞是一种临床诊断
    - 患者血管狭窄代偿良好或阻塞无症状
  - SVC 综合征
    - 有上腔静脉阻塞的相关症状和体征
    - 面部和上肢水肿及前胸壁侧支循环扩张

（二）人口统计学

- 年龄
  - 年龄范围：18—76 岁
    - 平均年龄：54 岁
  - 恶性：40—60 岁多见
  - 良性：30—40 岁年轻人多见
- 性别
  - 恶性：男性多于女性
  - 良性：无性别差异
- 流行病学
  - 恶性病因占 80% ～ 90%
  - 良性病因占 10% ～ 20%
    - 50% 由于纵隔纤维化
    - 近来医源性因素增多
      - 癌症患者中最常见的良性因素

（三）转归和预后

- 上腔静脉逐步的、进行性阻塞
  - 症状隐匿
- 生存期取决于隐匿疾病的病程
- 良性因素
  - 很少致命
- 恶性因素
  - 通常不是致死因素
  - 患者常死于恶性肿瘤转移
    - 生存期和肿瘤的组织分型相关

（四）治疗

- 恶性因素所致
  - 放疗
  - 依据肿瘤类型化疗
- 抗凝治疗
- 血管内治疗
  - 导管介导溶栓
  - 血管支架植入
- 外科治疗
  - 静脉搭桥
  - 静脉移植

六、诊断要点
（一）思考点

- 患者已知有恶性病变并有典型症状和体征考虑 SVC 阻塞

（二）图像解读要点

- 上腔静脉不显影
- 颈部、胸壁和纵隔多发侧支血管

参考文献

[1] Carter BW et al:Acute thoracic findings in oncologic patients. J Thorac Imaging. 30(4):233-46,2015

[2] Katabathina VS et al: Imaging of oncologic emergencies: whate very radiologist should know. Radiographics. 33(6):1533-53,2013

[3] Eren S et al: The superior vena cava syndrome caused by malignant disease. Imaging with multi-detector row CT. Eur J Radiol. 59(1):93-103,2006

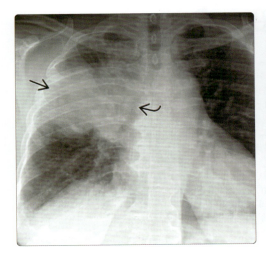
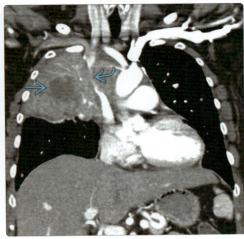

（左图）一名小细胞肺癌女性患者后前位胸部X线片显示右侧肺门/气管旁肿块➡，病变邻近右肺上叶肿块样病变➡。右肺上叶体积减小伴同侧膈肌抬高和胸腔积液。（右图）同一名患者冠状位CT增强扫描显示一较大的密度不均匀软组织肿块包绕和阻塞上腔静脉➡。右肺上叶阻塞性炎症伴中间低密度影，提示为脓肿形成➡。

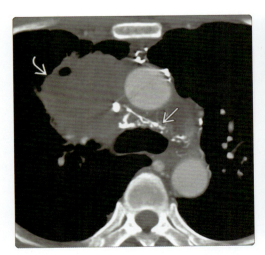
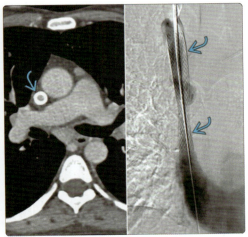

（左图）一名小细胞肺癌患者轴位CT增强扫描显示右肺上叶肿块➡伴纵隔浸润、上腔静脉阻塞和纵隔侧支血管扩张➡。肺癌是导致上腔静脉阻塞的最常见肿瘤；小细胞肺癌是最常见的细胞类型。（右图）一名上腔静脉阻塞患者增强CT轴位（左）和DSA（右）融合图像显示上腔静脉处长期中心导管以及维持血管再通的血管支架➡。

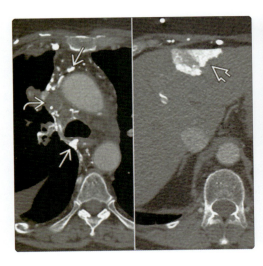
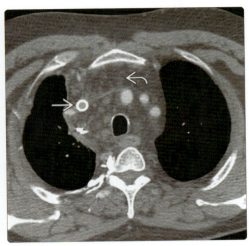

（左图）轴位CT增强扫描（左）和腹部（右）融合图像显示上腔静脉梗阻➡和多发纵隔侧支血管扩张➡。由于侧支循环形成引起肝左叶内段明显强化➡，该征象是上腔静脉阻塞的间接征象。（右图）一名纵隔纤维化的患者轴位CT增强扫描显示阻塞的上腔静脉支架➡和纵隔脂肪间隙消失➡。纵隔纤维化是上腔静脉阻塞最常见的良性因素。

转移性病变

<table>
<tr><td rowspan="20">要点</td></tr>
</table>

一、专业术语
- 肺癌侵犯到胸内（M_{1a}）或胸外某些结构（M_{1b}）

二、影像表现
- CT：孤立或多发的肺结节或肿块
  - 胸腔积液：胸膜增厚和（或）结节状
  - 心包积液：心包增厚和（或）结节状，伴强化
    - 局灶性的心包肿块或弥漫性侵犯
  - 中央、肺段或亚段肺动脉充盈缺损
    - 周围亚段肺动脉扩张和成串珠样改变
- MRI：发现脑、肝及肾上腺转移方面有优势
  - 脑转移：病变呈弥漫性或环形强化
  - 肝转移：病变有强化
  - 化学位移成像有助于鉴别肾上腺转移和良性腺瘤
- PET/CT：比 CT 更准确
  - 有助于改变治疗方案；识别淋巴结和软组织

转移方面优势明显

三、病理
- M_{1a}：对侧肺肿瘤结节；胸膜结节或恶性胸腔积液；心包积液
- M_{1b}：远处器官或淋巴结转移

四、临床信息
- 预后：Ⅳ期病变预后较差；转移灶少的病变预后较好
- 治疗
  - 多发转移：化疗
  - 转移灶较少（≤5 个转移灶）
    - 化疗加特异性治疗

五、诊断要点
- 肺癌患者发现肺内多发结节或肿块时应考虑转移

（左图）一名 67 岁女性左肺上叶肺癌 患者冠状位 CT 增强扫描显示对侧肺活检证实的转移性肿瘤结节 。对侧肺内有转移肿瘤结节或其他胸廓内转移归类为 M_{1a} 期病变。（右图）一名 66 岁女性肺癌患者轴位 CT 增强扫描显示右半胸廓大量结节状胸膜增厚影 ，符合 M_{1a} 期病变。

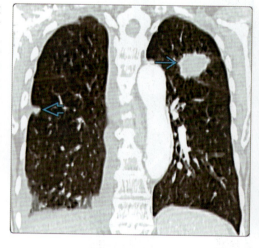
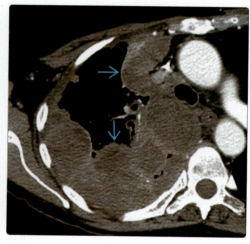

（左图）一名 52 岁女性肺癌患者 T_1 增强 MRI 冠状位显示左侧小脑半球强化的病灶 ，符合转移表现。鉴于这是唯一的转移灶，该患者进行了化疗和立体定位性放射外科手术治疗。（右图）一名 52 岁女性右肺下叶肺癌 患者全身 PET 显示右侧肺门内 、隆突下 及右侧肾上腺转移灶 FDG 浓聚。PET/CT 已经表明其能够改变肺癌患者的治疗方案。

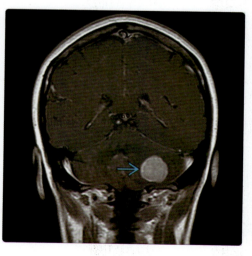
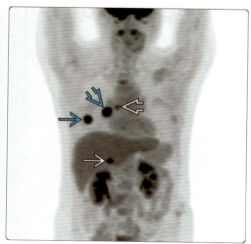

一、专业术语

定义

- 肺癌播散到胸腔内（M_{1a}）或胸腔外（M_{1b}）结构

二、影像表现

（一）一般特征

- 诊断依据
  - 一侧肺癌患者同时伴有对侧或多发性肺结节或肿块
    - 随访病变可不断生长
- 位置
  - 胸腔内（M_{1a}）：同侧肺、胸膜、心脏、心包和气道
  - 胸腔外（M_{1b}）：胸腔外（远处）气管和淋巴结转移

（二）X线表现

- X线片
  - 肺转移：孤立或多发肺结节最常见
    - 通常圆形或卵圆形
    - 随访病变可不断长大
    - 可为粟粒样改变
  - 支气管内转移
    - 阻塞性肺不张可为唯一影像表现
  - 胸膜转移
    - 胸腔积液 ± 胸膜增厚和（或）结节
  - 心脏转移
    - 心包积液 ± 心包增厚和（或）结节
  - 胸壁转移
    - 软组织或肿块，无完整边界
    - 骨骼的破坏或侵蚀

（三）CT表现

- CT增强扫描
  - 肺转移
    - 孤立或多发肺结节最常见
    - 可为粟粒样改变
      - 结核
      - 组织胞浆菌病
  - 气道转移
    - 管腔内病变
    - 阻塞肺性不张和（或）炎症
  - 胸膜转移
    - 胸腔积液 ± 胸膜增厚和（或）结节
  - 心包转移
    - 心包积液 ± 心包增厚和（或）结节
    - 局灶性肿块或弥漫性浸润
  - 肿瘤栓子
    - 肺动脉充盈缺损
    - 周围亚肺段动脉扩张或呈串珠样改变

- 并发症：梗死
  - 肺周围楔形实变
  - 胸壁转移
    - 骨骼病变 ± 侵蚀或破坏
    - 软组织结节或肿块
- 高分辨率CT
  - 淋巴管转移
    - 次级肺叶异常
      - 分布在小叶间隔周围或中央
      - 分布频率：中央（75%）＞中央＋周围（20%）＞周围（5%）
      - 小叶间隔和（或）支气管血管束结节状或串珠样增厚
      - 小叶间隔增厚，较光滑［水肿和（或）肿瘤］
      - 中央小叶小结节，支气管血管束增厚
      - 叶间裂光滑增厚或结节状增厚
    - 其他特点
      - 胸腔积液
      - 肺门或纵隔淋巴结肿大
  - 肿瘤栓子
    - 次级肺下叶动脉栓塞可导致"树芽征"

（四）MR表现

- T_1WI+C
  - 脑转移：病变呈弥漫性或环形强化
  - 肝转移：病变有强化
- MRI化学位移成像有助于鉴别肾上腺转移和良性腺瘤
- MRI发现脑、肝及肾上腺转移方面有优势

（五）核医学表现

- PET/CT
  - 比CT更准确
  - 加做该项检查已被证明可以改变治疗方案
  - 识别淋巴结和软组织转移方面优势明显

（六）影像检查建议

- 最佳检查方式
  - 增强CT用于肺、胸膜和心包转移
  - PET/CT用于淋巴结和软组织转移
  - MRI用于脑、肝和肾上腺转移

三、鉴别诊断

（一）孤立性肺转移

- 同时发生的肺癌：影像上同转移不能区分
- 肉芽肿
  - 随访影像变化不明显
  - 多有良性钙化

- 错构瘤
  - 边缘锐利、光滑或呈分叶状
  - 常有脂肪或钙化成分

（二）多发性肺转移

- 原发性肺淋巴瘤
  - 霍奇金和非霍奇金
- 霉菌感染
  - 钙化或非钙化结节
  - 钙化淋巴结
  - 真菌流行区域
- 血管炎性肉芽肿
  - 男性多见
  - 多有静脉窦和肾脏表现
  - 多发肺结节；50% 病变有空洞

（三）气道转移

- 气道恶性病变
  - 鳞癌或腺样囊性癌
  - 类癌：强化和钙化

（四）胸膜转移

- 恶性胸膜间皮瘤
- 侵袭性胸腺瘤
- 胸膜淋巴瘤

（五）心脏转移

- 血栓
  - 典型者位于心房和动脉瘤附近
  - 无心肌浸润和强化
- 心房黏液瘤
  - 最常见的良性原发性肿瘤
  - 左心房最常见；常借蒂附于卵圆孔附近
- 原发性心脏恶性肿瘤
  - 肉瘤、淋巴瘤、心包间皮瘤
  - 可类似转移

（六）淋巴管转移

- 肺水肿
  - 肺小叶间隔增厚，光滑
  - 双侧胸腔积液和心脏增大常见
  - 治疗后迅速好转
- 结节病
  - 外周淋巴微结节，淋巴结肿大
  - 无胸腔积液

（七）肿瘤栓子

- 轻度肺血栓栓塞：无强化

（八）胸壁转移

- 软骨或骨肿瘤
  - 软骨肉瘤
    - MR：T_1 同肌肉样等信号，T_2 同脂肪样高信号
      - 可有低信号区
  - 骨肉瘤：瘤骨形成，不规则成骨
    - MR：T_1 高信号，T_2 等或高信号（相对于肌肉）
- 浆细胞瘤或多发性骨髓瘤
  - 膨胀性溶骨性病变 ± 软组织肿块

四、病理

（一）一般特征

- 病因
  - 播散路径
    - 血源播散最常见
      - 肺＞气道，胸膜
      - 结节是由小的肿瘤栓子进入周围肺动脉并向周围组织生长所致
    - 肿瘤直接侵犯到邻近肺组织
      - 纵隔、胸膜、胸壁
    - 淋巴管转移
      - 肿瘤微栓子血源性播散并侵袭血管壁→肿瘤沉积在淋巴管周围的间质内
    - 肿瘤栓子可在血管管腔内生长
      - 肺动脉

（二）分期、分级和分类

- M_{1a}：对侧肺内肿瘤结节；胸膜结节或恶性胸腔积液；心包积液
- M_{1b}：转移到远处器官或淋巴结
- 分期系统的局限性
  - 非引流淋巴结
    - 腋窝、胸肌下、内乳、膈肌下和腹腔淋巴结组
    - 第 7 版 TNM 分期中未命名
    - 分类根据实践常有变化
      - 腋窝淋巴结常被认定为 N_3 或 M_1
      - 膈肌下淋巴结常被认定为 M_1
  - 淋巴管转移
    - 第 6 版 TNM 分期中分类归为 T_4 或 M_1
    - 第 7 版 TNM 分期中未明确提及
- M_{1a} 和 M_{1b}：均为 IV 期病变

五、临床信息

（一）表现

- 常见的症状和体征
  - 咳嗽、呼吸困难

○ 呼吸短促可能因为大量胸腔积液或结构的受压或受侵犯
- 其他症状和体征
  ○ 淋巴管转移伴呼吸功能不全

（二）转归和预后

- Ⅳ期病变预后差
- 转移少的疾病，特别是低 T 和 N 分期，预后较好

（三）治疗

- 多发性转移：化疗
- 转移较少疾病
  ○ 通常定义为 ≤ 5 个转移灶
  ○ 化疗加特异性治疗
    － 肺：切除或消融术
    － 脑：切除或立体定位性放射外科手术
    － 肾上腺：切除

六、诊断要点

思考点

- 肺癌患者同时有多发性肺结节或肿块，胸腔积液和（或）结节，骨骼病变和其他胸腔外病变时应考虑转移性病变

参考文献

[1] Ashworth AB et al: An individual patient data metaanalysis of outcomes and prognostic factors after treatment of oligometastatic non-small-cell lung cancer. Clin Lung Cancer. 15(5):346-55, 2014

（左图）一名 67 岁女性右肺上叶腺癌患者冠状位 CT 增强扫描显示同侧肺门和纵隔淋巴结肿大➡。左心房软组织肿块➡可疑转移。（右图）同一名患者融合 FDG PET/CT 冠状位显示 FDG 浓聚的恶性原发灶➡和转移性淋巴结肿大➡。左心房肿块➡FDG 浓聚提示为心脏内转移。

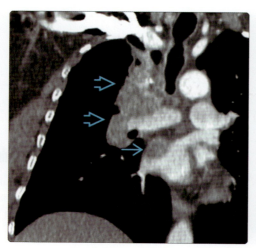
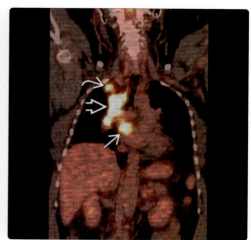

（左图）一名 72 岁男性全身 PET 显示右肺下叶肺癌➡和纵隔、肺门淋巴结肿大。注意椎体局灶性 FDG 浓聚➡可疑为骨转移。（右图）同一名患者轴位融合 FDG PET/CT 显示胸 12 椎体右侧椎弓根➡FDG 浓聚，而解剖结构未见异常变化。活检证实为转移。这种孤立性骨转移适合放疗。

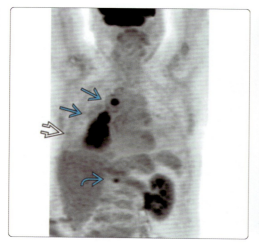
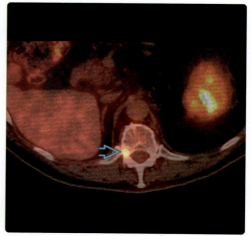

（左图）一名 58 岁男性肺癌患者轴位 CT 增强扫描显示左肺中央型肺癌➡伴左肺完全不张和左侧胸腔大量积液。注意左侧胸壁软组织转移灶➡，符合 M_{1a} 病变。（右图）一名 59 岁女性肺癌伴呼吸短促患者轴位 CT 增强扫描显示右肺上叶肿瘤➡及右侧胸腔积液。注意小叶间隔均匀增厚➡伴周围支气管血管束增厚➡，符合癌性淋巴管炎。

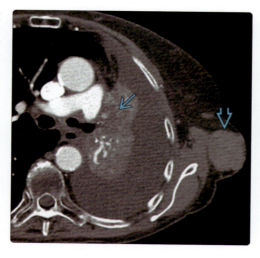
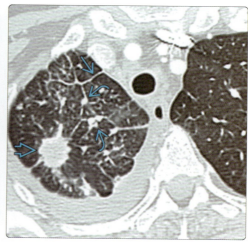

癌性淋巴管炎

要点

一、专业术语
- 肿瘤细胞对淋巴管浸润

二、影像表现
- X 线片
  - 胸部 X 线片可为正常
  - 点和细网状密度，间隔增厚，Kerley B 线
  - 胸膜下水肿引起的叶间裂增厚
  - 类似肺间质性肺水肿，但对利尿药无反应
- HRCT
  - 分布概率：中央（75%）＞中央＋周围（20%）＞周围（5%）
  - 小叶间隔和（或）支气管血管束均匀或结节状增厚
  - 肺结构存在
- 胸腔积液
- 淋巴结病变

三、主要鉴别诊断
- 肺水肿
- 特发性肺纤维化
- 硬皮病
- 淋巴瘤
- 结节病

四、病理
- 肿瘤细胞引起的小叶间隔增厚，结缔组织增生伴淋巴管扩张

五、临床信息
- 进行性呼吸困难和咳嗽
- 预后差：6 个月存活率 15%

六、诊断要点
- 恶性肿瘤患者 CT 发现小叶间隔结节状增厚则考虑该病

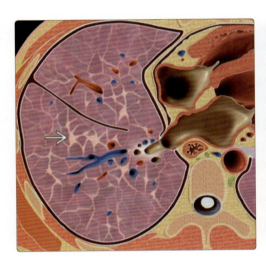
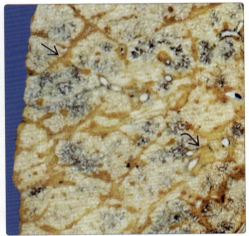

（左图）详解图显示癌性淋巴管炎的形态特征，即小叶间隔不规则结节状增厚➡️和不对称分布。癌性淋巴管炎多发生在右肺。（右图）大体肺标本显示癌性淋巴管炎的形态特征，脏层胸膜、小叶间隔➡️和肿瘤周围支气管血管束➡️结节状增厚。

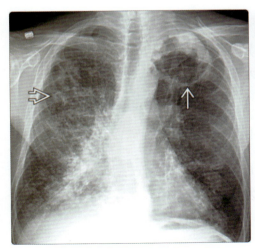
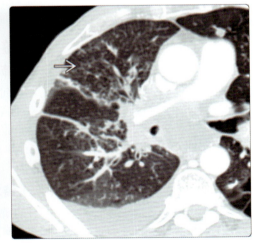

（左图）一名 68 岁患晚肺癌伴咯血和体重减轻的男性患者后前位胸部 X 线片显示左肺上叶一含空洞肿块➡️和双肺弥漫性网状和结节状密度➡️影，病变主要发生在右肺。（右图）同一名患者轴位 CT 增强扫描显示肺间质结节状增厚➡️、中央支气管壁增厚、肺门和纵隔淋巴结病变及右侧胸腔积液，符合晚期肺癌和癌性淋巴管炎。

一、专业术语

（一）同义词

- 淋巴管肿瘤或转移

（二）定义

- 肿瘤细胞对淋巴管浸润
- 肿瘤栓子或从肺门淋巴结或中央型肺癌直接扩散到肺
  - 常见恶性肿瘤
    - 肺癌
    - 乳腺癌
    - 胰腺癌、胃癌、结肠癌、前列腺癌、宫颈癌、甲状腺癌
  - 典型腺癌

二、影像表现

（一）一般特征

- 最佳诊断线索
  - 小叶间隔结节状或串珠样增厚
- 定位
  - 通常较弥漫，约30%局限于一侧肺或一个肺叶
- 大小
  - 间质增厚最大可达10mm
- 形态
  - 小叶间隔不规则或串珠样增厚
  - 支气管血管束结节状增厚

（二）X线表现

- X线片
  - 胸部X线片可为正常（30%～50%）
  - 肺间质异常
    - 点和网状密度
    - 支气管血管纹理粗糙
    - 间隔线
    - 胸膜下水肿引起的叶间裂增厚
    - Kerley B 线常见
    - 类似肺间质水肿，但呈慢性改变且对利尿药无反应
  - 分布
    - 局限在一侧肺或一叶占30%，右侧肺多见
    - 单侧病变：肺癌多见
    - 双侧对称病变：多由于胸腔外恶性肿瘤所致
  - 其他表现
    - 肺门或纵隔淋巴结病变（30%）
    - 胸腔积液（50%）

（三）CT表现

- 高分辨率CT
  - 次级肺小叶异常
    - 分布在小叶间质周围和中心
    - 分布概率：中央（75%）＞中央+周围（20%）＞周围（5%）
    - 小叶间隔和（或）支气管血管束结节状或串珠样增厚
    - 小叶间隔均匀性增厚（可能由于肺水肿而不是肿瘤所致）
    - 小叶中心小结节，小叶中心支气管血管束增厚
    - 叶间裂均匀或结节状增厚
  - 肺结节
    - 大小不一
    - 可沿血管中心分布
    - 可表现为血行转移
  - 肺结构尚存在
  - 斑片状磨玻璃样和空腔样密度，非特异性
    - 淋巴管病变致支气管狭窄，引起肺不张和阻塞性肺炎
  - 分布
    - 基底部多见
    - 通常不对称，部分肺叶或一侧肺可不受累（50%）
  - 其他表现
    - 胸腔积液
    - 纵隔或淋巴结病变
    - 肺癌患者原发灶可见
    - 转移性病变：骨、肝

（四）影像检查建议

- 最佳检查方式
  - HRCT是评价癌性淋巴管炎的最佳影像方式，同胸片相比有较高的敏感性和准确性
    - 淋巴管肿瘤有50%可确诊

（五）核医学表现

- PET/CT
  - 对于弥漫性病变有较高的敏感性和特异性，但对于原发性肿瘤周围局灶性病变可能会漏诊

三、鉴别诊断

（一）肺水肿

- 小叶间隔均匀性增厚
- 双侧胸腔积液常见
- 同严重程度相关的磨玻璃样密度：肺泡性肺水肿
- 心脏扩大常见
- 治疗后快速好转

（二）特发性肺纤维化

- 肺间质线状增厚，非结节状
- 多分布在双肺基底部胸膜下
- 缓慢进展

- 无淋巴结病变或胸腔积液
- 蜂窝肺或肺结构扭曲

（三）硬皮病

- 食管扩张
- 多分布在双肺基底部胸膜下
- 肺间质线状增厚，非结节状
- 蜂窝肺或肺结构扭曲

（四）淋巴瘤

- 肺结节通常较大（＞1cm）
- 通常伴随淋巴结病变
- 常继发于淋巴瘤患者

（五）药物反应

- 治疗史，特别是化疗患者
- 线样间质增厚，不是结节样
- 蜂窝肺和肺结构扭曲更常见

（六）结节病

- 可能会出现类似的影像特征
- 上肺区明显异常
- 无胸腔积液

（七）石棉肺

- 胸膜斑
- 线样间质增厚，不是结节样
- 蜂窝肺和肺结构扭曲更常见
- 无胸腔积液或淋巴结肿大

（八）过敏性肺炎

- 过敏原暴露史
- 弥漫性或小叶中心性磨玻璃影
- 空气潴留常见
- 存在线样间质增厚，不是结节样
- 无胸腔积液或淋巴结肿大

（九）单侧肺部疾病的鉴别诊断（PEARL）

- P：肺炎
- E：水肿
- A：吸入
- R：辐射
- L：淋巴管肿瘤

四、病理
（一）一般特征

- 病因
  - 血源性转移：肿瘤栓子到达小肺动脉分支，随后沿淋巴管扩散
  - 某些肿瘤，如淋巴瘤，可表现为从肺门淋巴结到

肺淋巴管的逆行扩散
  - 肺癌可沿淋巴管扩散到邻近的肺
- 尸检时在33%～50%的实性肿瘤患者中发现常见的肿瘤扩散形式
- 肿瘤细胞对淋巴管的浸润
- 常见肿瘤：肺癌、乳腺癌、胃癌、胰腺癌、前列腺癌
  - 通常是腺癌

（二）分期、分级和分类

- 癌性淋巴管炎提示疾病终末期不可切除

（三）大体病理和手术所见

- 由于肿瘤细胞促进纤维增生反应和淋巴管扩张引起小叶间隔增厚
- 可累及肺门和纵隔淋巴结，导致淋巴引流阻塞

（四）镜下特征

- 淋巴管内瘤巢；可能伴有纤维化
  - 常见邻近小动脉的瘤栓
  - 闭塞的淋巴管也可能是水肿或纤维化
  - 常伴有实性淋巴结

五、临床表现
（一）表现

- 常见的症状和体征
  - 进行性呼吸困难
  - 咳嗽
  - 体重减轻
  - 乏力
  - 通常不是恶性肿瘤的首发表现，尤其会影响已知恶性肿瘤的患者
- 其他症状和体征
  - 年轻人进行性呼吸困难通常来自隐匿性胃癌
  - 可能表现为哮喘

（二）人口统计学

- 年龄
  - 发病率随年龄增长而增加，反映了肿瘤在人群中年龄的发展
- 流行病学
  - 6%～8%为肺癌

（三）转归和预后

- 较差；半年生存率为15%

（四）治疗

- 针对潜在的恶性肿瘤
  - 随着化疗成功，淋巴管肿瘤可能会消退
- 临终关怀

（五）诊断

- 从影像异常中推断出诊断
- 没有恶性肿瘤病史
  - 细胞学检查
  - 经支气管镜活检
  - 影像引导下活检
  - 开胸肺活检

六、诊断要点

思考点

已知恶性肿瘤患者，CT 或 HRCT 上结节样小叶间隔增厚时，考虑癌性淋巴管炎

参考文献

[1] Zhuang L et al: Pulmonary lymphangitic carcinomatosis in liver carcinoma: a rare case report and literature review. World J Surg Oncol. 12:66, 2014

[2] Prakash P et al: FDG PET/CT in assessment of pulmonary lymphangitic carcinomatosis. AJR Am J Roentgenol. 194(1):231–6, 2010

[3] Acikgoz G et al: Pulmonary lymphangitic carcinomatosis (PLC): spectrum of FDG–PET findings. Clin Nucl Med. 31(11):673–8, 2006

[4] Castaner E et al: Diseases affecting the peribronchovascular interstitium: CT findings and pathologic correlation. Curr Probl Diagn Radiol. 34(2):63–75, 2005

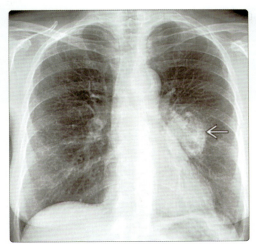 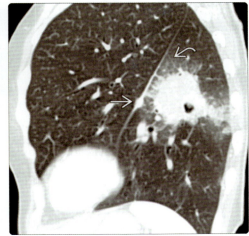

（左图）一名 44 岁女性新诊断肺癌的后前位胸部 X 线片显示左肺下叶近肺门明显的肿块 ➜ 周围可见网状影。（右图）同一患者的矢状位 CT 增强扫描显示左肺下叶大肿块，中央可见空洞形成，周围小叶间隔增厚 ➜，邻近斜裂结节状增厚 ➜。CT 在显示癌性淋巴管炎时优于 X 线片。

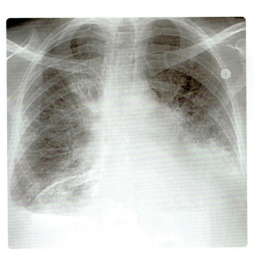 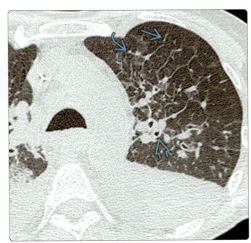

（左图）57 岁乳腺癌女性患者的后前位胸部 X 线片显示心影增大，双侧胸腔积液和双肺弥漫性网状影。虽然推测诊断是肺水肿，但利尿并没有使症状改善。（右图）同一患者的轴位高分辨度 CT 显示光滑的 ➜ 结节样 ➜ 小叶间隔增厚，支气管壁增厚 ➜ 和双侧胸腔中量积液。经支气管活检证实癌性淋巴管炎。

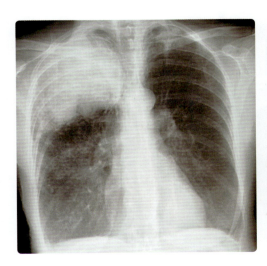 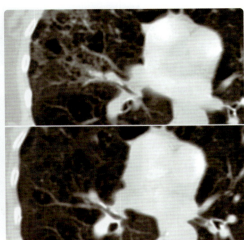

（左图）一名超过 30 包/年吸烟史的 65 岁女性的后前位胸部 X 线片显示右肺上叶 12cm 的肿块和左肺上叶肿块 3.5cm 的肿块，周围均有网状结节样影。（右图）同一患者在化疗之前（上）和之后（下）轴位 NECT 的复合图显示弥漫性结节样间质增厚的显著改善，符合病理证实的癌淋巴管炎的部分反应。

肺癌的细胞学类型
Lung Cancer by Cell Types

◀ 腺 癌 ▶

<table>
<tr><td rowspan="1">要点</td><td>

一、专业术语
- 最常见的肺癌组织学亚型（约占所有肺癌病例的50%）
- 术语"细支气管肺泡癌"不再使用

二、影像表现
- 原位腺癌（AIS）
  - 磨玻璃样结节（GGN）≤3cm
- 微浸润性腺癌（MIA）
  - GGN或部分实性结节≤3cm
- 浸润性腺癌
  - 贴壁样生长为主型腺

</td><td>

癌（LPA）
  - 通常是部分实性；可以是纯磨玻璃样
  - 腺泡状、乳头状、微乳头状或实性为主伴黏液产生
    - 通常为实性；可包括磨玻璃成分
  - 浸润性黏液腺癌
    - 多灶、多叶、双侧
    - 混合实性、空气支气管征

三、主要鉴别诊断
- 感染
  - 各种感染，即使是亚临床感染，可表现为磨玻璃影、部分实性或实性结节

</td><td>

四、病理
- AIS
  - 恶性但为癌前病变
- MIA
  - 浸润灶≤0.5cm
- 浸润性腺癌
  - 组织学亚型混合

五、临床信息
- 吸烟是独立的最重要的危险因素
- 男性＞女性
- 常见症状/体征：咳嗽、呼吸困难、胸痛、体重减轻、咯血
- 治疗：手术、化疗、放疗、姑息性治疗

</td></tr>
</table>

（左图）矢状位CT平扫显示右肺下叶背段的磨玻璃结节➡。磨玻璃影的特征在于其内的血管结构仍可显示清楚，通常出现在实性结节和实变。（右图）镜下图像（HE染色，100×）显示原位腺癌表现为肿瘤细胞单纯的贴壁生长（沿着肺泡壁），没有间质、血管或胸膜浸润。这些病变通常是≤3cm的纯磨玻璃结节。

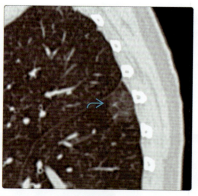
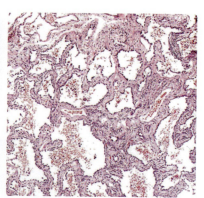

（左图）微浸润性腺癌患者的轴位CT平扫显示右肺上叶一边界不清的磨玻璃结节➡。这些病变通常是小的磨玻璃或部分实性结节。（右图）镜下图像（HE染色，40×）显示肿瘤细胞贴壁生长为主，其表现为＜5mm的浸润灶。在组织学上，大多数原位腺癌和微浸润性腺癌是非黏液性肿瘤。

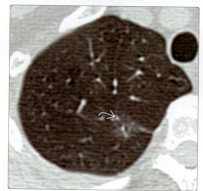
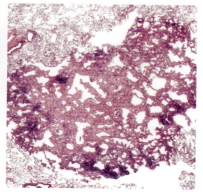

一、专业术语

定义

- 最常见的肺癌组织学亚型（约占所有肺癌病例的50%）
- 肿瘤细胞沿着肺泡壁贴壁生长
- 术语细支气管肺泡癌（BAC）已经停止使用

二、影像表现

（一）X线表现

- 孤立性结节：通常不明显；大的实性结节更易识别
- 外周性或中央性肿块
- 实变（可能是多发的）
- 类似于局灶性纤维化/瘢痕形成的带状影
- 相关表现
  - 阻塞性肺不张或肺炎
  - 局部侵犯纵隔或胸壁
  - 淋巴结肿大
  - 胸腔积液

（二）CT表现

- 肺结节（＜3cm）
  - 实性、部分实性、磨玻璃样、肺泡样
  - ± 在相同或不同肺叶的多发磨玻璃结节（GGN）
- 肺部肿块（约3cm）
  - 位于外周或中央
  - 边缘：清楚或不清楚、分叶、毛刺
  - 可表现出局部浸润
  - CT增强扫描可以区分肿瘤与邻近肺不张
- 局灶或多灶性实变
- 肺粟粒性小结节
  - 可见于表皮生长因子受体（EGFR）阳性的腺癌
- 相关表现
  - 局部纵隔或胸壁侵犯
  - 肺门/纵隔淋巴结肿大
  - 由癌淋巴管炎引起的平滑的或结节样小叶间隔增厚

（三）CT/病理对照

- 结节（在薄层CT上的特点）
  - 不典型腺瘤样增生（AAH）
    - 癌前病变
    - GGN ≤ 0.5cm
  - 原位腺癌（AIS）
    - 恶性和侵袭前病变
    - GGN ≤ 3cm
  - 微浸润性腺癌（MIA）（CT表现尚未充分描述）
    - GGN或部分实性结节 ≤ 3cm（即磨玻璃和实性成分同时存在）
    - 实性成分 ≤ 0.5cm
      - 与病理学上的浸润部分相关
      - 影像上通常比组织学上更大（邻近肺不张、炎症、纤维化）
    - 磨玻璃成分
      - 与贴壁生长成分相关
      - GGN中可以存在浸润性成分
- 结节、肿块或肿块状实变
  - 浸润性腺癌
    - 贴壁生长为主型腺癌（LPA）
      - 部分实性结节或肿块；磨玻璃影
      - 实性成分 ＞ 0.5cm
      - 原肺泡样
    - 腺泡状、乳头状、微乳头状或实性为主伴黏液产生
      - 通常为实性；可含有磨玻璃成分
  - 浸润性腺癌的变异型
    - 浸润性黏液腺型癌
      - 原黏液型 BAC
      - 多种表现；局灶或多灶性
      - 实变、空气支气管征
      - GGN、部分实性或实性结节或肿块
      - 下叶为著
    - 其他变异型
      - 胶样型腺癌：外周的、局限性、低密度病变

（四）CT/预后对照

- 部分实性结节
  - 实性成分比包括磨玻璃成分在内的整个病变的大小更能预测预后
    - 实性成分＜2cm：无病生存率更高
  - 广泛的磨玻璃成分：预后良好的标志
- 预后良好因素
  - 纯 GGN
  - 肿瘤内含气支气管征
- 预后不良因素
  - 形态学：分叶、毛刺、脐凹征
  - 空洞形成
  - 肺裂回缩
- 较大的浸润性腺癌＝中枢神经系统转移的可能性较大

（五）核医学表现

- PET/CT
  - 初始分期和再分期
  - FDG摄取可能与病变大小和实性成分的大小有关
    - 一系列的研究显示 AIS、MIA 和 LPA 的 FDG摄取＜1.95SUV

- 一系列的研究也证实更具侵袭性的浸润性腺癌 FDG 摄取 ≥ 1.95
  ○ FDG 明显摄取的 GGN 与浸润灶有关

（六）影像检查建议

- 最佳检查方式
  ○ 薄层 CT，最好层厚 ≤ 2mm
- 方案建议
  ○ 报告整个结节的大小和实性成分的大小
  ○ 根据 Fleischner Society 指南处理实性和亚实性结节

三、鉴别诊断

（一）感染

- 结节
  ○ GGN 部分实性或实性结节
- 肿块：实变、球形肺炎、肺脓肿
- 实变：肺炎

（二）血管炎

- 肉芽肿性血管炎（GPA）
  ○ 多发肺结节，常为部分实性

四、病理

（一）一般特征

- 病因
  ○ 吸烟：最重要的独立危险因素
  ○ 致癌物质：石棉、氡

（二）镜下特征

- AAH（侵袭前）
  ○ 立方上皮细胞沿肺泡排列，异形性细胞核，细胞质少，很少的有丝分裂象
- AIS（恶性但是浸润前）
  ○ ≤ 3cm
  ○ 纯贴壁生长
    - 沿肺泡壁；没有间质、血管或胸膜浸润
  ○ 通常是非黏液性
  ○ 诊断需要评估整个病变
- MIA
  ○ ≤ 3cm
  ○ 贴壁生长为主
  ○ 浸润灶均 ≤ 0.5cm
    - 没有间质、血管或胸膜浸润
  ○ 通常是非黏液性
- 浸润性腺癌
  ○ 多种组织学亚型的混合；主要亚型以 5% 递增的半定量方式报告
  ○ 贴壁状为主型腺癌

- 大多数贴壁生长，类似于 AIS 和 MIA
- 淋巴、血管、胸膜浸润或坏死
- 浸润灶 > 0.5cm
  ○ 腺泡状为主型腺癌
    - 圆形至椭圆形恶性腺体侵入纤维间质
    - 肿瘤细胞和腺体间可能含有黏蛋白
  ○ 乳头状为主型腺癌
    - 恶性的立方形至柱状恶性细胞沿纤维血管间质生长
  ○ 微乳头状为主型腺癌
    - 在肺泡内生长的小乳头状腺细胞，没有纤维血管间质
    - 与其他细胞类型相比，提示预后更差
  ○ 实性为主伴黏液产生型
    - 大量成片状多角形细胞，没有腺癌模式
      □ 即腺泡状、乳头状、微乳头状或伏壁样

五、临床表现

（一）表现

- 最常见的症状和体征
  ○ 咳嗽、呼吸困难、胸痛（可能是胸膜炎引起）
  ○ 咯血、声音嘶哑、体重减轻
  ○ 上腔静脉综合征、Pancoast 综合征
- 其他症状和体征
  ○ 胸腔外转移：根据受累器官出现多种体征和症状
    - 骨转移：骨痛、病理性骨折
    - 肝转移：肝功能改变、肝肿大和（或）黄疸
  ○ 副瘤综合征

（二）人口统计学

- 年龄
  ○ 平均年龄：64 岁
- 性别
  ○ 男性 > 女性；过去 30 年来女性人数急剧增加
  ○ 不吸烟者：女性更常见
- 种族
  ○ 非裔美国人的发病率较高

（三）转归和预后

- 预后主要取决于临床分期
- 分子特征
  ○ EGFR 突变
    - 不吸烟者，女性和亚洲人更常见
    - 提示预后良好
    - 对 EGFR 酪氨酸激酶抑制药（如厄洛替尼、吉非替尼、阿法替尼）反应良好
  ○ ROS1 或 EML4– 间变性淋巴瘤激酶（ALK）融合基因

- 年龄更小
- 不吸烟者或曾吸烟者
- 对 ALK 抑制药（如克唑替尼）反应良好
  ○ KRAS 突变
    - 常见于浸润性黏液腺癌
- 总体 5 年生存率为 15.2%；这可能会在低剂量 CT 肺癌筛查的时代发生变化

（四）治疗

- 手术切除
  ○ 对不能手术患者进行放疗或消融
- 化疗和（或）放疗
- 姑息治疗

参考文献

[1] Nakamura H et al: Close association of IASLC/ATS/ERS lung adenocarcinoma subtypes with glucose–uptake in positron emission tomography. Lung Cancer. 87(1):28–33, 2015

[2] Austin JH et al: Radiologic implications of the 2011 classification of adenocarcinoma of the lung. Radiology. 266(1):62–71, 2013

[3] Travis WD et al: International association for the study of Lung Cancer /american thoracic society/european respiratory society international multidisciplinary classification of lung adenocarcinoma. J Thorac Oncol. 6(2):244–85, 2011

（左图）左肺上叶不典型腺瘤样增生患者的轴位CT平扫显示一5mm磨玻璃样结节➔。在影像上，惰性恶性肿瘤和不典型腺瘤样增生是不可区分的。（右图）镜下图像（HE染色，40×）显示不典型Ⅱ型肺泡细胞和（或）Clara细胞的小增殖灶。细胞不典型腺瘤样增生与原位腺癌之间的组织学分化可能不存在。

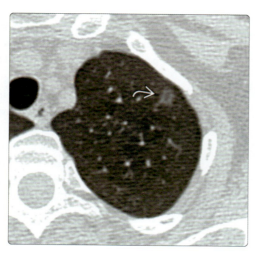
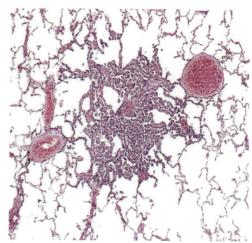

（左图）轴位CT平扫显示一微浸润性腺癌表现为左肺下叶部分实性结节➔，具有微小的实性成分➔和斜裂局部回缩。（右图）同一患者的轴位融合FDG PET/CT显示结节内无FDG摄取➔。微浸润性腺癌通常无明显FDG摄取（＜1.95SUV）并且预后良好。病变的实性成分的大小和FDG摄取的程度与无病存活率呈反比。

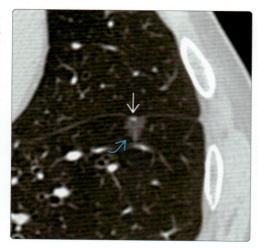
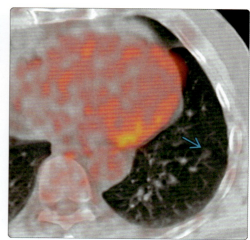

（左图）轴位CT平扫显示左肺上叶部分实性毛刺样肿块，伴有空气支气管征和胸膜凹陷，与浸润性腺癌一致。组织学显示60%腺泡样和40%贴壁样浸润性腺癌。空气支气管征通常与分化良好的肿瘤有关。（右图）同一患者的轴位融合FDG PET/CT显示病变的实性成分中的FDG摄取。FDG摄取与腺癌浸润性成分的程度相关。

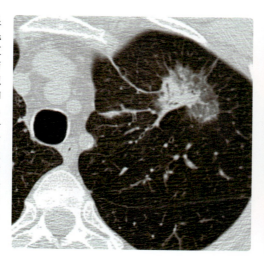
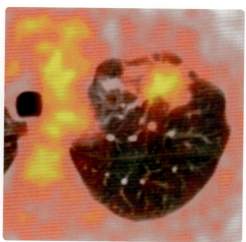

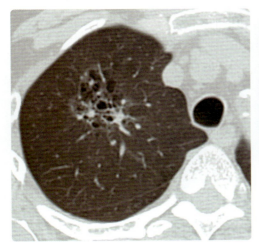

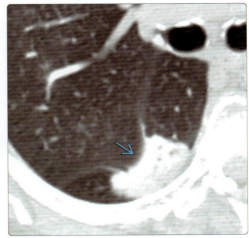

（左图）轴位 CT 平扫显示不均匀的右肺上叶腺癌，内有囊状透亮区，这一表现与分化良好，生长缓慢的肿瘤相关。空气支气管征和纯磨玻璃影也是预后良好的标志。（右图）轴位 CT 平扫显示腺癌患者右肺下叶实性肿块➡伴相邻斜裂牵拉。胸膜牵拉、病变凹陷、毛刺和多叶形提示预后不良。

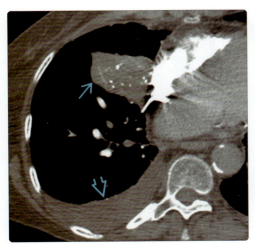

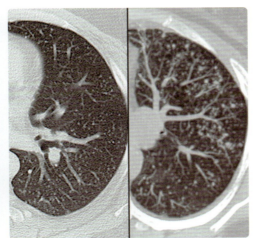

（左图）腺癌患者的轴位 CT 平扫显示右肺中叶分叶状肿块➡，内有点状钙化。这些钙化可能代表包裹的先前存在的肉芽肿或营养不良性肿瘤钙化。还有右侧少量胸腔积液➡。（右图）二名患有多灶性腺癌患者的复合图显示粟粒状（左）和大量小（右）肺结节。这些影像表现可类似粟粒性肺部感染。

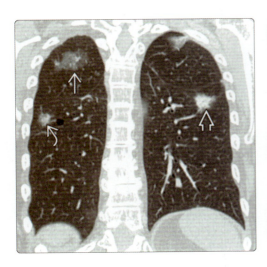

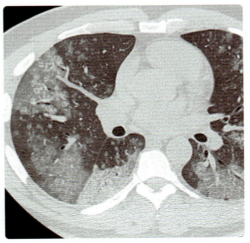

（左图）多灶性侵袭性腺泡样腺癌患者的冠状位 CT 平扫显示双侧磨玻璃影➡，部分实性➡和实性➡肺结节。（右图）患有浸润性黏液腺癌患者的轴位 CT 平扫显示双侧多发磨玻璃影和实变。之前对腺癌的组织学分类，这种表现通常被认为是典型的细支气管肺泡癌，这个术语不再使用。

（左图）浸润性腺癌患者的冠状位 CT 增强扫描显示中央性肿块包裹中央支气管，并狭窄。虽然腺癌通常是外周性病变，但也会发生中央性病变。（右图）未治疗的腺癌的最初 CT 平扫（左）和 10 年后（右）复合图显示有毛刺的右肺上叶结节有很长的生长间隔时间，突出了这些肿瘤的惰性。

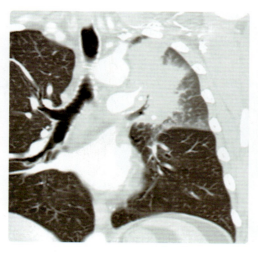
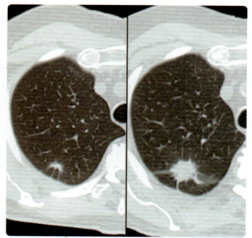

（左图）侵袭性腺癌患者的前后位胸部 X 线片显示左肺上叶空洞性肿块 ➡。由于感染和血管炎也可有类似的表现，建议短期 X 线片随访。（右图）同一患者的冠状位 CT 增强扫描（左）和轴位融合 FDG PET/CT（右）的复合图像显示左肺上叶空洞性肿块，在病变周边有中度 FDG 摄取 ➡。FDG 摄取和空洞的存在是预后不良表现。

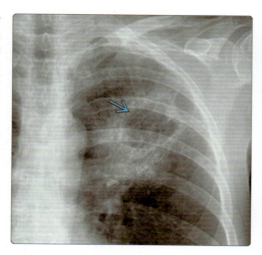
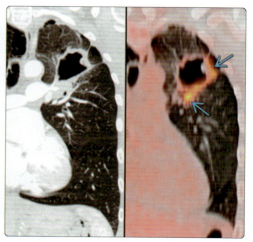

（左图）胶样腺癌患者的前后位胸部 X 线片显示左肺中野的分叶状肿块。（右图）同一患者的轴位 CT 平扫显示左肺上叶边界清楚的液体密度的肿块 ➡ 和明显的实变 ➡。最初未考虑恶性肿瘤，而考虑诸如先天性肺气道畸形和肺内支气管囊肿等病变。胶样腺癌内的低密度区与肿瘤黏蛋白相对应。

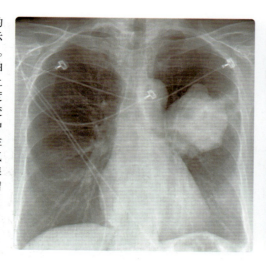
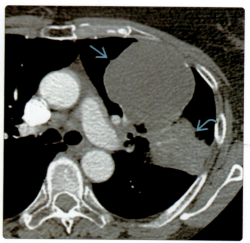

鳞状细胞癌

要点

一、专业术语
- 鳞状细胞癌（SCC）

二、影像表现
- X 线片表现
  - 肺门或肺门周围肿块
  - 支气管阻塞伴阻塞性肺不张 / 肺炎
  - 纵隔 / 肺门淋巴结肿大
  - 外周性肺结节或肿块
- CT
  - 中央性结节 / 肿块 ± 阻塞效应
  - 外周性结节 / 肿块，评估形态特征、局部浸润
  - 评估局部浸润，淋巴结肿大
- MR
  - CT 的补充，评估臂丛、纵隔、胸壁
- PET/CT：分期和再分期

三、主要鉴别诊断
- 腺癌
- 小细胞癌
- 支气管类癌
- 纵隔转移瘤

四、病理
- 不规则的支气管内病变，可能是息肉样
- 细胞核不规则，大核仁和细胞间桥

五、临床信息
- 症状 / 体征
  - 咳嗽、咯血、呼吸困难
  - Pancoast 综合征
  - 副肿瘤性高钙血症

六、诊断要点
- 有中央性肿块 ± 阻塞性肺不张 / 肺炎的吸烟者考虑 SCC

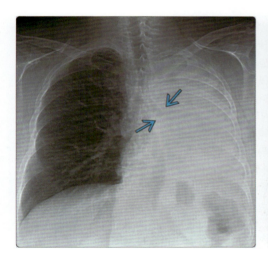
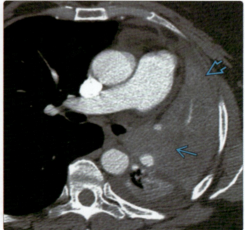

（左图）一名 51 岁女性鳞状细胞癌（SCC）患者的后前位胸部 X 线片显示左主支气管闭塞➡️和左半胸体积缩小。（右图）同一患者的轴位 CT 增强扫描显示左主支气管被中央软性组织肿块完全闭塞➡️，导致左肺体积减小和阻塞性肺炎所致的实变➡️，是鳞状细胞癌的典型影像学特点。

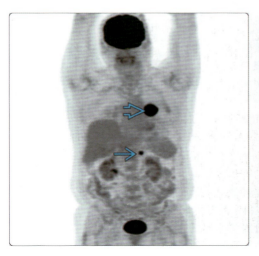
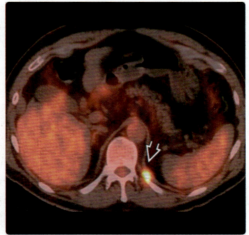

（左图）同一患者的全身 FDG PET 显示内部 FDG 明显摄取的肿块➡️，与原发性恶性肿瘤相关，且上腹部摄取 FDG 的病变➡️高度怀疑转移。（右图）同一患者的轴位融合 FDG PET/CT 显示左侧膈肌的局灶性摄取➡️与转移一致。这种孤立的病变可以与原发肿瘤一起手术治疗。PET/CT 在肺癌准确的初始分期中非常有用。

一、专业术语

（一）缩写

- 鳞状细胞癌（SCC）

（二）定义

- 从鳞状化生（癌前病变）发展而来的原发性肺恶性肿瘤
- 鳞状指扁平的，描述肿瘤细胞形态

二、影像表现

（一）一般特征

- 最佳诊断线索
  - 支气管腔内阻塞性病变伴阻塞性肺不张 / 肺炎
- 定位
  - 通常为中央性
    - 2/3 在主支气管、肺叶或肺段支气管
  - 肺尖病变：Pancoast 肿瘤
- 大小
  - 平均直径：X 线片上约 2.5cm
  - 偶然发现病变：CT 上 0.8 ～ 1.5cm
- 边界特征：毛刺、分叶或光滑
- 密度：均匀或不均匀，可有坏死 / 空洞或钙化

（二）X 线表现

- X 线片
  - 肺门中央 / 肺门周围肿块伴支气管阻塞
    - 肺不张：肺段、肺叶、全肺
      - 反 S 征：中央性肿块导致的肺不张，充气 / 不张的肺呈 S 形
      - 中央支气管狭窄或支气管截断
    - 阻塞性肺炎
      - 可能会掩盖潜在的病变
    - 局部透过度增加
      - 中央支气管阻塞使通气减少
      - 低氧血管收缩导致肺密度降低
  - 纵隔 / 肺门淋巴结肿大
    - 纵隔增宽、隆突角增大、主肺动脉窗消失、单侧或双侧肺门增大
  - 肺部结节或肿块，1 ～ 10cm
    - 在 X 线片上很少发现 < 1cm 的结节
    - 空洞（15%）

（三）CT 表现

- CT 平扫
  - 缺点：难以评估肺门淋巴结肿大、局部浸润和肝转移
  - 优点：更多显示肿瘤钙化，更好显示肾上腺结节

- CT 增强扫描
  - 中央性结节 / 肿块
    - 评估支气管阻塞
    - 支气管内病变显著增加
    - 区分肿瘤与周围肺不张 / 肺炎
    - 评价局部浸润
  - 周围型结节 / 肿块
    - 评估边界特征
      - 分叶、毛刺、胸膜牵拉
    - 中央坏死、空洞、洞壁厚度和形态学的评估
      - 在较大的病变中，空洞更常见
      - 壁厚通常 > 1.5cm
    - 钙化率约为 13%
  - 评估局部浸润
    - 纵隔结构：心脏、心包、大血管或呼吸消化道
    - 胸膜、膈
    - 胸壁：支持浸润的因素
      - 肿瘤 – 胸膜接触 > 3cm
      - 肿瘤 – 胸膜界面钝角
  - 淋巴结肿大
    - 转移概率增加的淋巴结肿大：短径 > 1cm
    - 隆突下淋巴结：短径 > 1.2cm
    - 膈脚后间隙、主动脉旁、心包旁淋巴结：短径 > 0.8cm
  - 胸内转移
    - 肺结节 / 肿块
    - 胸膜 / 心包积液；软组织结节 / 肿块
  - 胸外转移
    - 肾上腺
      - 提示恶性：肿块 > 3cm、边缘不清晰、边缘不规则强化、邻近结构侵犯
      - 如果 CT 值 < 10HU 提示良性

（四）MR 表现

- T_1WI
  - 胸壁浸润
    - 胸膜增厚
    - 肿瘤信号强度延伸至胸壁
- T_2WI
  - 胸壁浸润
    - 高信号胸膜增厚
    - 局部高信号延伸至胸壁
- T_1WI C+FS
  - 壁层胸膜强化
- 通常在特定情况下解决问题
  - 评价局部浸润
  - 评估 Pancoast 肿瘤中的臂丛神经

（五）核医学表现

- PET/CT
  - 放射性活度＞纵隔背景，标准摄取值（SUV）＞2.5：恶性肿瘤的可能性更大
    - 假阳性：感染、肉芽肿病
    - 假阴性：病变＜1cm
  - 纵隔：放射性活度＞背景或 SUV＞2.5 认为异常
    - 特异性 80%；阳性结果需要病理学确认
  - 通过发现转移灶，阻止 20% 的患者行无效开胸手术

（六）影像检查建议

- 最佳检查方式
  - CT 和 PET/CT 用于诊断、分期和监测
- 方案建议
  - CT 用于临床分期：胸腔和肾上腺
    - 评估原发肿瘤、胸部淋巴结、转移灶
    - 确定影像引导下活检方案
  - 对比增强 CT 评价肺门淋巴结的最佳检查方式

三、鉴别诊断

（一）腺癌

- 实性、部分实性或磨玻璃结节或块状
- 毛刺样或分叶状肿块

（二）小细胞癌

- 位于中央的局部浸润性肿块、淋巴结肿大

（三）支气管类癌

- 中央性结节／肿块伴支气管腔内病变

（四）纵隔转移

- 可类似晚期原发性肺癌

四、病理

（一）一般特征

- 病因
  - 假定发展：鳞状上皮化生→不典型增生→原位癌→浸润性癌
  - 与吸烟关系密切
    - 50% 的肺癌发生于吸烟者或曾吸烟者
    - 肺癌风险与吸烟数量、吸烟史长度和焦油／尼古丁含量直接相关
    - 戒烟可降低患肺癌的风险

（二）分期、分级和分类

- CT 和 PET/CT 用于临床分期
- 胸腔穿刺术：恶性胸腔积液升期至 M_{1a}
- 可以缓解大量积液

（三）大体病理和手术所见

- 不规则的支气管内病变，可为息肉样
  - 几乎整个支气管壁侵犯
  - 可沿支气管黏膜生长、阻塞气道并侵犯邻近的淋巴结
- 大肿瘤可能出现空洞

（四）镜下特征

- 细胞核不规则、大核仁和有细胞间桥；角蛋白染色阳性
- 角化珠：分化良好的肿瘤中嗜酸性细胞的层状螺旋体
- 有丝分裂率高、坏死
- 甲状腺转录因子 1 和 napsin A 的染色阳性有利于诊断

五、临床信息

（一）表现

- 常见的症状和体征
  - 7%～10% 无症状：偶然影像诊断
  - 咳嗽、咯血、呼吸困难、发热
    - 症状多见于中央病变和晚期疾病
- 其他症状和体征
  - 支气管狭窄引起的阻塞性肺炎／肺不张
  - 胸壁浸润引起胸痛
  - Pancoast 综合征
    - 臂丛神经受累引起同侧上肢肌肉神经性疼痛或萎缩
    - Horner 综合征：交感神经链和星状神经节受累
  - 副肿瘤综合征：由于肿瘤分泌甲状旁腺激素样物质引起的高钙血症

（二）人口统计学

- 年龄
  - 肺癌风险随年龄增长而增加
- 性别
  - 烟草相关癌症在男性发病率高
- 种族
  - 与其他种族人群相比，非裔美国人的肺癌发病率更高
    - 可能与吸烟普遍率、烟草物质代谢、烟草致肺癌易感性和（或）社会经济地位的差别有关

（三）转归和预后

- 随着 TNM 分期的增加生存率下降
  - 远处转移（所有肺癌亚型）的 5 年生存率为 3.6%

（四）治疗

- Ⅰ－Ⅱ期：这些病例进行手术切除辅助化疗
- ⅢA 期：手术、化疗、放疗或联合治疗

- ⅢB 期：化疗和放疗
- Ⅳ期：这些病例进行化疗和姑息性放疗
  - 这些病例切除单发脑转移瘤
- 建议采用多学科方法

六、诊断要点

思考点

- 中央性肿块的吸烟者 ± 阻塞性肺不张 / 肺炎时考虑 SCC

参考文献

[1] Kinoshita T et al: Prognostic factors based on clinicopathological data among the patients with resected peripheral squamous cell carcinomas of the lung. J Thorac Oncol. 9(12):1779–87, 2014

[2] Nair A et al: Revisions to the TNM staging of non–small cell lung cancer: rationale, clinicoradiologic implications, and persistent limitations. Radiographics. 31(1):215–38, 2011

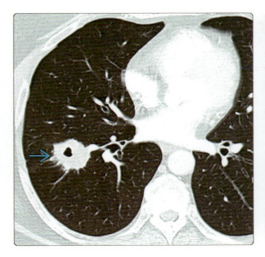

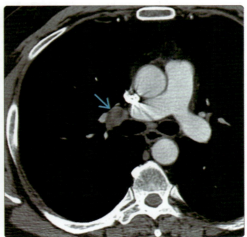

（左图）52 岁男性鳞状细胞癌患者的轴位 CT 增强扫描显示右肺下叶分叶状软组织病变伴中央空洞➡。高达 30% 的鳞状细胞癌有空洞。（右图）同一患者的轴位 CT 增强扫描显示右肺门淋巴结肿大➡，中央密度区与坏死一致。坏死性肿大淋巴结是鳞状细胞患者的常见表现。

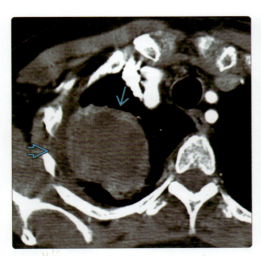

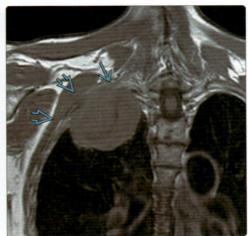

（左图）50 岁男性右肩疼痛的鳞状细胞癌患者的轴位 CT 增强扫描显示右肺尖大的坏死性肿块➡，与 Pancoast 肿瘤一致。注意邻近右侧胸膜顶增厚➡。（右图）同一患者的冠状位 T₁WI MR 显示右肺尖肿块➡。注意肿瘤信号➡侵犯胸膜外脂肪并侵入右胸壁。

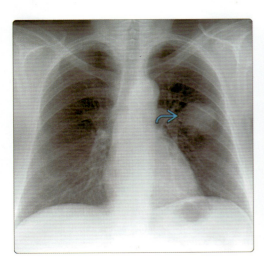

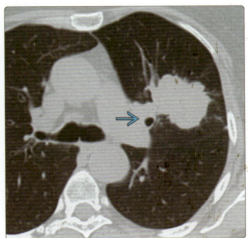

（左图）一名患有原发性肺鳞状细胞癌的 50 岁女性的后前位胸部 X 线片显示左肺中野多叶状肿块➡，边界清晰。（右图）同一患者的轴位 CT 增强扫描显示左肺上叶前缘不规则的分叶状软组织肿块。病变包绕左肺上叶支气管的分支➡。

◄┉■ 小细胞癌 ■┉►

要点

一、专业术语
- 小细胞肺癌（SCLC）
- 局限期小细胞肺癌（LS-SCLC）
- 广泛期小细胞肺癌（ES-SCLC）

二、影像表现
- X线片
  - 中央性肿块
  - 纵隔和（或）肺门淋巴结肿大
- CT
  - 中央性软组织肿块
  - 纵隔和（或）肺门淋巴结肿大
  - 并发症
    - 侵犯纵隔结构
      - 食管、气管和（或）主气管、椎体
      - 心脏和心包
      - 上腔静脉

三、主要鉴别诊断
- 原发性纵隔大 B 细胞淋巴瘤

- 鳞状细胞癌
- 类癌

四、临床信息
- 与吸烟密切相关
- 60% ～ 70% 诊断时有转移
- 分期
  - 包括在第 7 版 TNM 分期系统中
  - 改良的 VALSG 分期标准仍被一些临床医生使用
    - LS-SCLC 对应 I – III 期
    - ES-SCLC 对应 IV 期
- 治疗
  - LS-SCLC：化疗和胸部放疗
  - ES-SCLC：全身化疗
  - 对化疗有反应的患者预防性脑照射
  - 大多数肿瘤不适合手术切除

（左图）一名 68 岁 SCLC 男性患者的后前位胸部 X 线片显示左肺门 / 上肺门肿块和邻近纵隔分叶状增宽➡。左侧膈肌抬高表明膈神经受累。（右图）同一患者的轴位 CECT 显示纵隔软组织肿块➡，包绕并使左肺动脉狭窄➡。膈神经麻痹是由于肿瘤侵入主肺动脉窗。CECT 可用于评估肿瘤对纵隔结构的侵犯。

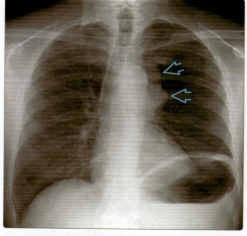
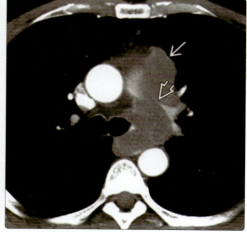

（左图）一名患有 SCLC 有严重吸烟史的 48 岁女性的轴位 CT 增强扫描显示中间支气管➡周围的软组织肿块➡，并延伸到隆突下。SCLC 与吸烟密切相关。（右图）同一患者的全身 FDG PET 显示 FDG- 明显摄取的纵隔淋巴结肿大➡。上腹部多灶性 FDG 摄取代表肝脏➡和胃左淋巴结转移➡。FDG PET 可用于 SCLC 患者的分期。

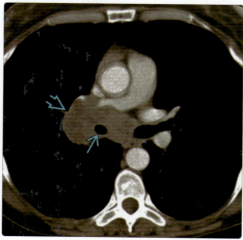
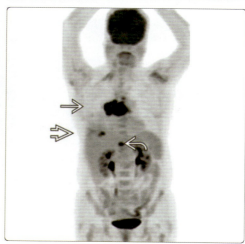

一、专业术语

（一）缩写

- 小细胞肺癌（SCLC）
  - 局限期小细胞肺癌（LS-SCLC）
  - 广泛期小细胞肺癌（ES-SCLC）

（二）同义词

- 燕麦细胞肺癌

（三）定义

- 原发性肺神经内分泌肿瘤
  - 比其他肺神经内分泌肿瘤和非小细胞肺癌更具侵袭性
- 占所有肺癌的 13% ～ 15%

（四）相关综合征

- 抗利尿激素分泌失调综合征（SIADH）
  - 常见副癌综合征与 SCLC 相关
  - 抗利尿激素分泌过多
    - 低钠血症；水排泄受损
- 库欣综合征
  - 促肾上腺皮质激素分泌增多
    - 乏力、高血糖、多尿、低钾性碱中毒
- 类重症肌无力综合征
  - 乙酰胆碱释放受损
    - 近端肌肉无力
- 脑脊髓炎
- 边缘性脑炎
- 肢端肥大症
  - 异位生长激素分泌增多

二、影像表现

（一）一般特征

- 最佳诊断线索
  - 中央性肺结节或肿块
  - 纵隔和（或）肺门淋巴结肿大
    - 纵隔结构的包埋 / 侵犯
- 定位
  - 中央

（二）X 线表现

- X 线片
  - 中央性肺结节 / 肿块延伸至肺门 / 纵隔
    - 可能会出现肺不张和体积缩小
    - 右肺上叶肺不张的反 S 征
  - 纵隔和（或）肺门淋巴结肿大
    - 纵隔肿块
    - 肺门肿块
  - 胸腔积液

（三）CT 表现

- CT 平扫
  - 中央性肺结节或肿块
    - 可能会出现肺不张
    - ＜ 5% 的病例表现为肺结节，没有淋巴结肿大
  - 纵隔（92%）和（或）肺门（84%）淋巴结肿大
    - 可能是疾病仅有的影像学表现
    - 肺部病变可能不明显
  - 外周性肺结节或肿块罕见
  - 68% 有纵隔结构包绕
- CT 增强扫描
  - 评估血管受累
    - 心脏和心包
    - 大血管
      - 包绕肺动脉和（或）静脉
    - 上腔静脉综合征
      - 上腔静脉强化程度减低或缺损
      - 胸壁、颈部和（或）纵隔的侧支血管
  - 评估淋巴结肿大和转移
    - 胸外转移
      - 骨：19% ～ 38%；肝脏：17% ～ 34%；肾上腺：10% ～ 17%；脑：14%

（四）MR 表现

- 胸部 MR 不是常规检查
  - 静脉注射造影剂的禁忌证
    - 严重过敏
    - 肾功能不全
  - 适应证
    - 评估侵犯的结构
      - 心脏和心包
      - 上腔静脉
      - 其他大血管
- 建议所有患者行脑部影像检查（最好 MR）
  - 10% ～ 15% 的神经系统无症状患者有转移

（五）核医学表现

- PET/CT
  - 大多数肿瘤、受累淋巴结和转移灶表现为 FDG 高摄取
    - SCLC 代谢非常活跃
  - 适合初始分期
    - PET/CT 可使原治疗计划改变
      - 整体治疗方案和（或）放疗方案
  - 可用于评估治疗反应和再分期

（六）影像检查建议

- 最佳检查方式
  - CECT 用于评估原发肿瘤及与胸腔内结构的关系
  - FDG PET/CT 用于初始分期
  - 所有患者建议行脑部影像检查（MR 或 CT）

三、鉴别诊断

（一）原发性纵隔 B 细胞淋巴瘤

- 弥漫性大 B 细胞淋巴瘤最常见
  - 非霍奇金淋巴瘤
  - 起源于胸腺
- 30—40 岁患者
- 全身症状
  - 发热、盗汗、体重减轻
- 纵隔大肿块
- 下颈部和（或）胸部可见相应淋巴结肿大

（二）鳞状细胞癌

- 50—60 岁的患者
- 与吸烟密切相关
- 中央性肺结节或肿块
  - 可有空洞

（三）类癌

- 40—50 岁患者
- 肺门或肺门周围结节 / 肿块
  - 可表现为明显强化
  - 钙化特点
    - 点状或弥漫性
- 完全或部分位于支气管内
  - 可能产生不同程度的肺不张和体积缩小

四、病理

（一）一般特征

- 病因
  - 与吸烟密切相关

（二）分期、分级和分类

- 美国老年医院肺癌研究小组（VALSG）
  - 第一种方法用于 SCLC 临床分期
- 改良 VALSG
  - 许多临床医生仍然用于 SCLC 分期
  - 局限期
    - 对应 I – III 期
    - 肿瘤能够被单一放射照射野覆盖
    - 同侧和（或）对侧纵隔和（或）锁骨上淋巴结肿大

- 同侧胸腔积液
  - 广泛期
    - 对应 IV 期
    - 肿瘤超出单一放射照射野范围
    - 转移性疾病
  - IASLC 建议 SCLC 的分期采用第七版 TNM 分期系统

（三）大体病理和手术所见

- 多数（90%～05%*）来自叶或主支气管

（四）镜下特征

- 有丝分裂率高
- 小的蓝色圆形或椭圆形细胞
  - 单纯型
  - 混合型
    - 腺癌、鳞状细胞癌、大细胞癌
- 免疫组化评估
  - TTF-1（甲状腺转录因子 1）：80%

五、临床信息

（一）表现

- 常见症状和体征
  - 咳嗽、胸痛、呼吸困难、咯血
  - 厌食、体重减轻和乏力
- 其他症状和体征
  - 上腔静脉综合征
    - 呼吸困难、面部肿胀、手臂肿胀、声音嘶哑、喘鸣
  - 副肿瘤综合征
  - 与肺外转移相关的症状
    - 脑：共济失调、癫痫发作、精神状态改变
    - 骨：疼痛

（二）人口统计学

- 年龄
  - 60—70 岁
- 性别
  - 男性比女性更常受累

（三）转归和预后

- 侵袭性恶性肿瘤；倍增时间延长
  - 转移播散率高
- 5 年生存率低
  - LS-SCLC：10%～15%
  - ES-SCLC：1%～2%

---

* 原著数据似有误

（四）治疗

- LS-SCLC
  - 化疗和早期采用同步胸部放疗
- ES-SCLC
  - 全身化疗
- 大多数肿瘤不能手术切除
  - 局限于肺部的结节或边界清晰的肿块可考虑手术切除
- 预防性脑照射
  - LS- 或 ES-SCLC 患者已完成化疗且缓解

六、诊断要点

（一）思考点

- SCLC 患者有吸烟史和大的中心性肿块和（或）纵隔 / 肺门淋巴结肿大

（二）图像解读要点

- 建议所有患者行脑部影像检查（MR 或 CT）

（三）报告要点

- 60% ～ 70% 的患者在诊断时有转移性疾病

参考文献

[1] Carter BW et al: Small cell lung carcinoma: staging, imaging, and treatment considerations. Radiographics. 34(6):1707–21, 2014

[2] Lococo F et al: PET/CT assessment of neuroendocrine tumors of the lung with special emphasis on bronchial carcinoids. Tumour Biol. 35(9):8369–77, 2014

[3] Rekhtman N: Neuroendocrine tumors of the lung: an update. Arch Pathol Lab Med. 134(11):1628–38, 2010

[4] Micke P et al: Staging small cell lung cancer: Veterans Administration Lung Study Group versus International Association for the Study of Lung Cancer—what limits limited disease? Lung Cancer. 37(3):271–6, 2002

[5] Nicholson SA et al: Small cell lung carcinoma (SCLC): a clinicopathologic study of 100 cases with surgical specimens. Am J Surg Pathol. 26(9):1184–97, 2002

（左图）一名 62 岁男性 SCLC 患者的后前位胸部 X 线片显示纵隔和双侧肺门淋巴结肿大。左下叶支气管突然截断➹。大量胸腔积液高度怀疑胸膜转移性疾病。（右图）同一患者的轴位 CT 增强扫描证实广泛的双侧肺门和纵隔淋巴结肿大。左肺下叶的原发性恶性肿瘤➡阻塞左下肺叶支气管使左肺下叶肺不张。

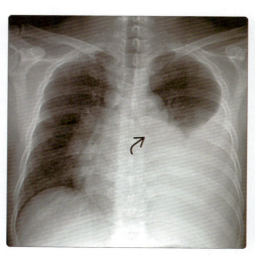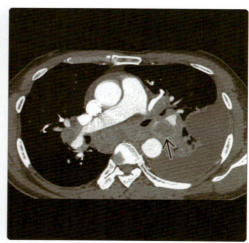

（左图）无症状 57 岁女性的后前位胸部 X 线片显示在左肺门周围边界清晰中央无钙化的结节➡。（右图）同一患者的全身 FDG PET 显示结节内 FDG 高摄取➡，其在活检中代表 SCLC。此时，FDG PET 证实了 LS-SCLC。尽管 SCLC 通常不适合手术切除，但表现为单个结节或肿块的病变可手术切除。

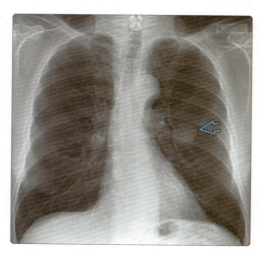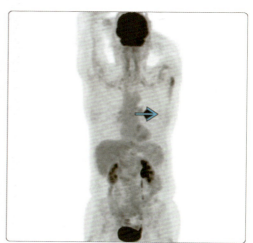

（左图）一名 58 岁女性 SCLC 的患者轴位 CT 增强扫描显示大的软组织肿块➡使右上叶支气管闭塞，导致右上叶完全肺不张➡。位于中央的 SCLC 可表现为肺叶或整个肺的肺不张。（右图）同一患者的冠状位 FDG PET/CT 显示 SCLC 中央 FDG 浓聚➹和右上叶肺不张➡。在这种情况下，FDG PET/CT 提供准确的分期信息，并有助于绘制治疗方案的放射照射范围。

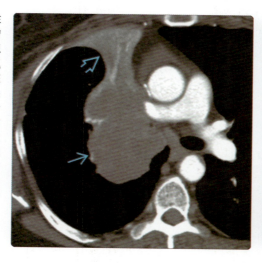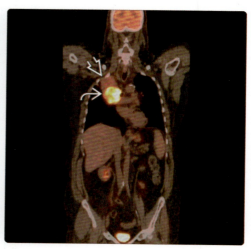

◆►█ 大细胞癌 █◄►

要点

一、专业术语
- 大细胞肺癌（LCLC）
- 排除的诊断
  - 缺乏其他肺癌的特征
- 占所有肺癌的 5%～10%

二、影像表现
- X 线片
  - 外周性结节或肿块
  - 伴纵隔和（或）肺门淋巴结肿大
- CT
  - 具有毛刺或边界清晰结节或肿块
  - 不均匀或均匀强化
  - 20% 的病例会出现营养不良性钙化
  - 转移：脑、骨和肝脏
- FDG PET/CT
  - 肿瘤通常表现出 FDG 摄取增加
  - 在疾病分期中优于单独使用 PET 或 CT

三、主要鉴别诊断
- 鳞状细胞癌
- 腺癌
- 类癌
- 转移性疾病

四、病理
- 根据手术后病理确诊
- 与吸烟密切相关

五、临床信息
- 治疗
  - Ⅰ 期和 Ⅱ 期：手术切除；可以考虑辅助化疗
  - Ⅲ A 期：化放疗；选择性手术切除
  - Ⅲ B 期：化放疗；选择患者行辅助化疗后手术切除
  - Ⅳ 期：化疗

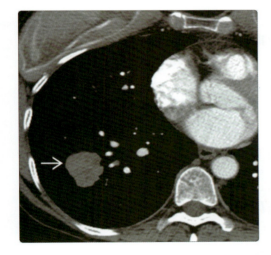
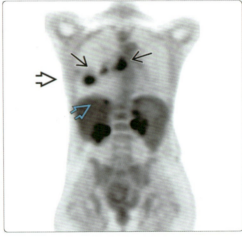

（左图）60 岁女性 LCLC 患者的轴位 CT 增强扫描显示右肺下叶密度不均匀的软组织肿块➡。LCLCs 可表现为密度不均匀或均匀的外周性软组织结节或肿块。（右图）同一患者的全身 FDG PET 在显示原发性肿瘤 FDG 高摄取➡及 FDG 浓聚的肺门和纵隔淋巴结肿大➡。还可见一 FDG 浓聚肝转移➡。FDG PET 可提高初始分期的准确性。

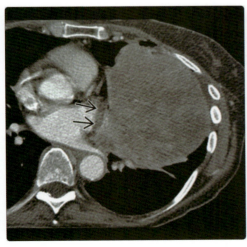
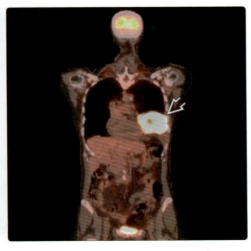

（左图）52 岁女性的轴位 CT 增强扫描显示左肺密度不均匀的大肿块侵犯邻近纵隔➡。经胸部活检诊断 LCLC 很困难，常需要通过手术切除进行确认。（右图）同一患者的冠状位融合 FDG PET/CT 显示左肺原发恶性肿瘤 FDG 高摄取➡。鉴于该肿瘤的局部特征，对患者进行了手术切除和化疗。

一、专业术语

（一）缩写

- 大细胞肺癌（LCLC）

（二）同义词

- 间变性癌

（三）定义

- 排除的诊断
  - 没有小细胞肺癌或其他非小细胞肺癌（NSCLCs）（腺癌或鳞状细胞癌）的特征
- 最少见的 NSCLC 类型
- 最常见的亚型：大细胞神经内分泌癌
  - 神经内分泌肿瘤和 LCLC 常见的特征

二、影像表现

（一）一般特征

- 最佳诊断线索
  - 大而不均匀的肿瘤
- 定位
  - 最常见于肺外周
- 形态
  - 肿块边界清晰

（二）X 线表现

- X 线片
  - 周围性结节或肿块
  - 相应纵隔和（或）肺门淋巴结肿大

（三）CT 表现

- CT 平扫
  - 周围性结节或肿块
    - 分叶、毛刺或边界清晰
  - 20% 的病例有营养不良性钙化
- CT 增强扫描
  - 均匀或不均匀强化
  - 相应纵隔和（或）肺门淋巴结肿大
  - 转移
    - 脑、骨和肝最常见

（四）核医学表现

- PET/CT
  - 肿瘤通常表现出 FDG 摄取增加
  - 优于单独使用 PET 或 CT 进行分期

（五）影像检查建议

- 最佳检查方式
  - CT 增强扫描评估原发肿瘤
  - PET/CT 用于初始分期

三、鉴别诊断

（一）鳞状细胞癌（周围型）

- 肺结节或肿块 ± 空洞

（二）腺癌

- 肺结节或肿块
- 多种密度：纯磨玻璃（非实性）、部分实性或实性

（三）类癌

- 与气道相关的结节或肿块
- 可表现为明显强化和（或）钙化

（四）转移性疾病

- 已知恶性肿瘤患者的肺结节

四、病理

（一）一般特征

- 病因
  - 与吸烟关系密切

（二）分期、分级和分类

- 肿瘤 - 淋巴结 - 转移（TNM）分期系统

（三）大体病理和手术所见

- 经胸活检难以诊断
- 通常需要手术标本确诊

（四）镜下特征

- 多边形大细胞、核浆比低、有丝分裂率高、肿瘤坏死

五、临床信息

（一）表现

- 最常见症状和体征
  - 咯血、厌食、体重减轻、胸痛

（二）人口统计学

- 年龄
  - 55—65 岁
- 性别
  - 男＞女

（三）转归和预后

- 预后差
  - 5 年生存率：15% ～ 57%

（四）治疗

- Ⅰ期和Ⅱ期：手术切除；可以考虑辅助化疗

- Ⅲ A 期：化放疗；选择性手术切除
- Ⅲ B 期：化放疗；肿瘤结节 T_4 期的患者可行辅助化疗后手术切除
- Ⅳ期：化疗

六、诊断要点

思考点

- LCLC 患者为周围型结节或肿块

参考文献

[1] Pelosi G et al: Large cell carcinoma of the lung: A tumor in search of an author. A clinically oriented critical reappraisal. Lung cancer. ePub, 2015

[2] Gollard R et al: Large cell/neuroendocrine carcinoma. Lung Cancer. 69(1):13– 8, 2010

[3] Chong S et al: Neuroendocrine tumors of the lung: clinical, pathologic, and imaging findings. Radiographics. 26(1): 41–57; discussion 57–8, 2006

肺癌的分期
Lung Cancer Staging

◆▪ 肺癌分期方法 ▪◆

T | 原发肿瘤

TNM	定　义
T_x	原发肿瘤大小无法测量，或痰脱落细胞或支气管灌洗液中找到癌细胞，但影像学检查和支气管镜未发现原发肿瘤
T_0	无原发肿瘤的证据
Tis	原位癌
T_1	肿瘤最大径≤3cm，周围包绕肺组织或脏层胸膜，支气管镜证实未累及叶支气管近端（即未侵及主支气管）
T_{1a}	肿瘤最大径≤2cm
T_{1b}	肿瘤最大径＞2cm 但≤3cm
T_2	肿瘤最大径＞3cm 但≤7cm 或具有以下任意一项：累及主支气管距隆突≥2cm，累及脏层胸膜，合并肺不张或阻塞性肺炎延及肺门但未累及全肺
T_{2a}	肿瘤最大径＞3cm 但≤5cm
T_{2b}	肿瘤最大径＞5cm 但≤7cm
T_3	肿瘤最大径＞7cm 或直接累及壁层胸膜、胸壁（包括肺上沟瘤）、膈肌、膈神经、纵隔胸膜、心包壁层；或肿瘤位于主支气管距隆突＜2cm，但未及隆突；或伴有累及全肺的肺不张或阻塞性肺炎或在原发肿瘤同一肺叶内孤立瘤结节
T_4	任何大小的肿瘤侵及纵隔、心脏、大血管、气管、喉返神经、食管、椎体或隆突；原发肿瘤同侧不同肺叶内孤立瘤结节

摘自第 7 版 AJCC 分期表（2010）

N | 区域淋巴结

TNM	定　义
N_x	淋巴结无法评估
N_0	无区域淋巴结转移
N_1	同侧支气管周围和（或）同侧肺门淋巴结和肺内淋巴结转移，包括直接侵犯
N_2	同侧纵隔和（或）隆突下淋巴结转移
N_3	对侧纵隔、对侧肺门、同侧或对侧斜角肌或锁骨上淋巴结转移

摘自第 7 版 AJCC 分期表（2010）

M | 远处转移

TNM	定义
M_0	无远处转移
M_{1a}	原发肿瘤对侧肺出现瘤结节，胸膜结节或恶性胸腔积液，心包积液
M_{1b}	胸外器官或结构有远处转移

摘自第 7 版 AJCC 分期表（2010）

AJCC | 分期 / 预后分组

分期	T	N	M
隐匿期	T_X	N_0	M_0
0 期	Tis	N_0	M_0
Ⅰ A 期	T_{1a}	N_0	M_0
	T_{1b}	N_0	M_0
Ⅰ B 期	T_{2a}	N_0	M_0
Ⅱ A 期	T_{2b}	N_0	M_0
	T_{1a}	N_1	M_0
	T_{1b}	N_1	M_0
	T_{2a}	N_1	M_0
Ⅱ B 期	T_{2b}	N_1	M_0
	T_3	N_0	M_0
Ⅲ A 期	T_{1a}	N_2	M_0
	T_{1b}	N_2	M_0
	T_{2a}	N_2	M_0
	T_{2b}	N_2	M_0
	T_3	N_1	M_0
	T_3	N_2	M_0
	T_4	N_0	M_0
	T_4	N_1	M_0
Ⅲ B 期	T_{1a}	N_3	M_0
	T_{1b}	N_3	M_0
	T_{2a}	N_3	M_0
	T_{2b}	N_3	M_0
	T_3	N_3	M_0
	T_4	N_2	M_0
	T_4	N_3	M_0
Ⅳ期	任何	任何	M_{1a}
	任何	任何	M_{1b}

摘自第 7 版 AJCC 分期表（2010）

局限期小细胞肺癌

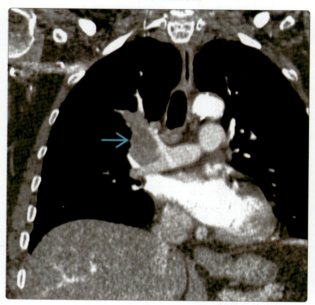

67 岁女性局限期小细胞肺癌患者的冠状位 CECT 显示右肺上叶肿瘤➡️向右肺门延伸。

局限期小细胞肺癌

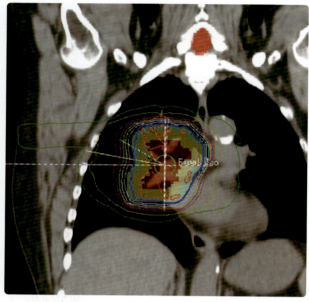

同一患者的冠状位 NECT 显示了小细胞肺癌的靶区，为放射治疗计划的一部分。在改良的 VALSG 分期标准中，局限期小细胞肺癌包括能够被单一放射照射野覆盖的肿瘤。

广泛期小细胞肺癌

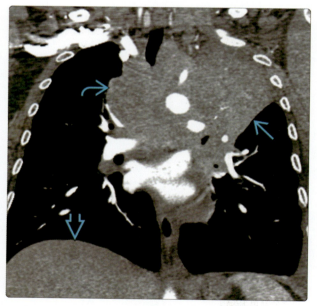

61 岁男性广泛期小细胞肺癌患者的冠状位 CECT 显示继发于恶性肿瘤的左肺上叶肺不张和纵隔广泛受累➡️。肝脏边界不清晰的低密度病变➡️代表转移瘤。

广泛期小细胞肺癌

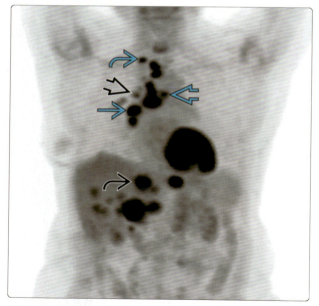

全身 FDG PET 显示广泛期小细胞肺癌表现为右肺门肿瘤 FDG 浓聚➡️，纵隔➡️和右锁骨上➡️淋巴结肿大，肺➡️和肝转移➡️。广泛期肿瘤超出单一放射照射野范围。

胸内转移（M_{1a}）

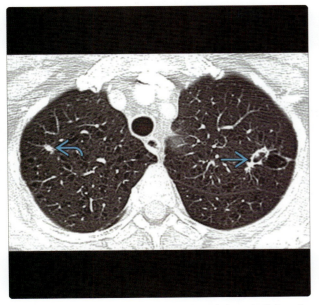

轴位 CECT 显示左肺上叶不规则的囊实性病变➡与腺癌一致。右肺上叶的不规则实性结节➡进行了活检，证明其代表卫星肿瘤结节。胸内转移被归类为 M_{1a} 期。

胸外转移（M_{1b}）

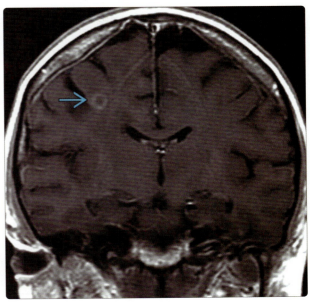

非小细胞肺癌患者的冠状位 $T_1WIC+MR$ 显示右脑半球的环形强化病变➡与脑转移瘤一致。胸外转移瘤被归类为 M_{1b} 类。

转移，各器官转移率

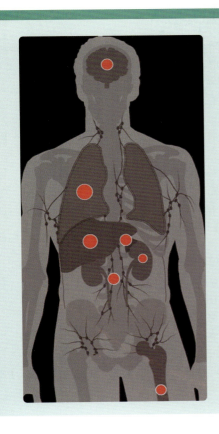

对侧肺	40% ～ 50%
肝脏	33% ～ 40%
肾上腺	18% ～ 38%
脑	15% ～ 43%
骨	19% ～ 33%
肾脏	16% ～ 23%
腹腔淋巴结	29%

一、概述
分类
- 2009 年发布的第七版肿瘤 – 淋巴结 – 转移（TNM）分期系统
  - 国际肺癌研究协会（IASLC）肺癌分期项目的结果
  - 根据 5 年生存率的显著差异修订了一些 T 和 M 指标
    - 对 N 指标没有任何改变
  - 建议用于以下肺癌分期
    - 非小细胞肺癌（NSCLC）包括
      - 腺癌
      - 鳞状细胞癌
      - 大细胞癌
    - 小细胞肺癌（SCLC）
    - 支气管肺类癌
- 用于 SCLC 的分期系统
  - 美国老年医院肺癌研究小组（VALSG）
  - 改良 VALSG

二、病理
肿瘤扩散途径
- 局部扩散
  - 肿瘤扩散到邻近的肺部
  - 沿支气管扩散到肺的远处
  - 晚期疾病
    - 直接延伸到纵隔、胸膜、胸壁
- 淋巴道转移
  - 扩散到同侧或对侧纵隔、肺门或支气管周围淋巴结
- 血行转移
  - 最常见转移部位
    - 肝脏
    - 骨
    - 肾上腺
    - 脑
- 种植性转移
  - 胸膜种植
  - 恶性胸腔积液和（或）胸膜转移

三、影像表现
（一）分期
- 原发肿瘤（T）分期
  - 分期：T_0–T_4
    - 原发肿瘤大小
    - 肿瘤范围
    - 相关特征

- CT 增强扫描
  - 评估原发肿瘤的首选方式
    - 位置
    - 大小：测量长径
    - 肿瘤范围：直接播散、侵犯
  - 肿瘤大小
    - T_{1a}：≤ 2cm
    - T_{1b}：> 2cm 但 ≤ 3cm
    - T_{2a}：> 3cm 但 ≤ 5cm
    - T_{2b}：> 5cm 但 ≤ 7cm
    - T_3：> 7cm
  - 与气道的关系
    - T_2：距隆突 > 2cm 的主支气管受累
    - T_3：肿瘤位于主支气管，距隆突 < 2cm，但未累及隆突
    - T_4：侵及隆突
  - 相邻结构的侵犯
    - T_3：胸壁、膈肌、膈神经、纵隔胸膜、心包壁层
    - T_4：纵隔、心脏和大血管、气管、食管、喉返神经、隆突、椎体
  - 纵隔侵犯
    - CT 和 MR 有可比性
    - CT：敏感度为 40% ～ 84%；特异性为 57% ～ 94%
  - 胸壁侵犯
    - 敏感度介于 38% ～ 87% 和 40% ～ 90% 之间
    - 骨质破坏 ± 肿瘤扩展到胸壁是最可靠的表现
  - 肿瘤结节
    - T_3：与原发肿瘤相同的肺叶
    - T_4：与原发肿瘤同侧肺，但不同肺叶
  - 相关特点
    - T_2：单叶肺不张 / 或阻塞性肺炎
    - T_3：整肺肺不张 / 或肺阻塞性肺炎
- MR 表现
  - 在评估胸壁、纵隔和膈肌的局部侵犯时，比 CT 具有更好的诊断表现
  - 胸壁侵犯
    - T_1WI 上正常胸膜外脂肪层的浸润或破坏
    - T_2WI 上壁层胸膜高信号
    - STIR 上的肋骨破坏
    - 电影 MR 呼吸过程中肿瘤固定到胸壁
  - 在评估心脏、心包和大血管方面优于 CT
- PET 和 PET/CT
  - 在确定肿瘤范围时，PET/CT 比单独 CT 或 PET 更准确
    - CT：68%

      ▫ PET：55%

      ▫ PET/CT：82%

- 淋巴结（N）分期
  ○ 分期：N_0-N_3
    - 胸腔内淋巴结的存在和位置
  ○ CT 增强扫描
    - 使用的解剖标准
    - 以最大短径测量淋巴结
      ▫ 最可重复的测量
      ▫ 下气管旁和隆突下：> 11mm
      ▫ 上气管旁和上纵隔：> 7mm
      ▫ 右肺门和食管：> 10mm
      ▫ 左肺门和食管旁：> 7mm
      ▫ 膈周：> 5mm
      ▫ 内乳区、膈脚后间隙和胸膜外淋巴结：无大小标准；可见视为异常
    - 淋巴结大小并不总是可靠的
      ▫ 在恶性肿瘤的患者中，13% 的淋巴结 < 10mm 但含转移灶
      ▫ 肺癌的 Meta 分析：敏感度 57%；特异性 82%；阳性预测值：56%；阴性预测值：83%
  ○ MR 表现
    - 比 CT 更准确
    - 可以达到与 PET 和 PET/CT 一致的诊断性能
    - 敏感度 75%～83%；特异性 82%～87%；准确性 80%～85%
    - 最佳序列
      ▫ STIR、DWI 和传统的 T_2 加权成像
  ○ PET 和 PET/CT
    - 提高淋巴结转移的检测
      ▫ 转移性淋巴结中 FDG 摄取增加
    - 敏感度 70%～75%；特异性 90%～95%；准确性 75%～80%
    - 可用于直接有创采样，但不能替代它
- 转移（M）分期
  ○ 分期：M_0-M_1
  ○ 转移的存在和位置
    - M_{1a}：胸内转移
      ▫ 胸膜和心包转移，对侧肺肿瘤结节
    - M_{1b}：胸外转移
      ▫ 远处转移
  ○ MR 表现
    - 识别脑、肝和肾上腺转移最好
    - 化学位移 MR 技术：区分腺瘤的肾上腺转移
      ▫ 在 T_1 反相成像中没有信号衰减表明转移
      ▫ 敏感度 100%；特异性 81%

  ○ PET 和 PET/CT
    - 最适合检测软组织转移
    - 检测胸膜转移瘤
      ▫ PET/CT 比胸腔积液的细胞学评估更准确
      ▫ 敏感度 92%；特异性 100%；准确性 78%
    - 用于检测远处转移性疾病时 PET/CT 优于 CT 或 PET
      ▫ 增强 PET/CT 已被证明可以改变治疗
    - 已取代闪烁扫描（骨扫描）检测骨转移
      ▫ 可对 PET/CT 未包括的症状区域进行骨扫描
      ▫ PET 阳性发现需要行活检或与 CT/X 线检查对照
    - 检测肾上腺转移
      ▫ SUV 3：灵敏度 98%，特异性 92%
      ▫ PET 阳性肾上腺病变需要活检
    - 单发 PET 阳性肝脏病变需要活检

（二）VALSG

- 将 SCLC 分为局限期（LS-SCLC）和广泛期（ES-SCLC）
  ○ LS-SCLC
    - 肿瘤能够被单一放射照射野覆盖
    - 局限于同侧纵隔
    - 同侧纵隔或锁骨上淋巴结
  ○ ES-SCLC
    - 肿瘤超出单一放射照射野的范围
    - 对侧纵隔或锁骨上淋巴结
    - 恶性胸膜或心包积液
    - 转移性疾病

（三）改良 VALSG

- IASLC 修订了 VALSG
  ○ LS-SCLC
    - 对应 Ⅰ-Ⅲ期
    - 肿瘤能够被单一放射照射野覆盖
    - 同侧纵隔或锁骨上淋巴结
    - 对侧纵隔或锁骨上淋巴结
    - 同侧胸腔积液（良性或恶性）
  ○ ES-SCLC
    - 对应 Ⅳ期
    - 肿瘤超出单一放射照射野的范围
    - 转移性疾病

（四）再分期

- CT 增强扫描通常用于评估治疗反应、监测和再分期
  ○ 在许多情况下，PET/CT 优于 CT，但不是所有患者的常规检查

四、临床信息

（一）表现

- 一般情况
  - 发病时疾病程度
    - 20% 的患者患有局部病变
    - 25% 的患者有区域转移
    - 55% 的患者有远处转移
  - 症状部分取决于原发肿瘤的位置和范围、转移的存在和位置
- 常见的症状
  - 咳嗽
  - 呼吸困难
  - 体重减轻
  - 咯血
  - 声音嘶哑
  - 胸膜炎性胸痛
- 其他症状
  - 上腔静脉综合征：呼吸困难、面部肿胀、手臂肿胀、声音嘶哑、喘鸣
  - Pancoast 综合征：肩痛、霍纳综合征、手部肌肉萎缩
  - 副肿瘤综合征
    - 高钙血症
    - 抗利尿激素分泌失调综合征（SIADH）
    - 神经系统综合征
    - 血液系统综合征（如血小板增多症、嗜酸性粒细胞增多症、高凝状态）
    - 肥大性骨关节病
    - 皮肌炎 / 多发性肌炎
    - 库欣综合征
  - 与肺外转移相关的症状
    - 大脑：共济失调、癫痫发作、精神状态的改变
    - 骨质结构：骨痛

（二）转归和预后

- NSCLC
  - 诊断时晚期疾病 5 年生存率
    - 局部病变 49%
    - 区域性病变 16%
    - 远处转移期疾病 2%
  - 特定分期的 5 年生存率
    - Ⅰ A 期：75%
    - Ⅰ B 期：55%
    - Ⅱ A 期：50%
    - Ⅱ B 期：40%
    - Ⅲ A 期：10% ～ 35%
    - Ⅲ B 期：< 5%
    - Ⅳ 期：< 5%
  - 预后不良因素
    - 肺部症状
    - 原发肿瘤最大径（> 3cm）
    - 组织学非鳞癌
    - 淋巴结站的多发淋巴结转移
    - 血管侵袭
    - 不能手术的患者
      - 一般状况差
      - 体重减轻 > 基线体重的 10%
- SCLC
  - 60% ～ 70% 的患者在出现临床症状时有播散或广泛病变
  - LS-SCLC
    - 采用联合化疗和胸部放疗时
      - 完全缓解率达 80%
      - 生存期 17 个月
      - 5 年生存：12 ～ 15 个月
  - ES-SCLC
    - 采用联合化疗时
      - 完全缓解率超过 20%
      - 中位生存期 > 7 个月
      - 5 年生存率：2%
  - 预后良好的因素
    - 年龄小
    - 一般状况良好
    - 肌酐水平正常
    - 单个部位转移（ES-SCLC 患者）
  - 预后不良因素
    - ES-SCLC
    - 一般状况差
    - 体重减轻 > 基线体重的 10%
    - 复发的疾病
    - 与肿块相关的血清标志物
      - 最重要的是乳酸脱氢酶

（三）治疗方案

- 各期治疗方案选择
  - NSCLC
    - Ⅰ 期和 Ⅱ 期：手术切除；可考虑辅助化疗
    - Ⅲ A 期：化放疗；选择性手术切除
    - Ⅲ B 期：化放疗；T_4 肿瘤结节患者可以手术切除，然后辅助化疗
    - Ⅳ 期：化疗；如果是寡转移性疾病和可切除的原发性肿瘤行手术切除
  - SCLC
    - LS-SCLC（Ⅰ - Ⅲ 期）：化疗同时联合早期放疗

– ES-SCLC（Ⅳ期）：全身化疗

五、报告要点
（一）T 分期
- 肿瘤大小、位置和疾病范围
  - 主要特征
    – 与气道的关系
    – 相邻结构的侵犯
    – 肿瘤结节
  - CT 增强扫描是用于肿瘤分期的最常用检查方法
  - 在某些方面 MR 优于 CT
    – 胸壁、纵隔和膈肌局部侵犯
    – 心脏、心包和大血管的侵犯
  - 在确定肿瘤范围时，PET/CT 比单独使用 CT 或 PET 更准确

（二）N 分期
- 胸内淋巴结的存在和位置
  - N_1：同侧支气管旁和（或）同侧肺门、肺内淋巴结，包括直接侵犯受累
  - N_2：同侧纵隔和（或）隆突下淋巴结
  - N_3：对侧纵隔、对侧肺门、同侧或对侧斜角肌，或锁骨上淋巴结

（三）M 分期
- 最常见部位
  - 脑、肝、肾上腺、骨骼
    – MR 显示脑、肝和肾上腺转移的最佳检查方式
    – PET/CT 显示软组织转移的最佳检查方法

参考文献

[1] Carter BW et al: Small cell lung carcinoma: staging, imaging, and treatment considerations. Radiographics. 34(6):1707–21, 2014

[2] Chen VW et al: Analysis of stage and clinical/prognostic factors for Lung cancer from SEER registries: AJCC staging and collaborative stage data collection system. Cancer. 120 Suppl 23:3781–92, 2014

[3] Harders SW et al: Mediastinal staging in non–small–cell lung carcinoma: computed tomography versus F–18–fluorodeoxyglucose positron–emission tomography and computed tomography. Cancer Imaging. 14(1):23, 2014

[4] Goldstraw P: New staging system: how does it affect our practice? J Clin Oncol. 31(8):984–91, 2013

T₁ₐ 期肿瘤

T₂ₐ 期肿瘤

（左图）无症状患者的轴位 CT 增强扫描显示左肺上叶缓慢生长的 1.5cm 部分实性结节 ▱ 与恶性肿瘤有关。左上肺叶切除术确诊为 T₁ₐ 期腺癌。（右图）轴位 CT 增强扫描显示左肺下叶的原发性鳞状细胞癌 ▱ 略大于 3cm，与 T₂ₐ 期一致。肿瘤分期低和无淋巴结或远处转移的患者手术切除预后良好。

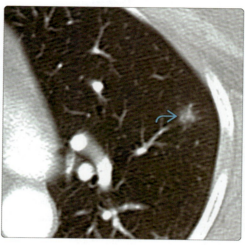

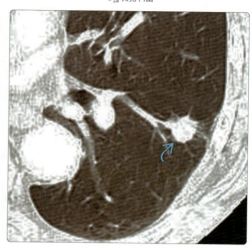

脏层胸膜侵犯（T₂）

肺叶不张（T₂）

（左图）轴位 CT 增强扫描显示左肺上叶腺癌 ▱ 邻近左肺叶间裂 ▱。虽然在成像时无法直接确定脏层胸膜受累，但沿着斜裂或胸膜下肺部存在肿瘤应该怀疑肿瘤浸润，这在手术时得到证实。（右图）轴位 CT 增强扫描显示左肺上叶支气管截断 ▱ 并左肺上叶完全不张。肺不张中不规则低密度区 ▱ 代表恶性肿瘤。

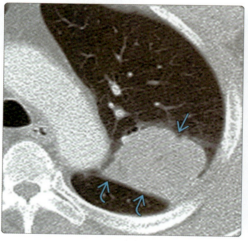

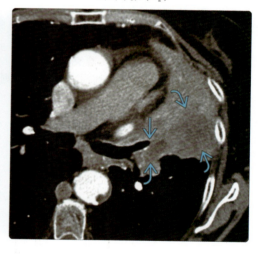

T₃ 期肿瘤

同叶肿瘤结节（T₃）

（左图）轴位 CT 增强扫描显示右肺下叶 8cm 的大细胞癌 ▱。注意脏层胸膜的侵犯 ▱。根据大小标准，该病变与 T₃ 期一致。（右图）轴位 CT 增强扫描显示右肺下叶原发性腺癌 ▱ 和同侧肺叶多发肿瘤结节 ▱。与原发肿瘤相同的肺叶中存在肿瘤结节与 T₃ 期一致。

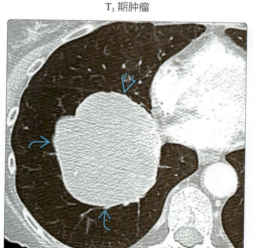

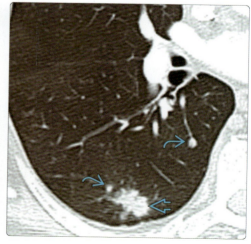

整侧肺不张（T₃）

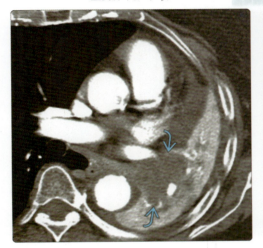

胸壁侵犯（T₃）

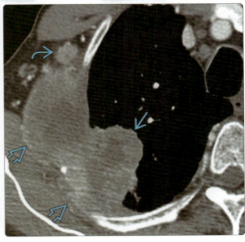

（左图）轴位 CT 增强扫描显示左肺下部非小细胞肺癌（NSCLC），导致完全左肺不张。产生完全肺不张或整个肺的阻塞性肺炎的肿瘤为 T₃ 期。（右图）轴位 CT 增强扫描显示右肺后部的一个不均匀大肿块，侵犯邻近胸壁，与 T₃ 期一致。注意增大的腋窝淋巴结，TNM 系统中没有特别说明，但可被视为 N₃ 或 M₁ 期。

胸壁侵犯（T₃）

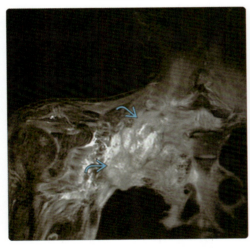

胸壁和纵隔侵犯（T₄）

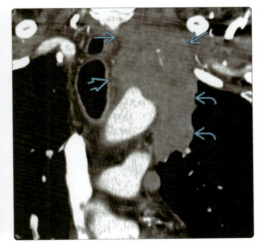

（左图）冠状位 T₂WI FS MR 显示右肺尖侵入右胸壁大的不均匀高信号鳞状细胞癌。MR 的一些表现可能表明胸壁侵犯，例如胸膜外脂肪的浸润、壁胸膜的高 T₂ 信号和肋骨破坏。（右图）冠状位 CT 增强扫描显示左肺上叶内侧侵入相邻胸壁和纵隔的大的肺上沟瘤。前者代表 T₃ 期，后者代表 T₄ 期。

侵犯大血管（T₄）

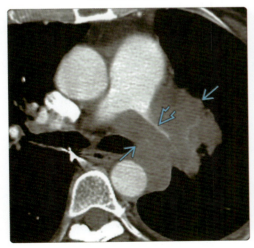

心脏侵犯（T₄）

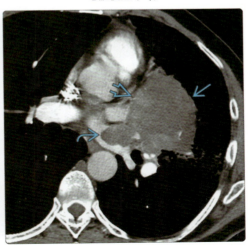

（左图）轴位 CT 增强扫描显示左侧纵隔小细胞肺癌，包绕并导致左肺动脉明显变窄。纵隔结构的侵犯，如大血管，被认为是 T₄ 期，通常无法切除。（右图）轴位 CT 增强扫描显示左肺内侧侵入相邻纵隔并通过肺静脉延伸进入左心房的非小细胞肺癌。心脏和纵隔受累与 T₄ 期一致。

（左图）左肺下叶非小细胞肺癌（未显示）患者的轴位 CT 增强扫描显示左肺门淋巴结肿大 ⬅，符合 N₁ 期。**（右图）**右肺下叶非小细胞肺癌患者的轴位融合 FDG PET/CT 显示 FDG 浓聚的右肺门淋巴结 ➡，其在 CT 增强扫描上大小正常。这些表现与 N₁ 期一致。CT 解剖标准并不总是可靠的，因为亚厘米级淋巴结可能含有微转移。

同侧肺门淋巴结肿大（N₁）

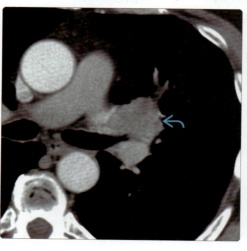

同侧肺门淋巴结肿大（N₁）

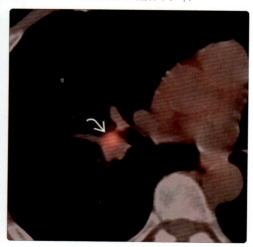

（左图）轴位 CT 增强扫描显示右肺上叶非小细胞肺癌 ⬅ 和右侧气管旁淋巴结肿大 ➡ 与 N₂ 期一致。活检时主动脉前方明显的淋巴结 ➡ 不是恶性的。**（右图）**非小细胞肺癌的患者的轴位 CT 增强扫描（左）和轴位融合 FDG PET/CT（右）的复合图像显示隆突下淋巴结 ⬅ 明显的 FDG 浓聚 ➡，其在活检时是恶性的。

同侧纵隔淋巴结肿大（N₂）

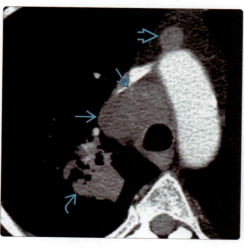

隆突下淋巴结肿大（N₂）

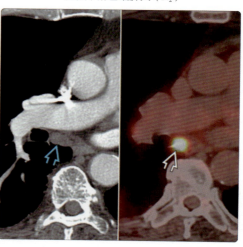

（左图）右肺下叶非小细胞肺癌（未显示）患者的轴位 CT 增强扫描显示右侧气管旁淋巴结肿大 ➡，与 N₂ 期一致，以及与 N₃ 期一致的对侧淋巴结肿大 ⬅。**（右图）**非小细胞肺癌（未显示）患者的轴位融合 FDG PET/CT 显示与 N₃ 期一致的左侧锁骨上淋巴结 FDG 浓聚 ➡。在检测淋巴结转移时，PET/CT 优于 CT 和 PET。

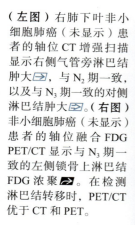

对侧纵隔淋巴结肿大（N₃）

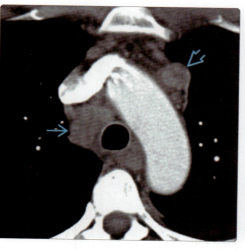

锁骨上淋巴结肿大（N₃）

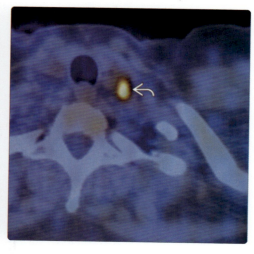

胸膜转移（M_{1a}）

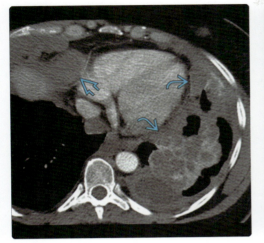

胸膜转移（M_{1a}）

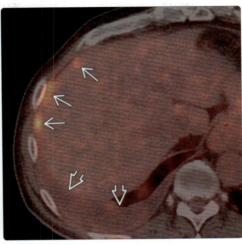

（左图）非小细胞肺癌患者的轴位 CT 增强扫描显示左侧半胸广泛胸膜增厚➡与 M_{1a} 期转移性疾病一致。注意对侧病变的存在➡。（右图）右肺腺癌患者的轴位融合 FDG PET/CT 显示右侧胸腔少量积液➡和右胸膜多发 FDG 摄取增加灶➡，与转移性疾病一致。PET/CT 在鉴别胸膜转移性疾病方面比胸水细胞学检查更准确。

胸膜和心包转移（M_{1a}）

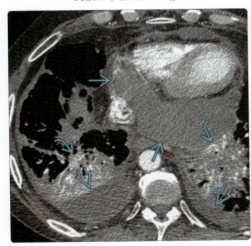

对侧肿瘤结节（M_{1a}）

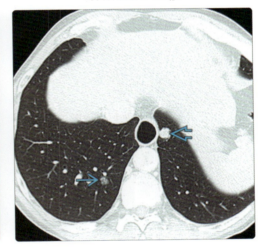

（左图）转移性 NSCLC 患者的轴位 CT 增强扫描显示疾病治疗后肺部➡区域，双侧胸腔少量积液➡，以及大量心包积液➡，与 M_{1a} 期一致。（右图）轴位 CT 增强扫描显示左肺下叶的实性结节➡为原发性腺癌，右肺下叶部分实性结节➡。右肺下叶结节的活检也提示腺癌，与 M_{1a} 期一致。

骨转移（M_{1b}）

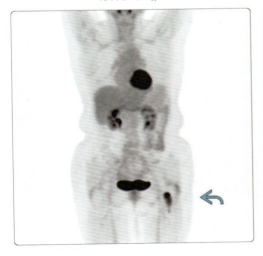

骨转移（M_{1b}）

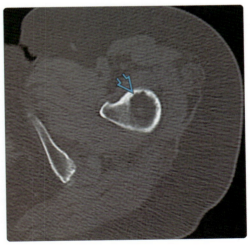

（左图）治疗后非小细胞肺癌患者的全身 FDG PET 显示左侧股骨近端与骨转移相关的 FDG 摄取增加➡。（右图）同一患者的轴位 CT 平扫（骨窗）显示左股骨的溶骨性骨质破坏➡，其对应于 PET 上 FDG 摄取增加灶。当 PET 上存在可疑转移的发现时，建议行相关的 CT/X 线检查和（或）活检。

骨转移（M$_{1b}$）

脑转移（M$_{1b}$）

（左图）治疗后非小细胞肺癌患者的冠状位融合FDG PET/CT 显示胸椎➡️，左骶骨➡️和左髂骨➡️的 FDG 摄取增加，与骨转移一致。（右图）非小细胞肺癌患者的轴位 T$_1$WI C + MR 显示左脑环形强化病变➡️，与转移一致。由于脑实质 FDG 高摄取，FDG PET/CT 上可能无法与转移相鉴别，应行 CT 或 MR 评估这些患者。

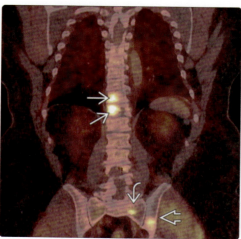

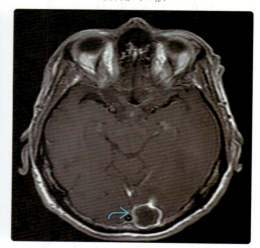

肾上腺转移（M$_{1b}$）

肾上腺转移（M$_{1b}$）

（左图）右肺非小细胞肺癌（未显示）患者的轴位 CT 增强扫描显示左肾上腺的不均匀肿块➡️，与远处转移性疾病或 M$_{1b}$ 期一致。（右图）非小细胞肺癌的患者的轴位融合 FDG PET/CT 显示右肾上腺的 FDG-浓聚结节➡️。活检显示转移。最大标准摄取值大于 3.1 的肾上腺结节很可能为转移性疾病。

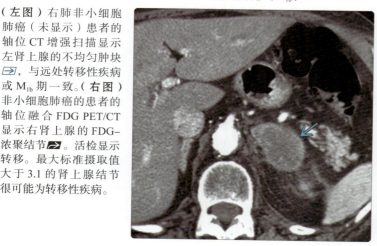

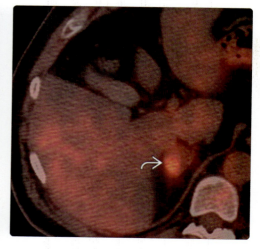

肾上腺转移（M$_{1b}$）

肾上腺转移（M$_{1b}$）

（左图）转移性非小细胞肺癌患者的轴位 T$_1$WI 同相 MR 显示与邻近的肾和主动脉等信号的左肾上腺结节➡️。（右图）同一患者的轴位 T$_1$WI 反相 MR 显示结节内没有明显的信号衰减➡️，提示肾上腺转移。在化学位移 MR 成像中没有信号衰减的肾上腺病变很可能代表转移性疾病。

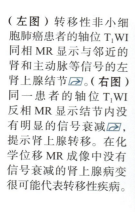

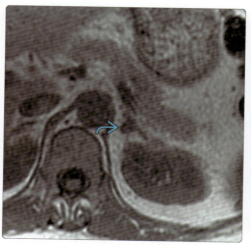

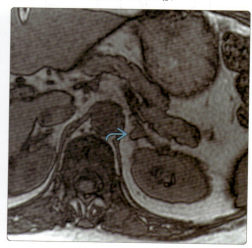

可切除的肺癌

一、专业术语
- 可通过完全手术切除治愈的肺癌
- 非小细胞肺癌（NSCLC）
- 小细胞肺癌（SCLC）

二、影像表现
- 临床分期 I – Ⅲ A 期可以切除
- CT 用于评估病变大小、形态和与胸膜、纵隔、胸壁和隆突的位置关系
  - 纵隔淋巴结 > 1cm 或隆突下区淋巴结 > 1.2cm 可疑转移
  - 评估胸腔积液和（或）胸膜增厚
  - 评估远处转移
- CT
  - 肺结节初步评估的检查方式
- PET/CT
  - 初始临床分期的检查方式

三、主要鉴别诊断
- 腺癌
- 鳞状细胞癌
- 小细胞癌
- 大细胞癌
- 类癌

四、临床信息
- 患者的功能状态是评估手术切除的关键部分
- NSCLC
  - I A 期 5 年生存率：50%；Ⅲ A 期：19%
- SCLC
  - 5 年生存率最多 13%

五、诊断要点
- 在偶然发现的肺结节的鉴别诊断中考虑肺癌，因为肺癌是常见且致命的，尤其是晚期

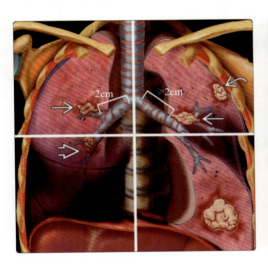
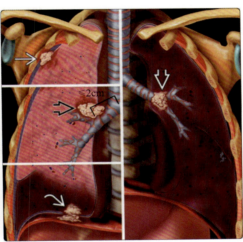

（左图）图示 T_2 期肺癌，累及距离隆突 ≥ 2cm 的支气管➡，侵犯脏层胸膜➡，并伴有部分肺不张或肺炎。T_{2a} 期指肿块 > 3cm 但 ≤ 5cm。T_{2b} 指肿块 > 5cm 但 ≤ 7cm。（右图）图示 T_3 期肺癌侵入胸壁➡，侵入距离隆突 < 2cm 的主支气管➡，侵入膈肌➡，并引起整个肺的肺不张或肺炎➡。

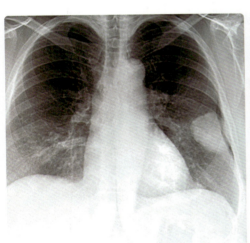
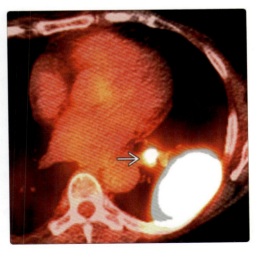

（左图）咳嗽和胸痛的 56 岁女性吸烟者的后前位胸部 X 线片显示左肺下叶 5cm 肿块，邻近少量包裹性气胸。（右图）同一患者的轴位融合 FDG PET/CT 在肿块和同侧左肺门淋巴结内明显的 FDG 摄取➡。病变的胸膜接触超过 3cm 和伴有相关的局限性气胸，这表明脏层胸膜侵犯，与临床ⅡB 期（T_2，N_1）一致。手术证实为腺癌。

一、专业术语

定义

- 通过完全手术切除可以治愈的肺癌

二、影像表现

（一）一般特征

- 最佳诊断线索：临床分期Ⅰ-ⅢA期可以切除
- 大小：单独根据大小不排除手术切除

（二）X 线表现

- X 线片
  - 孤立性结节（＜3cm）或肿块（≥3cm）
  - 患侧肺门和纵隔淋巴结肿大
    - 气管旁线增厚，主肺动脉窗／隆突下肿块，纵隔增宽
  - 复发性阻塞性肺炎
  - 肺不张可能是由于支气管侵犯和（或）邻近淋巴结肿大占位效应所致

（三）CT 表现

- CT 增强扫描
  - 肿瘤大小由三维测量
  - 内部密度的评估（磨玻璃、实性、混合实性和磨玻璃、钙化、脂肪）
  - 确定肿瘤与胸膜、纵隔和隆突位置关系
  - 评估淋巴结：纵隔淋巴结＞短轴 1cm 或隆突下区淋巴结＞短轴 1.2cm 可疑转移
  - 评估胸腔积液和（或）胸膜增厚（病变胸膜接触＞3cm 怀疑胸膜浸润）
  - 脂肪层消失考虑胸壁或纵隔受累
  - 评估远处转移：肾上腺（40%）、肝脏（30%）、骨（20%）、脑（10%）

（四）核医学表现

- PET/CT
  - 常用于检测肺外病变和纵隔淋巴结分期
    - 基于初始分期，24%"外科疾病"的患者发生隐匿性转移
    - 无 FDG 浓聚淋巴结并不能避免通过纵隔镜或支气管内活检病理取样
  - 用于术后检测局部复发
  - 炎症反应的假阳性结果

（五）MR 表现

- 可用于评估疑似心肌、胸壁或膈肌侵犯
- 选择评估脑转移的检查方式

（六）影像检查建议

- CT 用于肺结节初步评估，PET/CT 用于肺癌的初始临床分期

三、鉴别诊断

（一）腺癌

- 磨玻璃样、实性或部分实性结节／肿块
- 边缘有毛刺、不规则或分叶

（二）鳞状细胞癌

- 中央肿块；外周性病变可能表现出空洞

（三）小细胞癌

- 大的中央性肿块侵入肺门和纵隔，常伴有淋巴结转移

（四）支气管类癌

- 边界清晰的中央性结节或肿块，常见腔内部分

四、病理

（一）分期、分级和分类

- 适用于 NSCLC、SCLC 和支气管类癌

（二）镜下特征

- 基于组织学类型分类

五、临床信息

（一）表现

- 常见的症状和体征
  - 常在影像检查中偶然发现
- 其他症状和体征
  - 咳嗽、呼吸困难、肺不张、喘息、反复发作的阻塞性肺炎

（二）转归和预后

- NSCLC：ⅠA 期 5 年生存率为 50%，ⅢA 期为 19%
- SCLC：5 年生存率最多为 13%

（三）治疗

- NSCLC Ⅰ期或Ⅱ期：在选择性患者行手术切除加纵隔淋巴结清扫和辅助化放疗
  - 肺叶切除术较为理想，但如果肺活量受限则可行肺段切除术；可行电视辅助胸腔镜手术
  - T₃ 期肿瘤常需要肺切除术
  - 如果患者不能手术，则放疗或经皮消融
- NSCLC ⅢA 期：切除常同时放化疗
- SCLC：通常在诊断时广泛播散；全身化疗，手术起着很小的作用

六、诊断要点

思考点

● 偶然发现的不确定的肺结节考虑肺癌，因为肺癌是常见且致命的，尤其是晚期

参考文献

[1] Boffa DJ et al: Now or later: evaluating the importance of chemotherapy timing in resectable stage Ⅲ (N_2) lung cancer in the National Cancer Database. Ann Thorac Surg. 99(1):200–8, 2015

肺癌，AJCC 分期

TNM	定　义
（T）原发肿瘤	
T_0	无原发肿瘤的证据
T_{is}	原位癌
T_1	肿瘤最大径 ≤ 3cm，周围包绕肺组织或脏层胸膜，未累及叶支气管近端（即未侵及主支气管）
T_{1a}	肿瘤最大径 ≤ 2cm[a]
T_{1b}	肿瘤最大径 > 2cm 但 ≤ 3cm
T_2	肿瘤最大径 > 3cm 但 ≤ 7cm 或具有以下任何特征：侵及脏层胸膜，侵及距隆突 ≥ 2cm 的主支气管，肺不张或阻塞性肺炎延及肺门但未累及全肺
T_{2a}	肿瘤最大径 > 3cm 但 ≤ 5cm
T_{2b}	肿瘤最大径 > 5cm 但 ≤ 7cm
T_3	肿瘤 > 7cm，肿瘤直接侵犯胸壁、膈肌、膈神经、纵隔胸膜、心包壁层；肿瘤位于主支气管距隆突 < 2cm，全肺的肺不张或阻塞性肺炎，原发肿瘤同一肺叶内孤立瘤结节
T_4	任何大小的肿瘤侵及心脏、大血管、气管、喉返神经、食管、椎体或隆突，或原发肿瘤同侧不同肺叶内孤立瘤结节
（N）区域淋巴结	
N_x	区域淋巴结无法评估
N_0	无区域淋巴结转移
N_1	同侧支气管周围和（或）同侧肺门周围淋巴结和肺内淋巴结转移，包括直接侵犯
N_2	同侧纵隔和（或）隆突下淋巴结转移
（M）远处转移	
M_0	无远处转移

a. 罕见的任何大小的浅表扩散型肿瘤，但局限于支气管壁，可侵及近侧的主支气管，也被归类为 T_{1a}（摘自 AJCC 癌症分期表，第 7 版，2010）

AJCC 分期 / 预后分组

分　期	T	N	M
I A	T_{1a}	N_0	M_0
	T_{1b}	N_0	M_+
I B	T_{2a}	N_0	M_0
II A	T_{2b}	N_0	M_0
	T_{1a}	N_1	M_0
	T_{1b}	N_1	M_0
	T_{2a}	N_1	M_0
II B	T_{2b}	N_1	M_0
	T_3	N_0	M_0
III A	T_{1a}	N_2	M_0
	T_{1b}	N_2	M_0
	T_{2a}	N_2	M_0
	T_{2b}	N_2	M_0
	T_3	N_1	M_0
	T_3	N_2	M_0
	T_4	N_0	M_0
	T_4	N_1	M_0

根据 TNM 分期，这些阶段的肺癌通常被认为是可切除的（摘自 AJCC 癌症分期表，第 7 版，2010）

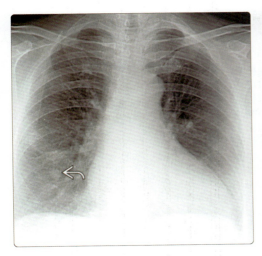

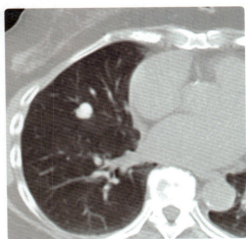

（左图）无症状的 60 岁女性的前后位胸部 X 线片显示肺癌表现为在右肺中叶 1.4cm 的不确定的结节�””。（右图）同一患者的轴位 CT 平扫确定了中叶结节，更好地显示其分叶状边界。随后的 PET/CT（未显示）显示局灶性 FDG 摄取，没有转移性疾病，表明临床 I A 期（T_{1a}，N_0，M_0）肺癌。右中叶切除术证实腺癌的诊断。

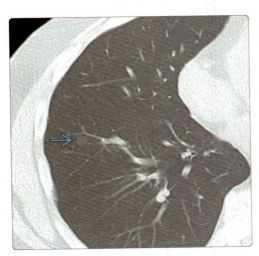

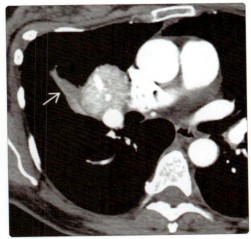

（左图）69 岁吸烟者的 CT 平扫显示 9mm 磨玻璃样结节➔，在 3 个月的随访扫描中未吸收。这证明是侵袭性腺癌。（右图）从未吸烟的 52 岁大咯血患者的轴位 CT 增强扫描显示 5cm 的分叶状肿块内含有钙化并导致中叶肺不张➔。经支气管活检证实了类癌的诊断，被定为 I B 期疾病（T_2，N_0，M_0）并行肺叶切除术。

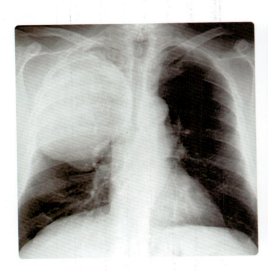

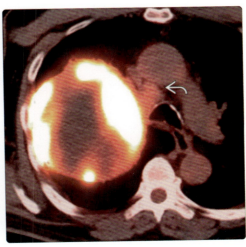

（左图）一名体重减轻的 70 岁吸烟者的后前位胸部 X 线片显示占据右上半胸的 11cm 的肿块。（右图）同一患者的轴位融合 PET/CT 显示在该鳞状细胞癌中明显的外周 FDG 摄取和中心坏死。注意右侧气管旁淋巴结（4R）�””的轻度 FDG 摄取。这些表现与临床 ⅢA 期（T_3，N_2，N_0）肺癌一致。患者行右上肺叶切除术，淋巴结清扫术和化疗。

◀▌• 不可切除的肺癌 •▐▶

要点

一、专业术语
- 非小细胞肺癌（NSCLC）
- 小细胞肺癌（SCLC）
- 手术不能提高生存率的肺癌：临床分期ⅢB和Ⅳ期

二、影像表现
- T_4：侵犯纵隔结构、椎体、同侧不同肺叶瘤结节
- N_3：斜角肌、锁骨上淋巴结、对侧纵隔或对侧淋巴结转移
- M_1：转移性疾病
  - M_{1a}：对侧肺肿瘤结节、恶性胸腔积液/结节、恶性心包积液
  - M_{1b}：远处转移
- CECT
  - 显示肿瘤特征和初始分期的检查方式
- PET/CT 和 MR
  - 最适合检测特定转移灶

三、主要鉴别诊断
- 腺癌
- 鳞状细胞癌
- 小细胞癌

四、临床信息
- 症状/体征
  - 咳嗽、呼吸困难、咯血
  - 体重减轻
  - Pancoast 综合征
  - 上腔静脉综合征
  - 精神状态改变或脑转移性癫痫发作
- NSCLC5 年生存率：ⅢB 期和Ⅳ期＜5%
- 广泛期 SCLC：罕见生存超过 6 个月

五、诊断要点
- 放射科医师在识别可能无法切除的肿瘤患者和通过影像引导活检确认肿瘤不可切除性方面起着至关重要的作用

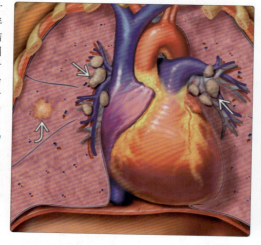

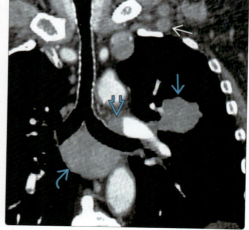

（左图）图示显示中叶不可切除的肺癌➡伴双侧转移性肺门淋巴结肿大➡。对侧肺门、同侧斜角肌/锁骨上或对侧纵隔淋巴结的受累为 N_3 期并且无法切除。（右图）56 岁男性吸烟者的冠状位 CT 增强扫描显示左肺上叶 3cm 肺癌➡伴有隆突下➡、纵隔➡和左锁骨上➡淋巴结肿大。N_3 期疾病使受累患者升期至无法切除的ⅢB 期。

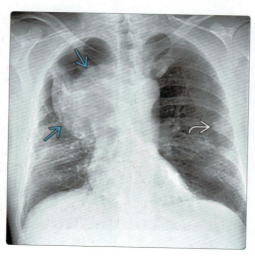

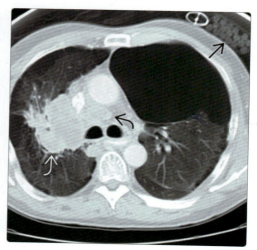

（左图）一名 55 岁男性肺癌患者的后前位胸部 X 线片显示右上肺门大肿块，伴右上叶肺不张➡。注意 1.5cm 左肺上叶结节➡。（右图）同一患者的轴位 CT 增强扫描显示右肺上叶中央性大肿块➡伴有纵隔侵犯和淋巴结肿大➡。肺气肿和患者口袋中的一包香烟➡确认了主动吸烟状态。直接纵隔侵犯和对侧恶性肿瘤使得该患者的疾病无法切除。

一、专业术语

（一）缩写

- 非小细胞肺癌（NSCLC）
- 小细胞肺癌（SCLC）

（二）定义

- 手术不能提高生存率的肺癌：临床分期Ⅲ B 和Ⅳ期

二、影像表现

（一）一般特征

- 最佳诊断线索
  - N_3 区淋巴结和（或）远处转移排除了手术治疗

（二）X 线表现

- X 线片
  - 肺结节（<3cm）或肿块（≥3cm）
  - 肺门和纵隔淋巴结肿大（对侧）
    - 气管旁线增厚，主肺动脉窗/隆突下区异常，纵隔增宽
  - 胸腔积液
  - 骨转移

（三）CT 表现

- CT 增强扫描
  - T_4：肿瘤侵犯纵隔结构、椎体、同侧不同肺叶瘤结节
  - N_3：斜角肌、锁骨上淋巴结、对侧纵隔或对侧肺门淋巴结转移，短轴＞1cm
  - M_{1a}：对侧肺肿瘤结节、恶性胸腔积液、实性胸膜转移
  - M_{1b}：远处转移
    - 肾上腺（40%）、肝脏（30%）、骨（20%）、脑（10%）
  - 确诊需结节活检或体液细胞学检查

（四）核医学表现

- PET/CT
  - 检测肺外疾病和纵隔分期的检查方式
    - 24% 的手术患者升期至无法手术
    - 检测脑转移瘤不敏感
  - 用于监测治疗反应

（五）MR 表现

- 诊断脑、肝和肾上腺转移瘤的检查方式
  - 脑转移：环形强化病灶
  - 化学位移 MR 技术可用于区分肾上腺转移和良性腺瘤
    - T_1 反相成像没有信号衰减表明转移
    - 灵敏度 100%；特异性 81%

- 用于评估心肌、纵隔、血管、臂丛或椎体受累

（六）超声表现

- 用于指导胸腔穿刺术或病变活检

（七）影像检查建议

- 最佳检查方式
  - CT 增强扫描是显示初始病变特征和初始分期的检查方式
  - PET/CT 和 MR 检测转移灶的最佳检查方式

三、鉴别诊断

（一）腺癌

- 磨玻璃样、实性或部分实性结节或肿块
- 毛刺、不规则或分叶状边缘

（二）鳞状细胞癌

- 位于中央的肿块，通常有空洞

（三）小细胞肺癌

- 大的中央肿块伴有肺门/纵隔侵犯和多发淋巴结肿大

四、病理

（一）一般特征

- 遗传
  - 终身不吸烟者更容易发生表皮生长因子基因（EGFR）突变
    - 对酪氨酸激酶抑制药的高反应率

（二）分期、分级和分类

- 适用于 NSCLC、SCLC 和支气管类癌分期

（三）镜下特征

- 腺癌
  - 黏液性或非黏液性腺体形成；腺泡和（或）贴壁生长方式
- 鳞状细胞癌
  - 角化珠、细胞间粒桥
- 小细胞癌
  - 小圆细胞，细胞质稀少，常见有丝分裂

五、临床信息

（一）表现

- 常见的症状和体征
  - 咳嗽、呼吸困难、咯血
  - 复发性肺炎
  - 体重减轻
- 其他症状和体征
  - 胸壁侵犯引起的疼痛

○ 精神状态改变或脑转移性癫痫发作
○ 上腔静脉综合征
○ 侵犯喉返神经引起的声音嘶哑
○ Pancoast 综合征：上肢神经性疼痛、上睑下垂、瞳孔缩小、眼球内陷、无汗症
○ 副肿瘤综合征，最常见于 SCLC
- 临床分析
  ○ 现在或以前的吸烟者占患者的 85% 以上

（二）人口统计学

- 性别
  ○ 男性：女性 =2：1

（三）转归和预后

- NSCLC：ⅢB 期 5 年生存率为 7%，Ⅳ期为 2%
- SCLC：快速进展，生存时间很少超过 6 个月

（四）治疗

- NSCLC ⅢB 期：与序贯疗法相比，同步化放疗可提高生存率
- NSCLC Ⅳ期：孤立性脑转移可采用手术切除或放射外科治疗
  ○ 化疗、放疗或热消融的任何组合的姑息治疗
- SCLC：放化疗；5 年生存率 10%

六、诊断要点

报告要点

- 放射科医师在识别可能无法切除的肿瘤患者中起着至关重要的作用

参考文献

[1] Betancourt-Cuellar SL et al: Pitfalls and limitations in non-small cell lung cancer staging. Semin Roentgenol. 50(3):175-82, 2015

肺癌，AJCC 分期

TNM	定　义
（T）原发肿瘤	
T_1	肿瘤最大径≤ 3cm，周围包绕肺组织或脏层胸膜，支气管镜证实未累及叶支气管近端（即未侵及主支气管）
T_{1a}	肿瘤最大径≤ 2cm[a]
T_{1b}	肿瘤最大径＞ 2cm 但≤ 3cm
T_2	肿瘤最大径＞ 3cm 但≤ 7cm 或具有以下任何特征：侵及距隆突≥ 2cm 的主支气管，侵及脏层胸膜，伴有肺不张或阻塞性肺炎延及肺门但不累及全肺
T_{2a}	肿瘤最大径＞ 3cm 但≤ 5cm
T_{2b}	肿瘤最大径＞ 5cm 但≤ 7cm
T_3	肿瘤最大径＞ 7cm 或直接累及壁层胸膜、胸壁（包括肺上沟瘤）、膈肌、膈神经、纵隔胸膜、心包壁层；或肿瘤位于主支气管距隆突＜ 2cm，但未及隆突；或伴有累及全肺的肺不张或阻塞性肺炎或在原发肿瘤同一肺叶内孤立瘤结节
T_4	任何大小的肿瘤侵及纵隔、心脏、大血管、气管、喉返神经，食管，椎体，或隆突；或原发肿瘤同侧不同肺叶内孤立瘤结节
（N）区域淋巴结	
N_2	同侧纵隔和（或）隆突下淋巴结转移
N_3	对侧纵隔、对侧肺门、同侧或对侧斜角肌或锁骨上淋巴结转移
（M）远处转移	
M_{1a}	原发肿瘤对侧肺出现瘤结节、胸膜结节或恶性胸腔积液、心包积液[b]
M_{1b}	胸外器官或结构有远处转移

a. 任何大小的罕见浅表扩散肿瘤，其侵入部分仅限于支气管壁，可延伸到支气管近端，也被归类为 T_{1a}。b. 大多数胸膜和心包积液伴有肺癌是由于恶性肿瘤；然而，在一些患者中，胸膜 / 心包液的多次细胞病理学检查是肿瘤阴性的，并且积液是非血性的非渗出性的。如果这些因素和临床判定积液与肿瘤无关，则应排除积液作为分期因素，患者应归类为 M_0（摘自 AJCC 癌症分期表，第 7 版，2010）

AJCC 分期 / 预后分组

分　期	T	N	M
ⅢB	T_{1a}	N_3	M_0
	T_{1b}	N_3	M_0
	T_{2a}	N_3	M_0
	T_{2b}	N_3	M_0
	T_3	N_3	M_0
	T_4	N_2	M_0
	T_4	N_3	M_0
Ⅳ	任何 T	任何 N	M_{1a}
	任何 T	任何 N	M_{1b}

TNM 分期，这些阶段的肺癌通常被认为是不可切除的（摘自 AJCC 癌症分期表，第 7 版，2010）

（左图）一名 73 岁呼吸困难逐渐加重的既往吸烟者的后前位胸部 X 线片显示纵隔增宽和双侧肺门增大，与淋巴结肿大一致。（右图）同一患者的轴位 CT 增强扫描显示右肺门周围 12cm 的分叶状肿块➡️，对侧纵隔淋巴结肿大➡️，恶性右侧胸腔积液➡️。还发现对侧肺结节和脑部肿块，与临床 IV 期疾病（T_4，N_3，M_{1b}）一致。

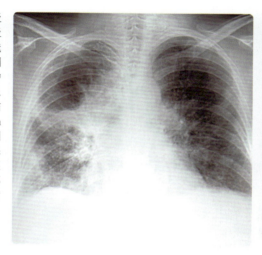
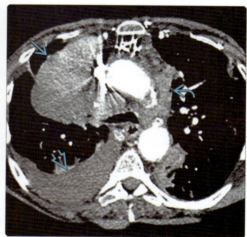

（左图）头痛的 45 岁女性患者的轴位 T_1WI C+ 脑 MR 显示双侧脑多发病变（一个为环形强化➡️），周围水肿和占位效应。（右图）同一患者的轴位 CT 增强扫描显示右肺上叶 3cm 多叶状肿块➡️。发现不确定的肾上腺结节（未显示），并且活组织检查证实代表转移性肺腺癌 IV 期（T_{1b}，N_0，M_{1b}）。患者接受化放疗，但仅存活 2 个月。

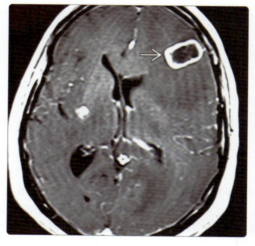
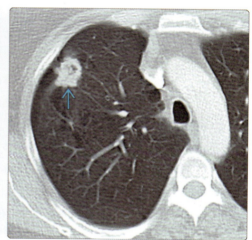

（左图）66 岁男性咳嗽患者的轴位 CT 平扫显示 12cm 肿块阻塞左肺上叶支气管伴纵隔和胸膜浸润。患者口袋里的香烟➡️确定目前的吸烟状况。CT 引导下的活检诊断为小细胞肺癌。（右图）44 岁鳞状细胞癌男性患者的轴位心脏 CT 显示侵犯心脏的右肺下叶大肿块➡️，与不可切除的疾病一致。

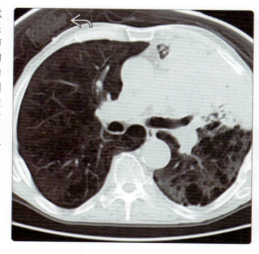
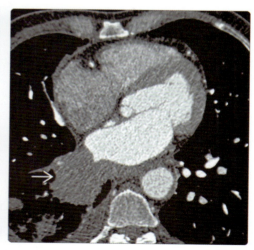

◀▪ IASLC 淋巴结图谱 ▪▶

要点

一、专业术语
- 使用特定名称的区域淋巴结图谱，以促进淋巴结转移的可靠评估
  - 定义 14 个淋巴结组和 7 个淋巴结区域
  - 根据与其相关的结构或其一般解剖位置命名的区域淋巴结
  - 应与第 7 版肿瘤 – 淋巴结 – 转移（TNM）分类系统一起用于肺癌

二、影像表现
- 淋巴结分区
  - 锁骨上区：第 1 组
  - 上区（上纵隔）：第 2、3、4 组
  - 主动脉肺动脉区：第 5、6 组
  - 隆突下区：7 组
  - 下区（下纵隔）：第 8、9 组
  - 肺门和叶间区（肺）：第 10、11 组
  - 周围区（肺）：第 12、13、14 组

三、病理
- 淋巴结分期
  - N_0：无区域淋巴结
  - N_1：同侧支气管周围和（或）同侧肺门淋巴结或肺内淋巴结
  - N_2：同侧纵隔和（或）隆突下淋巴结
  - N_3：对侧纵隔、对侧肺门、同侧或对侧斜角肌或锁骨上淋巴结转移

四、临床信息
- 治疗方案基于淋巴结受累、肿瘤特征和是否存在转移
  - N_1：在不是晚期肿瘤或没有转移的情况下考虑切除
  - N_2：可能适合手术；在切除原发性肿瘤之前可以行化疗和放疗
  - N_3：一般不适合手术治疗

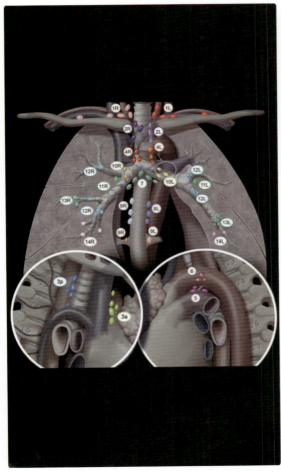

图示国际肺癌研究学会（IASLC）绘制的常受肺癌累及的淋巴结组

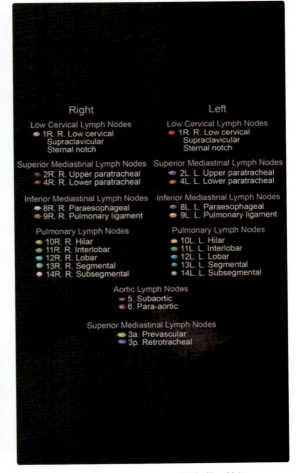

图示 IASLC 淋巴结图谱中描绘的特定淋巴结组

一、专业术语

定义

- 区域淋巴结图谱使用特定名称来促进淋巴结转移的可靠评估
  - 根据与其相关的结构或其大体解剖位置命名区域淋巴结
  - 定义了 14 个淋巴结组和 7 个淋巴结区域，可在 CT 和 PET/CT 上进行评估
- 应与第 7 版肿瘤－淋巴结－转移（TNM）分类系统一起用于肺癌
  - 包括非小细胞肺癌（NSCLC）、小细胞肺癌（SCLC）和支气管类癌
- 旧图谱之间差异的统一
  - Naruke 淋巴结图谱
  - Mountain–Dresler 对美国胸科学会（ATS）图谱进行修改

二、影像表现

CT 表现

- 锁骨上区
  - 1R 组：右下颈部、锁骨上和胸骨切迹淋巴结
    - 上界：环状软骨下缘
    - 下界：双侧锁骨，正中为胸骨柄上缘
    - 1R 和 1L 组之间的边界：气管中线
  - 1L 组：左下颈部、锁骨上和胸骨切迹淋巴结
    - 上界：环状软骨下缘
    - 下界：双侧锁骨，正中为胸骨柄上缘
    - 1R 和 1L 组之间的边界：气管中线
- 上区（上纵隔淋巴结）
  - 2R 组：右上气管旁淋巴结
    - 上界：右肺尖和胸膜顶，正中为胸骨柄上缘
    - 下界：无名静脉与气管交叉处下缘
    - 2R 和 2L 组之间的边界：气管左侧壁
  - 2L 组：左上气管旁淋巴结：
    - 上界：左肺尖和胸膜顶，正中为胸骨柄上缘
    - 下界：主动脉弓上缘
    - 2R 和 2L 组之间的边界：气管左侧壁
  - 3A 组：血管前淋巴结
    - 上界：胸膜顶
    - 下界：隆突水平
    - 前界：胸骨后
    - 后界：右侧为上腔静脉前缘，左侧为左颈动脉前缘
  - 3P 组：气管后淋巴结
    - 位于气管后区的淋巴结
    - 上界：胸膜顶

- 下界：隆突
  - 4R 组：右下气管旁淋巴结
    - 上界：头臂静脉与气管交叉处下缘
    - 下界：奇静脉下缘
    - 4R 和 4L 组之间的边界：气管左侧缘
  - 4L 组：左下气管旁淋巴结
    - 上界：主动脉弓上缘
    - 下界：左主肺动脉上缘
    - 4R 和 4L 组之间的边界：气管左侧缘
- 主动脉肺动脉区
  - 第 5 组：主动脉弓下淋巴结
    - 动脉韧带外侧淋巴结
    - 上界：主动脉弓下缘
    - 下界：左主肺动脉的上缘
  - 第 6 组：主动脉旁淋巴结
    - 升主动脉和主动脉弓侧前方淋巴结
    - 上界：主动脉弓上缘切线
    - 下界：主动脉弓下缘
- 隆突下区
  - 第 7 组：隆突下淋巴结
    - 上界：隆突
    - 下界：右侧为中间干支气管下缘，左侧为下叶支气管上缘
- 下区（下纵隔淋巴结）
  - 第 8 组：食管旁淋巴结
    - 邻近食管壁和中线右侧或左侧的淋巴结，不包括隆突下淋巴结
    - 上界：右侧为中间干支气管下缘，左侧为下叶支气管上缘
    - 下界：膈肌
  - 第 9 组：肺韧带淋巴结
    - 位于肺韧带之间的淋巴结
    - 上界：下肺静脉
    - 下界：膈肌
- 肺门和叶间区（肺淋巴结）
  - 第 10 组：肺门淋巴结
    - 紧邻主支气管和肺门血管的淋巴结，包括肺静脉和主肺动脉的近端部分，包括右（10R 组）和左（10L 组）
    - 上界
      - 10R 组：奇静脉下缘
      - 10L 组：左侧为肺动脉上缘
    - 下界：双侧叶间区域
  - 第 11 组：叶间淋巴结
    - 右侧部（11R 组）和左侧部（11L 组）肺叶支气管起始处之间的淋巴结
    - 11R 组被细分为 11Rs 组和 11Ri 组

- □ 11Rs 组：右肺上叶支气管和中间支气管之间的淋巴结
- □ 第 11Ri 组：右肺中叶和下叶支气管之间的淋巴结
- 周围区（肺淋巴结）
  - 第 12 组：叶淋巴结
    - 叶支气管相邻的淋巴结，包括右（12R 组）和左（12L 组）
  - 第 13 组：段淋巴结
    - 段支气管相邻的淋巴结，包括右（13L 组）和左（13L 组）
  - 第 14 组：亚段淋巴结
    - 亚段支气管相邻的淋巴结，包括（14R 组）和左（14L 组）
- 其他胸部淋巴结
  - 国际肺癌研究协会（IASLC）图谱中没有描述某些淋巴结
    - 内乳、腋、肋间及膈肌
    - 考虑非区域性

三、病理

分期、分级和分类

- N_0：无区域淋巴结
- N_1：同侧支气管周围和（或）同侧肺门或肺内淋巴
- N_2：同侧纵隔和（或）隆凸下淋巴结
- N_3：对侧纵隔、对侧肺门、同侧或对侧斜角肌或锁骨上淋巴结

四、临床信息

治疗

- 治疗策略根据淋巴结转移程度、肿瘤特征及是否存在转移
  - N_1：在非晚期肿瘤或无转移的情况下被认为是可切除的
  - N_2：可能适合手术；原发肿瘤切除前使用化疗和放治
  - N_3：一般不适合手术

IASLC 淋巴结图谱淋巴结分组和分区

锁骨上区	
1R	右下颈部、锁骨上和胸骨切迹淋巴结
1L	左下颈部、锁骨上和胸骨切迹淋巴结上区（上纵隔淋巴结）
上区（上纵隔淋巴结）	
2R	右上气管旁淋巴结
2L	左上气管旁淋巴结
3A	血管前淋巴结
3P	气管后淋巴结
4R	右下气管旁淋巴结
4L	左下气管旁淋巴结
主动脉肺动脉区	
5	主动脉弓下淋巴结
6	主动脉旁淋巴结
隆突下区	
7	隆突下淋巴结

续　表

下区（下纵隔淋巴结）	
8	食管旁淋巴结
9	肺韧带淋巴结
肺门和叶间区（肺淋巴结）	
10	肺门淋巴结
11	叶间淋巴结
周围区（肺淋巴结）	
12	叶淋巴结
13	段淋巴结
14	亚段淋巴结

Tanoue LT: Staging of non-small cell lung cancer. Semin Respir Crit Care Med. 29(3):248-60, 2008

参考文献

[1] El-Sherief AH et al: International association for the study of lung cancer (IASLC) lymph node map: radiologic review with CT illustration. Radiographics. 34(6):1680-91, 2014

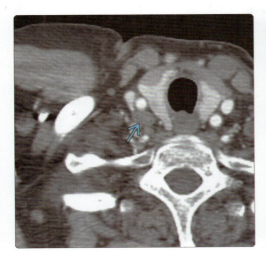
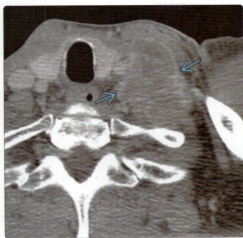

（左图）67 岁女性右肺下叶腺癌患者轴位 CT 增强扫描显示右锁骨上区（1R）淋巴结肿大➡。（右图）48 岁男性左肺上叶鳞状细胞癌患者轴位 CT 增强扫描显示左锁骨上区（1L）巨大淋巴结伴坏死➡。同侧或对侧锁骨上淋巴结肿大代表 N_3 期，通常被认为是不可切除的。

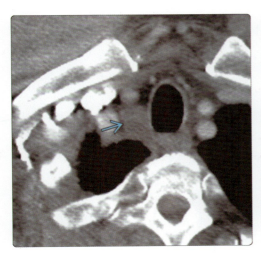
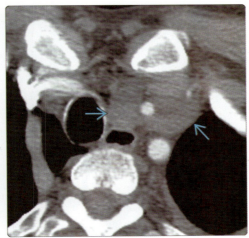

（左图）58 岁男性右肺上叶鳞状细胞肺癌患者轴位 CT 增强扫描显示右上气管旁（2R）淋巴结肿大➡。（右图）52 岁男性左肺下叶小细胞肺癌患者轴位 CT 增强扫描显示左上气管旁（2L）淋巴结肿大➡。同侧纵隔淋巴结转移代表 N_2 期，通常认为在没有其他转移性疾病的情况下可以切除。

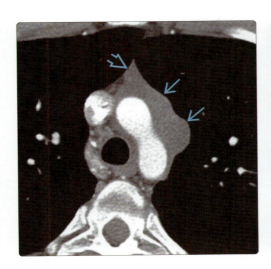
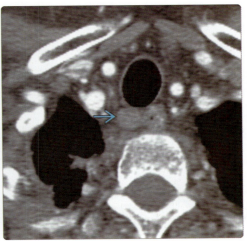

（左图）41 岁女性左肺下叶 EGFR（表皮生长因子受体）腺癌患者的轴位 CT 增强扫描显示血管前（3A）淋巴结肿大➡。位于前纵隔血管前的软组织➡为胸腺组织。气管的中线通常用于区分右和左血管前淋巴结。（右图）52 岁女性右肺下叶腺癌患者的轴位 CT 增强扫描显示气管后（3P）淋巴结肿大➡。

（**左图**）75 岁男性右肺下叶腺癌患者的轴位 CT 增强扫描，显示右下气管旁（4R）淋巴结肿大➡️。（**右图**）71 岁男性左肺上叶小细胞肺癌患者的轴位 CT 增强扫描显示左下气管旁（4L）淋巴结肿大➡️。同侧纵隔淋巴结转移为 N_2 期。

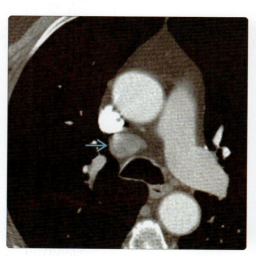
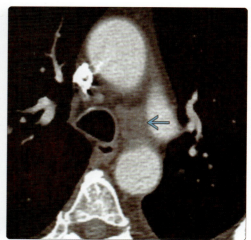

（**左图**）51 岁男性右肺上叶肺癌➡️患者的轴位 CT 增强扫描显示主动脉弓下（5）淋巴结肿大➡️。对侧纵隔淋巴结转移为 N_3 期，通常被认为是不可切除的。（**右图**）70 岁男性左肺下叶鳞状细胞癌患者的轴位 CT 增强扫描显示主动脉旁（6）淋巴结肿大➡️。

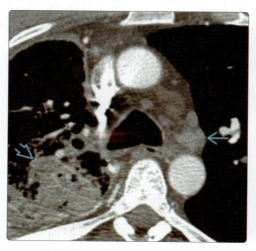
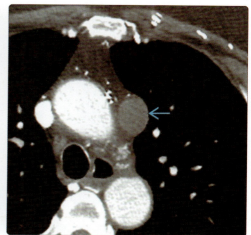

（**左图**）50 岁男性右肺上叶腺癌患者的轴位 CT 增强扫描显示隆突下（7）淋巴结肿大➡️。隆突下淋巴结肿大归为 N_2 期。（**右图**）轴位 CT 增强扫描，75 岁男性左肺下叶腺癌患者的轴位 CT 增强扫描显示右侧食管旁（8R）淋巴结肿大➡️。左侧胸腔积液➡️。食管中线通常用来区分左右食管旁淋巴结。

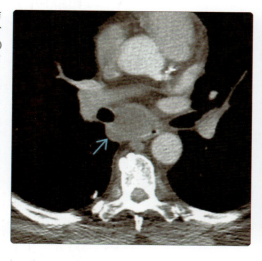
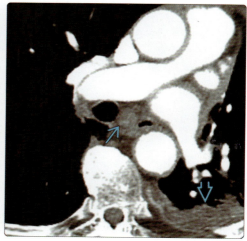

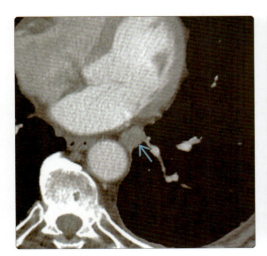
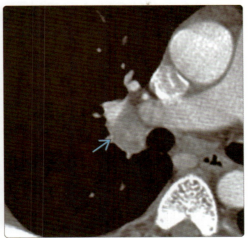

（左图）轴位 CT 增强扫描，54 岁男性左肺下叶肺癌患者的轴位 CT 增强扫描显示左侧肺韧带（9L）淋巴结肿大➡️。肺韧带淋巴结的特征在于其位于下纵隔的肺韧带内。（右图）轴位 CT 增强扫描，47 岁男性右肺上叶腺癌患者的轴位 CT 增强扫描显示右肺门（10R）淋巴结肿大➡️。同侧肺门淋巴结肿大为 N_1 期。

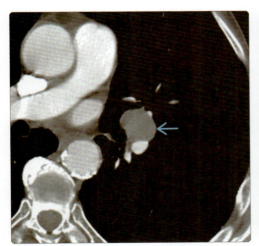
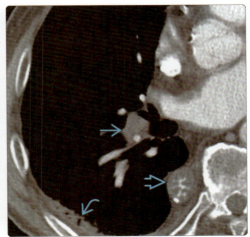

（左图）65 岁男性右肺上叶鳞状细胞癌患者的轴位 CT 增强扫描显示左肺门（10L）淋巴结肿大➡️。对侧肺门淋巴结肿大为 N_3 期。（右图）72 岁男性食管癌切除术后新诊断右肺下叶肺癌患者的轴位 CT 增强扫描显示右叶间（11R）淋巴结肿大。注意胸腔胃➡️和继发性肺不张➡️。

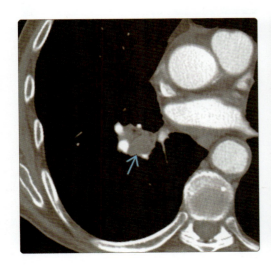
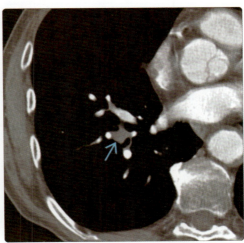

（左图）56 岁男性右肺上叶腺癌患者的轴位 CT 增强扫描显示右肺下叶段（13R）淋巴结肿大➡️。段淋巴结沿段支气管分布。（右图）同一患者的轴位 CT 增强扫描显示右肺下叶亚段（14R）淋巴结肿大➡️。亚段淋巴结沿亚段支气管分布。肺淋巴结的鉴别通常是具有挑战性的，但与临床无关。

导航支气管镜和超声引导活检术

要点

一、专业术语
- 微创纵隔组织活检
- 电磁导航支气管镜检查（ENB）
- 支气管内超声（EBUS）
- 超声内镜（EUS）

二、术前
- 适应证
  - ENB- 引导下经支气管针吸活检术（TBNA）
    - 孤立性肺结节（SPN）活检
      - 病变周围有大血管或肺气肿，CT 引导下肺穿刺活检术无法取材
  - 超声引导活组织检查
    - EBUS
      - 支气管内或支气管周围病变
      - 所有气管旁和支气管周围淋巴结
    - EUS
      - 食管或食管周围肿块

- 淋巴结组 4L、5、6、7、8、9

三、手术
- 在支气管镜 / 内镜检查室或手术室进行
- 适度镇静或全身麻醉
- 微创检查代替手术（VATS、纵隔镜或开胸术）
- 快速术中细胞病理检查提高诊断率

四、术后
- 胸部 X 线片用来评价气胸

五、结果
- 并发症
  - 气胸
  - 咯血（ENB- or EBUS-TBNA）
  - 食管穿孔（EUS）
  - 低热
  - 血胸

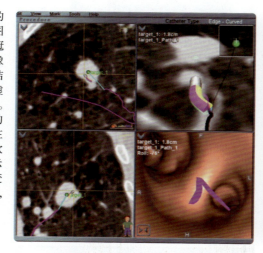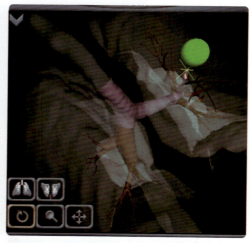

（左图）肺气肿患者的 ENB-TBNA 的屏幕截图显示轴位（左上）和冠状面（左下）CT 图像上左肺上叶 1.8cm 的结节；局部（右上）和虚拟支气管镜视图（右下）。粉红线表示预先制定的导航路线图。（右图）在相同的过程中由专有软件生成的 3D 图像显示探针已经到达目标病变（绿点）（图片由 S. Oh, MD. 提供）。

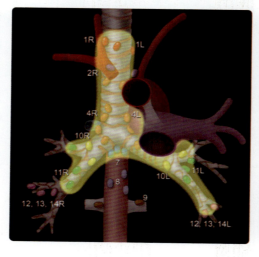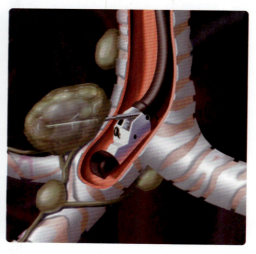

（左图）图示 EBUS-TBNA 可探及的纵隔淋巴结组。EUS 和 EBUS 引导的纵隔淋巴结活检是互补的，可以对大多数纵隔淋巴结组进行组织取样和分期。（右图）图示用于 EBUS 经支气管针吸活检气管旁淋巴结的探针。EUS 换能器产生 180° 图像，而 EBUS 换能器产生 50° 图像。

一、专业术语

（一）缩写

- 电磁导航支气管镜检查（ENB）
- 超声（US）
- 支气管内超声（EBUS）
- 超声内镜（EUS）

（二）定义

- 微创技术组织活检
  - 初始诊断或分期
  - 不同治疗阶段的分子分析

二、术前

（一）适应证

- ENB
  - ENB- 引导下经支气管针吸活检术（TBNA）
    - 孤立性肺结节（SPN）活检
      - 支气管征阳性
      - 病变周围有大血管或肺气肿，CT 引导下肺穿刺活检（TNB）无法取材
      - CT-TNB 失败
    - 优势
      - 比无 ENB 引导的 TBNA 敏感度高
      - 可获取比常规支气管镜检查更外周的病变
      - 气胸率低为 1%～7%，而 CT-TNB 气胸率为 15%～30%
      - 与 CT-TNB 相比，出血和呼吸衰竭的风险更低
    - 缺点
      - 比 CT-TNB 花费高
      - 诊断约 80%：低于 CT-TNB
      - 由于非诊断结果，需要后续视频辅助胸腔镜手术（VATS）的可能性更高
  - 用于 VATS 或机器人辅助下肺叶切除或放射治疗孤立性肺结节标记
    - 病灶附近注射亚甲蓝
    - 标记放置
- 超声引导下纵隔 / 肺门淋巴结活检
  - 已知或可疑胸内或胸部恶性肿瘤的诊断、分期和再分期
    - 美国胸科医师学会指南建议对已知或可疑肺癌进行有创性纵隔分期
      - CT 显示纵隔和肺门淋巴结肿大
      - PET 显示高代谢淋巴结
      - 中央型肺肿瘤
      - 外周性肺肿瘤直径＞ 3cm

  - 良性纵隔 / 肺门肿块 / 淋巴结的诊断，如结节病或感染
  - 优势
    - 比纵隔内镜侵入性小、成本低
    - 联合使用 EUS 和 EBUS 能够对 5、8 和 9 组的淋巴结站进行取样，而纵隔镜无法进行取样
    - 如果用于初始分期、再分期纵隔镜检查更容易
  - 缺点
    - 组织标本小
    - 不能完全切除整个淋巴结
      - 可能有采样误差
  - TBNA
    - 支气管内 / 支气管周围肿块的组织活检
    - 气管旁、隆凸下和肺门淋巴结的活检
    - 不能对血管前、主肺动脉窗（5 和 6 组）和下段食管周围（8 和 9 组）淋巴结活检
    - 常规 TBNA 纵隔淋巴结肿大诊断率为 80%，CT 的诊断率为 71%
    - 敏感性 89%～100%，视患者选择而定
  - EUS- 细针抽吸（FNA）
    - 食管或食管周围肿块的组织活检
    - 淋巴结组 4L、5、6、7、8、9、肝和肾上腺
      - 第 5 组淋巴结分期精度低
      - 第 6 组的取样需要经主动脉穿刺道
      - EBUS-TBNA 互补
    - 敏感性 73%～100%，视患者选择而定
  - EUS-FNA 与 EBUS-TBNA
    - EUS 图像易于观察和分析
      - 大 FOV
      - 空气伪影少
    - 活检针穿过食管壁比穿过有软骨环的气道壁更容易
    - 内镜尖端的电极允许针头向内镜更外侧偏转（适用于 5 号组）
- 超声引导胸膜活检
  - 胸膜肿块的初步诊断
  - 有累及胸膜的恶性肿瘤的分期或再分期
  - 诊断率＞ 95%，与 CT 引导活检的诊断率相似
  - 优势
    - 无电离辐射
    - 检查时间可能更短
    - 可在床边或医务室进行

（二）禁忌证

- 镇静禁忌
- 出血体质
- 囊性纵隔病变

- 存在更好的检查方式

（三）术前成像

- CT（最好增强）有助于 ENB 和超声引导活检
- ENB
  - 用于规划和导航阶段的专有软件所需的薄片（1～1.25mm 层厚，20% 重叠）CT
  - 为满足 ENB 中心定期进行 ENB，考虑调整常规胸部 CT 方案，以避免需要重复 CT
  - CT 表现
    - 支气管征
      - 直接通向外周病变的支气管
      - ＞80% 的诊断性 ENB 活检显示支气管征阳性
    - 直径＞2cm，诊断率越高
    - 上叶及背侧病变更难诊断
    - 病变周围中度或重度肺气肿
      - CT 引导胸廓穿刺活检（CT-TNB）有较高的气胸风险和诊断失败率
      - ENB 活检可能更好
- 超声引导淋巴结、支气管或食管肿块活检
  - 径向阵列探头
    - 产生轴向图像
    - 评估支气管或食管壁结构或邻近组织或淋巴结的理想方法
  - 支气管镜 / 内镜远端可弯曲线阵传感器
    - 在头尾平面生成连续的 B 型纵隔图像
    - 针入靶病变时的实时影像
    - EUS：180° 图像，EBUS：50° 图像
      - 更大的 EUS 图像范围更操作更容易
    - 彩色多普勒能够识别和避开血管结构
  - 提示有恶性淋巴结的 US 表现
    - 内部低回声
    - 边缘锐利
    - 圆形
    - 长径＞10mm
- US 引导下胸膜活检
  - 用 CT 确定计划活检部位，并用靶区专用超声再次确认

三、手术

操作步骤

- ENB 和超声引导下活检常见步骤
  - 在支气管镜 / 内镜检查室或手术室进行
  - 适度镇静或全身麻醉
  - 微创手术替代手术（VATS、纵隔镜或开胸术）
  - 快速现场细胞病理检查提高诊断率
    - 活检可以重复进行，直到确认病变已被充分取样

- 如果大量淋巴细胞怀疑淋巴瘤，则进行流式细胞术
  - 样品制备
    - 细胞学
    - 组织块
      - 离心法生产细胞球粒→固定在福尔马林中→石蜡包埋
      - 薄切片保存
      - 免疫组化
      - 基因分析
- ENB-TBNA
  - 计划阶段
    - 用专有软件分析的薄层胸部 CT
    - CT 解剖转换为虚拟支气管镜和 3D 图像
    - 软件生成导航路线图
  - 导航阶段
    - 将患者放在专用的电磁垫上
    - 探头连接定位导航（LG），包含位置传感器
    - LG/ 探头插入支气管镜和配准过程中预加载的 CT 图像校准探头位置
    - 在监视器上显示 LG/ 探头的实时位置，叠加在由 CT 生成的图像上，同时支气管镜操作探头到达目标病变
  - 活检
    - 径向阵列 EBUS 可用于 SPN 定位
    - 针吸、刷检和钳检
- 超声引导活检
  - 实时超声引导活检，显示针入靶病变
  - 同一穿刺针活检多站淋巴结
    - 站间冲洗针头能降低污染风险
    - 从 $N_3 → N_2 → N_1$ 进行活检，以避免升期

四、术后

术后护理

- 观察时间取决于镇静方法和其他并发症
- 胸片评估气胸

五、结果

（一）并发症

- 直接 / 围术期并发症
  - 气胸
  - 咯血（ENB-or EBUS-TBNA）
  - 低热
  - 食管穿孔（EUS）
  - 血胸
- 迟发并发症
  - 个案报道纵隔囊肿或囊性淋巴结抽吸术所致纵隔炎

（二）结果处理

- 在 CT、PET、PET/CT 上有可疑病变及有临床病史的阴性患者
  - CT-TNB 或手术活检
- 无诊断结果
  - 如果目标较小，操作者感觉目标足够采样，也可能是检测结果阴性
  - 如果感觉目标取样不充分，行 CT-TNB 或手术活检

参考文献

[1] Beaudoin EL et al: Interventional pulmonology: an update for internal medicine physicians. Minerva Med. 105(3): 197–209, 2014

[2] Gompelmann D et al: Role of endobronchial and endoscopic ultrasound in pulmonary medicine. Respiration. 87(1): 3–8, 2014

（左图）反复咳嗽患者轴位 CT 显示支气管内病变➦，邻近肺门淋巴结肿大（未显示），远端黏液阻塞致右上叶支气管闭塞➦，树芽征。（右图）同一患者的 EBUS 图像显示对应于支气管内肿块／肺门淋巴结肿大的低回声肿块。活检结果为鳞状细胞癌。支气管内超声（EBUS）能实时引导，提高支气管活检的诊断率。

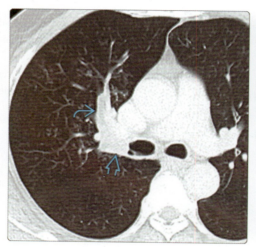
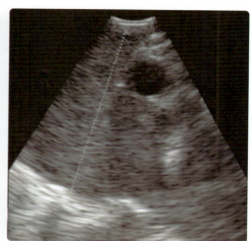

（左图）彩色多普勒引导下 EBUS 图像显示探针➥位于一个 1.5cm 的隆突下淋巴结内。彩色多普勒可以显示和避开结节内血管。（由 S. Oh, MD. 提供）（右图）CT 平扫图像（左）和 CT 增强扫描图像（右）的复合图像显示右侧气管旁淋巴结肿大➦，在 CT 平扫图像上清晰显示。患者 EBUS 术后 5d 出现胸痛，发热，CT 增强扫描显示右气管旁气体、液体➦和纵隔脂肪模糊与纵隔炎一致。

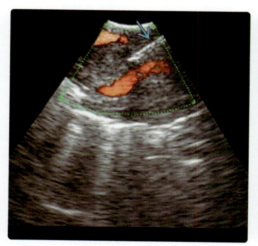
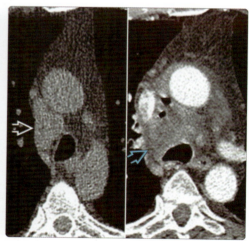

（左图）图示 EUS-FNA 可检测的纵隔淋巴组。包括食管周围淋巴结（包括 4L、7、8 和 9 组，以及 5 组肿大淋巴结）。（右图）EUS 图像显示 T₃ 期食管癌➦及周围淋巴结➥，在 EUS-FNA 检查过程中，同时进行食管肿块和淋巴结的取样。EUS 是食管癌 T、N 分期的重要诊断方法。

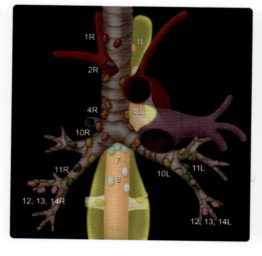
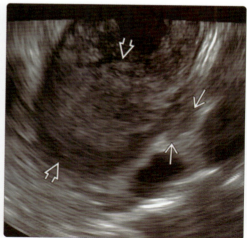

◀■■ 纵隔镜手术 ■■▶

<table>
<tr><td rowspan="40" style="vertical-align:middle;">要
点</td></tr>
</table>

一、专业术语
- 纵隔和肺门淋巴结的微创取样术
- 经颈纵隔镜检查
  ○ 获取双侧上（2R，2L）和下气管旁（4R，4L）、隆凸下（7）和右肺门（10R）淋巴结组
- 扩大的经颈纵隔镜检查
  ○ 获取主肺动脉窗（5）和左肺门（10L）组
  ○ 获取左胸膜腔
- 外科术语中的 MED（发音为 meed）

二、术前
- 纵隔淋巴结转移诊断的金标准
- FDG PET/CT 无创分期不足以识别所有潜在可切除 NSCLC 患者
- 纵隔镜检查在全身麻醉下进行

三、手术
- 胸骨切迹上 2cm 切口；长 2cm

- 气管前筋膜钝性分离
- 纵隔镜介入
- 沿气管和主支气管探查上纵隔
- 可探及淋巴结的识别和活检

四、结果
- 假阴性率：5.5% ～ 8%
- 并发症
  ○ 大出血
  ○ 神经损伤
  ○ 空气栓塞与脑血管意外
  ○ 死亡 < 0.2%
  ○ 纵隔炎
  ○ 食管穿孔
  ○ 气管支气管损伤

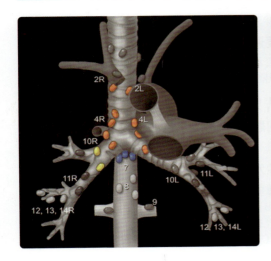

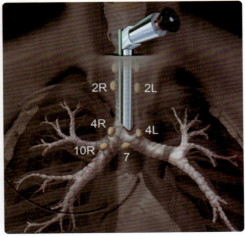

（左图）图示为经颈纵隔镜检查可检测的纵隔淋巴结组，为彩色表示。纵隔镜可以从气管前部的位置获取 2R、2L、4R、4L、7 和 10R 组。（右图）图示冠状位观纵隔镜，沿着气管前部延伸，并且可以获取气管旁、隆凸下、肺门区的纵隔淋巴结组。

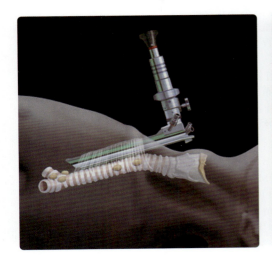

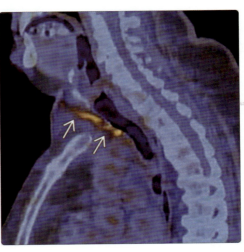

（左图）图示为矢状位观纵隔镜，沿气管前走行，可对气管旁、隆凸下和右肺门区纵隔淋巴结组取样。（右图）77 岁男性纵隔镜检查后 10d 的矢状位融合 FDG-PET/CT 显示沿气管前部延伸的 FDG 摄取线样带状区➡与纵隔镜路径上的炎症相对应。

一、专业术语

（一）缩写
- 纵隔镜：外科术语中的 MED（发音 meed）

（二）定义
- 纵隔和肺门淋巴结的微创取样术
  - 经颈纵隔镜检查
    - 获得双侧上（2R、2L）和下气管旁（4R、4L）、隆突下（7）和右肺门（10R）淋巴结组
  - 扩大的经颈纵隔镜检查（很少进行）
    - 获取主肺动脉窗（5）和左肺门（10L）组
    - 获取左胸膜腔

二、术前

（一）适应证
- 纵隔淋巴结转移诊断的金标准

（二）禁忌证
- 严重后凸畸形

（三）术前成像
- 鉴别可疑的纵隔淋巴结转移
  - 诊断淋巴结肿大
  - FDG PET/CT
    - 异常代谢活性鉴定可疑淋巴结
    - 非小细胞肺癌（NSCLC）敏感性81%，特异性79%

（四）术前准备
- 要检查的东西
  - 知情同意
  - 出血体质（凝血情况、药物）
- 药物治疗
  - 在全身麻醉下进行纵隔镜检查
- 设备清单
  - 纵隔镜
  - 可选摄像机
  - 控制出血的灼烧器

三、手术

（一）患者位置/体位
- 最佳入路方式
  - 仰卧位
  - 颈部过伸

（二）设备准备
- 照相机的测试

（三）手术步骤
- 胸骨切迹上 2cm 切口；长 2cm
- 气管前筋膜钝性分离
- 纵隔镜介入
- 沿气管和主支气管探查上纵隔
- 可探及淋巴结的识别和活检

（四）替代手术/治疗
- 放射学
  - CT 引导下穿刺活检
- 外科手术
  - 电视辅助胸腔镜手术（VATS）
    - 双侧上下气管旁、隆突下间隙、食管旁（8）、下肺韧带（9）、主肺动脉窗和主动脉旁组
  - 支气管内超声（EBUS）
    - 双侧上下气管旁、隆突下间隙、双侧肺门和双侧肺门周围组（11，12，13）
  - 超声内镜（EUS）
    - 双侧上下气管旁、隆突下间隙、食管旁（8）、下肺韧带（9）、主肺动脉窗、主动脉旁站

四、术后

（一）预期结果
- 纵隔和（或）门淋巴结转移的诊断

（二）要做的事
- 解剖时注意气管和主支气管
- 通过暴露淋巴结避免对血管结构进行活检

（三）要避免的事
- 将血管结构误认为淋巴结
- 重复纵隔镜检查（瘢痕闭塞血管前平面；出血风险增加）

五、结果

（一）问题
- 假阴性率：5.5%～8%

（二）并发症
- 最严重的并发症
  - 大出血
  - 神经损伤（喉返或膈神经）
  - 空气栓塞与脑血管意外
  - 死亡率＜0.2%
- 直接/围术期并发症
  - 出血
  - 食管/气管支气管损伤
  - 气胸
- 迟发并发症
  - 纵隔炎
- 其他并发症
  - 胸导管损伤

参考文献

[1] Terán MD et al: Staging lymph node metastases from lung cancer in the mediastinum. J Thorac Dis. 6(3):230-6, 2014

[2] Silvestri GA et al: Methods for staging non-small cell lung cancer: Diagnosis and management of lung cancer, 3rd ed: American College of Chest Physicians evidence-based clinical practice guidelines. Chest. 143(5 Suppl):e211S-50S, 2013

电视辅助胸腔镜手术

要点

一、专业术语
- 电视辅助胸腔镜手术（VATS）或电视辅助胸腔手术
- 用于诊断和（或）治疗肺、纵隔、胸膜和胸壁疾病的微创外科技术

二、术前
- 适应证
  - 活检（如淋巴结、肺结节或胸膜、纵隔、膈、食管或心包病变）
  - 切除术（如肺大疱切除术、肺段切除术、肺叶切除术、肺切除术、食管切除术、胸腺切除术）
  - 引流（如纵隔脓肿、胸膜和心包积液）
  - 肺松解术
  - 胸膜固定术（化学或机械）

三、手术
- 全身麻醉下在手术室进行
- 肺或胸膜手术时，手术侧向上的侧卧位
- 前纵隔或中纵隔手术仰卧位
- 后纵隔手术俯卧位
- 2～5个一般小于2cm宽切口，为工作孔
- ±4～8cm宽的操作或主操作切口

四、结果
- 最严重的并发症
  - 支气管胸膜瘘、心脏疝和肺叶扭转
- 直接并发症
  - 血胸、肺水肿和持续性空气漏
- 迟发并发症
  - 肺切除术后综合征与食管瘘

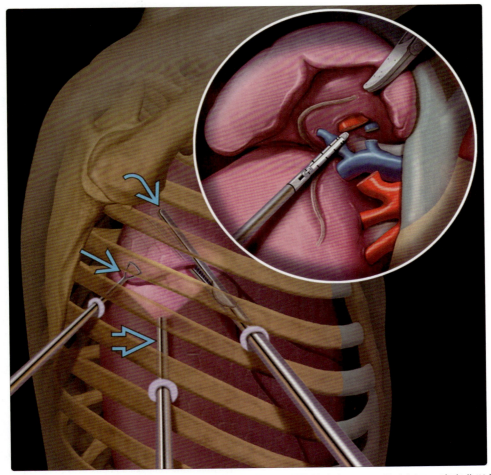

图示右侧电视辅助胸腔镜手术（VATS）的操作方法。患者左侧卧位，胸部做多个＜2cm的小切口，床弯曲以使肋间隙增宽。通常包括钳夹➡和外科钉合器➡。外科医生通过胸腔镜查看手术过程➡，胸腔镜将图像传输到视频监视器。插图显示右肺上叶切除术，并依次钉合相应的支气管、肺动脉和静脉。

一、专业术语

（一）缩写
- 电视辅助胸腔镜手术（VATS）

（二）同义词
- 电视辅助胸腔手术
- 胸腔镜检查

（三）定义
- 用于诊断和（或）治疗肺、纵隔、胸膜和胸壁疾病的微创外科技术
  - 可使用长度为 4～8cm 的切口，可进行传统的开胸手术和使用胸腔镜器械
  - 完全胸腔镜手术使用多个长度小于 2cm 操作口，不使用操作切口

二、术前

（一）适应证
- 活检（如淋巴结、肺结节或胸膜、纵隔、膈、食管或心包病变）
- 切除术（如肺大疱切除术、肺段切除术、肺叶切除术、肺切除术、食管切除术、胸腺切除术）
- 肺松解术
- 引流（如纵隔脓肿、胸膜和心包积液）
- 胸膜固定术（化学或机械）
- 二尖瓣成形术
- 心外膜起搏器导联放置或心耳结扎术
- 胸导管结扎术
- 胸交感神经切断术
- 胃底折叠术
- 膈折叠或疝修补术
- 漏斗胸 Nuss 手术

（二）禁忌证
- 解剖限制
  - 脏层和壁层胸膜融合
  - 厚的纤维粘连限制了重要结构的暴露
  - 二氧化碳不能使肺塌陷或对侧选择性通气
- 绝对禁忌证
  - 广泛转移性疾病
  - 对侧纵隔或锁骨上淋巴结转移
  - 心肺功能不能耐受完全切除术（R_0）
  - 患者不能耐受单肺通气

（三）术前成像
- CT 或 CTA 用于对胸腔镜手术的解剖、潜在并发症或禁忌证的界定
  - 无法手术的疾病
  - 胸壁畸形
  - 半膈抬高
  - 旁路移植物靠近手术部位

三、手术

手术步骤
- 全身麻醉下在手术室进行
- 肺或胸膜手术时，手术侧向上的侧卧位
- 前纵隔或中纵隔手术仰卧位
- 后纵隔手术俯卧位
- 床弯曲以使肋间隙增宽
- 2～5 个一般小于 2cm 宽的切口，为工作孔
  - 可通过工作孔放置多种器械和内镜
- ±4～8cm 宽的操作或主操作切口
- 手术侧肺塌陷，为操作器械留出空间
  - 对侧肺选择性通气
  - 注入 CO_2 使肺萎陷

四、结果

并发症
- 最严重的并发症
  - 支气管胸膜瘘
    - 2%～13% 的发病率，死亡率为 30%～70%
    - 右＞左肺切除术
    - 新出现或现有气液平气体增加
  - 心脏疝
    - 心包内肺切除术后罕见并发症
  - 叶扭转
    - 肺动脉和受累肺叶支气管逐渐闭塞
    - 受累肺叶不均匀或无强化
    - 受累肺叶增大
- 直接/围术期并发症
  - 血胸
    - 胸腔积液迅速增多
    - 胸腔积液高密度
  - 乳糜胸
    - 液体快速充填肺切除后间隙
  - 肺水肿
    - 术后 2～3d 发生
  - 肺炎
  - 持续性漏气
    - 漏气持续时间＞7d
- 迟发并发症
  - 肺切除术后综合征
    - 右肺切除术后左主支气管压迫纵隔结构
  - 食管瘘
    - 肺切除术后发生率为 0.2%～1%

参考文献

[1] Alpert JB et al: Imaging the post-thoracotomy patient: anatomic changes and postoperative complications. Radiol Clin North Am. 52(1):85–103, 2014

[2] Demmy T: Video-Assisted Thoracic Surgery (VATS). Georgetown, TX: Landes Bioscience, 2001

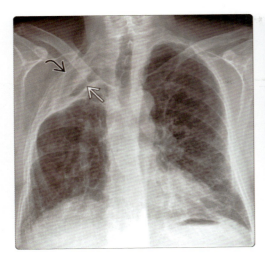
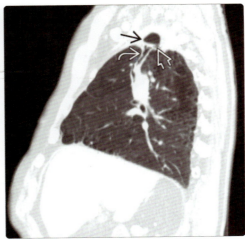

（左图）右肺上叶切除术后的后前位胸部 X 线片显示右肺尖局限性液气胸➡️，右肺尖壁层胸膜明显增厚⬲。（右图）同一名患者的矢状 CT 增强扫描显示出右肺尖胸膜腔气液平➡️和邻近右肺下叶支气管扩张➡️。注意支气管胸膜相通➡️。肺外科手术后，支气管胸膜瘘发生率高达 13%。

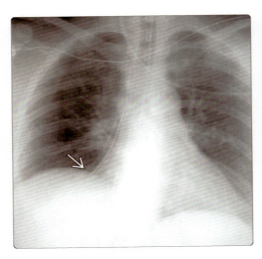
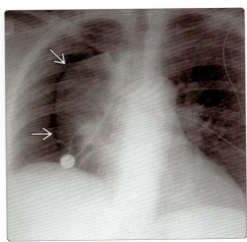

（左图）前后位胸部 X 线片显示右肺上叶切除术后预期的术后表现。可见右侧胸管和胃管➡️走行至胃。（右图）3d 后获得的同一患者的前后位胸部 X 线片显示新发的、边缘清晰的肿块影➡️，位于右胸内侧，考虑为右中叶扭转。叶扭转是罕见的，但最常发生于中叶，通常发生右上肺叶切除术后。

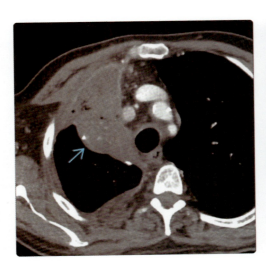
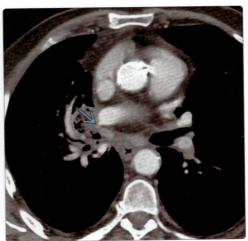

（左图）右肺上叶切除术后患者的轴位 CT 增强扫描显示右肺中叶过度膨胀、呈低密度➡️，最初诊断考虑右肺中叶扭转。（右图）同一患者的轴位 CT 增强扫描显示右肺中叶肺静脉阻塞，导致中叶静脉梗阻➡️。右中叶肺动脉和支气管通畅未出现扭转征象（未显示）。

（左图）轴位 CT 增强扫描显示肺切除术后综合征患者纵隔及左肺越过中线向右侧旋转，导致左主支气管➡️狭窄，位于降主动脉与左肺动脉之间。（右图）同一名患者斜冠状位 CT 增强扫描更好地显示左主支气管➡️狭窄。肺切除术后综合征通常只发生于右肺切除术后患者。

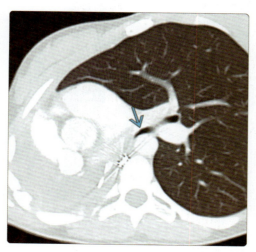
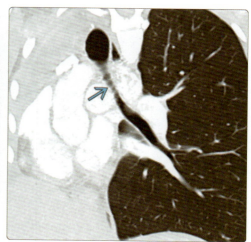

（左图）在微创食管切除和胃上提的轴位 CT 增强扫描显示气管后部有一个大的缺损➡️，导致气管与邻近胃之间广泛的连通，即气管胃瘘。（右图）同一患者的矢状位 CT 增强扫描更好地显示气管后与胃之间的广泛连通➡️。

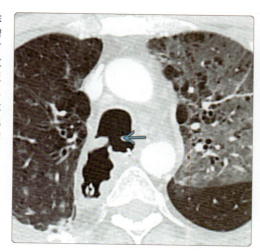
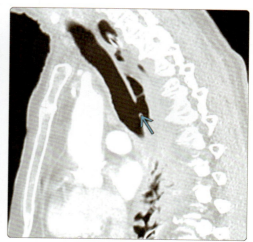

（左图）食管切除和胃拖出术后的轴位 CT 平扫显示右肺下叶段支气管➡️与邻近胸腔胃（新食管）➡️之间连通。（右图）同一患者稍低层面的轴位 CT 平扫显示右肺下叶段支气管➡️和胸腔胃➡️之间以瘘管相连。双侧实变和树芽征显示有感染和吸入病变。

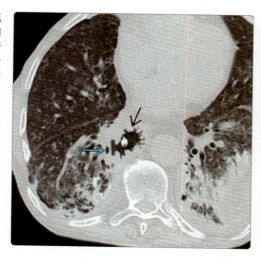
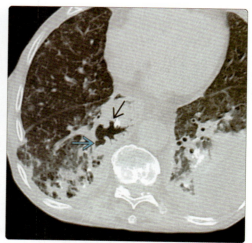

左胸骨旁纵隔切开术

要点

一、专业术语
- 主肺动脉窗（APW）
- Chamberlain 手术（前纵隔切开术）

二、术前
- 适应证
  - 需要开放视野和取样但不能通过经颈纵隔镜探查的病变
    - 在主肺动脉窗内、主动脉旁和血管前间隙的淋巴结或肿块
    - 通常用于左肺上叶肺癌的评估
    - 血管前纵隔肿块细针穿刺活检失败
- 注意事项
  - 之前高剂量的纵隔照射可使组织界面消失
- 横断面影像显示左前胸壁病变及血管解剖

三、手术
- 左胸骨旁入路可进入 APW 和血管前间隙

- 可以使用胸腔镜以提高可视化效果
- 全身麻醉下在手术室进行
- 左胸骨旁肋间 3～4cm 垂直切口
- 通常位于第 2 肋间
- 经胸内筋膜切开至纵隔

四、结果
- 最严重的并发症
  - 纵隔、胸膜或肺出血
- 迟发并发症
  - 局部感染是最常见并发症
- 其他重要并发症
  - 喉返神经损伤或刺激可能引起声带麻痹和声音嘶哑
  - 膈神经损伤或刺激可引起膈肌麻痹和呼吸急促

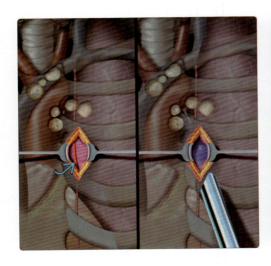

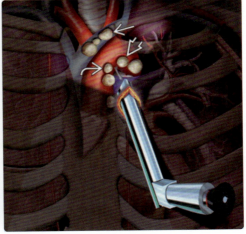

（左图）复合图像显示左胸骨旁纵隔切开术（左），通过位于第 2 肋间的垂直切口，然后进行纵隔切开，避开左内乳动脉（LIMA）➡。左内乳动脉和左上叶内侧回缩（右）。（右图）图示左胸骨旁纵隔镜检查，可与切开手术同时进行。主肺动脉窗淋巴结（5组）➡和主动脉旁淋巴结（6组）➡是主要目标，血管前淋巴结（3a）➡也可同时检查。

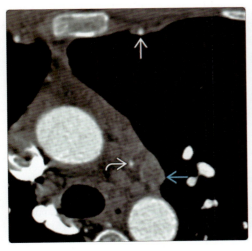

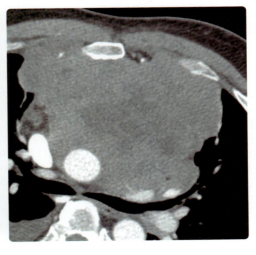

（左图）左肺上叶肺癌（未显示）患者轴位 CT 增强扫描显示多发强化的主肺动脉窗淋巴结➡，定义为位于动脉韧带外侧淋巴结➡，且难以通过其他方法探查。左胸骨旁纵隔镜手术时，左内乳动脉➡移位或结扎。（右图）淋巴瘤患者的轴位 CT 增强扫描显示在尝试活检时出血的巨大肿块。左侧胸骨旁纵隔切开术适用于此类活检。

一、专业术语

（一）缩写

- 主肺动脉窗（APW）

（二）同义词

- Chamberlain 手术

二、术前

（一）适应证

- 需要开放视野和取样但不能通过经颈纵隔镜探及的病变
  - 主肺动脉窗内、主动脉旁和血管前间隙的淋巴结或肿块
  - 通常用于左肺上叶肺癌的评估
  - 血管前纵隔肿块细针穿刺活检失败

（二）禁忌证

- 无特殊禁忌证
  - 广泛的转移性疾病或者更容易探及的肿大淋巴结（例如锁骨上）都可以操作
  - 如果对左肺上叶进行评估，患者必须耐受单肺通气
- 之前高剂量的纵隔照射可使组织界面消失

（三）术前成像

- 通常在手术前在 CT 或 PET/CT 上显示病变

（四）术前准备

- 要检查的东西
  - 横断面图像显示左前胸壁血管解剖
- 药物准备
  - 手术 1 周前服用阿司匹林、抗凝药和消炎药（NSAIDs）
  - 利多卡因、阿片类药物、咪达唑仑、异丙肾上腺素最常用的术中用药

三、手术

（一）患者位置 / 体位

- 最佳手术方法
  - 左胸骨旁入路进入主肺动脉窗和血管前间隙
    - 可以使用胸腔镜以提高可视化效果

（二）手术步骤

- 全身麻醉下在手术室进行
- 左前胸壁暴露取仰卧位
- 左胸骨旁肋间 3 ～ 4cm 垂直切口
  - 通常位于第 2 肋间
  - 可去除肋软骨以便充分暴露
- 经胸内筋膜切开至纵隔
- 纵隔病变活检时顶部胸膜向侧方移位
  - 胸膜用来评估肺 / 胸膜病变
  - 怀疑胸腺肿瘤时应避免进入胸膜间隙，以免播散
- 尽可能保留内乳动脉 / 静脉
- 插入标准或视频纵隔镜
- 活检靶病变
- 手术缝合各层筋膜

（三）替代手术 / 治疗

- 外科手术
  - 电视辅助胸腔镜手术现在更常见
  - 扩大的经颈纵隔镜检查（现在很少进行）可以探查主肺动脉窗和肺门淋巴结组
- 其他
  - CT 引导下经皮穿刺活检通常首先用于前纵隔肿块

（四）隐患

- 左肺动脉或主动脉弓活检
- 膈神经或喉返神经损伤

四、术后

（一）预期结果

- 假阴性率为 5% ～ 8%

（二）要避免的事情

- 活检血管结构

五、结果

并发症

- 最严重并发症
  - 纵隔、胸膜或肺出血
    - 如果出血严重，可能需要正中胸骨切开术
- 直接 / 围术期并发症
  - 纵隔气肿，通常较小
  - 气胸可能引起呼吸急促
    - 大量或有症状的气胸需要引流
  - 肺水肿
  - 药物反应
  - 肺活检持续性漏气
  - 罕见心律失常
- 迟发并发症
  - 切口感染、纵隔炎、脓胸或肺炎
  - 内乳血管动静脉瘘
  - 罕见乳糜胸
- 其他并发症
  - 喉返神经损伤或刺激可能引起声带麻痹和声音嘶哑
    - 通常可逆
  - 膈神经损伤或刺激可引起膈肌麻痹和呼吸急促
    - 通常不可逆

参考文献

[1] Shimizu J et al: Four cases of invasive anterior mediastinal tumors definitively diagnosed by the chamberlain procedure. Ann Thorac Cardiovasc Surg. 20 Suppl:434–40, 2014

[2] Chang AC et al: Lung cancer: multidisciplinary approach to tissue sampling. Radiol Clin North Am. 50(5):951–60, 2012

肺癌相关其他问题
Other Lung Cancer Issues

◀■ 其他肺癌问题探讨 ■▶

一、概述

尽管影像技术的进步提高了肺癌的检出率，但是考虑一些可能导致误诊的因素很重要。肺癌可以产生多种影像学表现，从纯磨玻璃结节到实性肿块，再到多发实变区，这也可能是良性疾病的表现。因此，在某些情况下，需要与临床病史以及与组织病理学表现结合，才能将这些相似病变与肺癌区分开来。肺癌漏诊是患者发病率和死亡率的主要来源，据报道胸片的漏诊率高达20%～50%。目前已明确了影响肺癌诊断的因素，包括识别、解读和沟通的失误。可能影响放射科医生诊断肺癌能力的因素包括病变部位、密度、成分，以及邻近肺部是否存在其他异常。

全国肺癌筛查试验（NLST）的结果显示肺癌死亡率降低了20%，低剂量计算机断层扫描（LDCT）已成为一种早期发现肺癌的一种可靠手段，此时可以采用更有效的治疗方法。一旦CT检查发现可疑肺癌的异常，无论是作为肺癌LDCT筛查的一部分，还是由于其他原因而进行的CT检查，通常下一步行经影像引导或外科手术活检的组织病理学取样。影像引导活检可以通过CT或超声进行，可通过细针抽吸（FNA）或核芯针活检获得标本。由于通过核芯针活检可以获得更大、更完整的标本，因此该技术已成为获

取组织的首选方法，特别是考虑到详细肿瘤分析（如基因检测）的使用增加。在肺癌的诊断和治疗之后，患者主要进行CT和（或）PET/CT检查随访。然而，目前尚无明确的数据说明肺癌治疗后患者的最佳影像学随访建议。

二、肺癌鉴别诊断

尽管计算机断层扫描（CT）技术的改进在许多情况下使肺癌的显示和正确识别成为可能，但是各种不同的情况可以产生相似或近似原发性肺癌的影像表现。在鉴别诊断中要考虑的病变很大程度上取决于主要的影像学表现，如磨玻璃样影（GGO）结节、部分实性结节（实性和磨玻璃成分）、实性结节或实变。例如，除了原位腺癌等病变外，纯磨玻璃结节的鉴别诊断应包括良性病变，如不典型腺瘤性增生（AAH）、局灶性纤维化、肺出血以及急性感染和炎症性疾病。同样，尽管原发性肺腺癌可表现为实变，但其他良性和恶性疾病也必须加以考虑，如典型和非典型感染，炎症性疾病，如结节病和肺淋巴瘤。在许多情况下，临床病史和影像学特征的结合往往会做出正确的诊断。然而，在模棱两可的情况下，最终可能需要组织学活检。

三、肺癌漏诊

肺癌漏诊是患者发病率和死亡率增加的潜在原因，同时也是美国放射科医师被提出医疗事故索赔的主要原因之一。据报道，在胸片早期肺癌误诊率高达 20% ～ 50%。一些特定的病变特征可能导致这一漏诊率，包括体积小、边界不清、阴影密度低。此外，在胸部还有一些特殊的部位，很难看到一些病变，如肺尖部、纵隔旁、肺门和心后区，以及膈顶附近的肺基底部。

CT 检查更容易发现肺异常，其误诊率低于胸片检查。影响 CT 肺癌鉴别的因素包括病变大小、位置、阴影（磨玻璃或实性）、成分，以及肺内是否存在其他阴影。CT 上结节检出率随病灶大小的减小而降低，大部分漏诊肺癌为早期（IA期）。漏诊肺癌最常见的部位包括气道（支气管内病变）、肺门周围、纵隔旁和胸膜下肺。由于磨玻璃结节的密度相对较低，并且随时间增长缓慢，因此磨玻璃结节不像实性或部分实性（磨玻璃和实性成分）结节容易被识别。肺不张、肺炎、肺纤维化和其他感染 / 炎症性疾病引起的阴影可能掩盖潜在的肺癌和恶性肿瘤，产生不典型影像学表现，如实变或胸膜下阴影，可能误诊为良性病变。

一些工具可以用来提高放射科医师对肺癌的显示和鉴别，包括薄层厚度和 CT 成像的最大强度投影（MIP）重建，胸部摄影的双能量和骨抑制技术，CT 检查和（或）胸片的计算机辅助检测（CAD）。

四、肺癌筛查

在美国，肺癌仍然是癌症相关死亡的主要原因，并且大多数患者出现局部进展或转移性疾病的症状。因此，近来的重点是在早期阶段识别这些恶性肿瘤，以便采用更有效的治疗方法并改善结果。利用低剂量计算机断层扫描（LDCT）进行肺癌筛查是通过早期发现肿瘤来降低肺癌死亡率的一种有效方法。几个单中心研究奠定了全国肺癌筛查试验（NLST）的基础，一项多中心临床试验，比较胸片与 LDCT 在鉴别高危个体肺癌中的有效性。NLST 显示与胸片检查相比，低剂量 CT（LDCT）筛查的高危人群的死亡率降低了 20%。Nelson 试验是一项在欧洲进行的肺癌筛查试验，其结果预计将于 2015—2016 年公布。

与乳腺癌、结肠癌和前列腺癌等其他恶性肿瘤的筛查不同，LDCT 肺癌筛查中最近才在一些医疗机构中得到实施。然而，用 LDCT 进行肺癌筛查得到了众多专业机构支持。

美国国家预防服务特别工作组（USPSTF）已将肺癌筛查级别定为甲级"B"，并建议对 55—80 岁每年 30 包烟的吸烟史，目前吸烟或在过去 15 年内吸烟的高风险患者进行筛查。最近，医疗保险和医疗补助服务中心（CMS）宣布将为受益人进行肺癌筛查。包括美国国家综合癌症网络（NCCN）、美国放射学会（ACR）、美国胸外科协会（AATS）、美国胸科医师学会（ACCP）和美国临床肿瘤学会（ASCO）在内的几个组织都制定了管理指南和分级，在筛查和随访建议方面略有不同。美国放射学会（ACR）最近建立了一个名为 Lung-RADS 的报告系统，以规范肺癌筛查检查报告，减少肺癌筛查中的混淆，并促进结果监测。Lung-RADS 分级由特定的评估类别（0-4）和修饰语（S 和 X）组成，可以应用于单个病例并根据管理建议进行处理。

在机构、诊所或医院中创建和实施肺癌筛查项目是一个复杂和多方面的工作，它需要一个多学科团队致力于项目成功。其中一个最重要的组成部分是一个感兴趣的放射科医师，可以成为筛查的"冠军"。除了熟悉筛选高危患者的建议和指南外，放射科医师还必须了解最佳方案，与放射技术人员一起工作，并教育他们如何正确地扫描患者，能够解释 LDCT 检查。此外，放射科医师必须能够与其他医护专业人员一起工作，包括肺科医生、外科医生、肿瘤科医生、放射肿瘤科医生、病理学家、内科医生和护士，作为肺癌筛查小组的成员，指导患者的管理和随访。在许多实践中，一名专门的协调员负责安排 LDCT 检查，将发现和建议转达给患者和临床医师，并确保适当的治疗和随诊。

目前有许多 LDCT 方案正在使用中，并且根据特定供应商、CT 扫描仪和放射科医师偏好等因素而有所不同。在制定一个最适合个人筛查项目的方案时，应评估临床试验中使用的方案，尤其是 NLST。一些专业机构已经发布了主要基于这些数据的扫描参数建议。任何用于肺癌筛查的 LDCT 方案最重要组成部分包括降低患者的辐射剂量，同时保持高质量的薄层图像的方法。技术上的进步使得既能达到诊断效果，同时减少辐射剂量。然而，为了限制辐射剂量和保持图像质量，需要对特定方案进行优化。获得低剂量技术所采用的大多数策略包括低管电流和（或）低峰值千伏（kV）。例如，LDCT 检查时，可使用低至 20mAs 的有效管电流（mAs）进行。相反，大多数常规胸部 CT 检查通常在 200 ～ 250mAs 之间。NLST 中的 LDCT 检查时通常为 20 ～ 40mAs。然而，放射科医生应该意识到利用低管电流或低千伏值（kVp）会导致图像噪声增加。

五、影像引导活检

一旦 CT 和（或）PET/CT 检查发现可疑异常，在患者管理中，通常下一步是采用影像引导或外科手术活检进行组织学取样。图像引导下活检可采用 CT 或超声引导，创伤比外科手术活检小得多。影像引导下活检的其他优点包括可以对门诊患者进行手术，恢复时间相对较短，在术中和术后即能评估肺部和胸部其他部位并发症。多种技术可用于获取组织，包括细针穿刺（FNA）和核芯针穿刺活检。传统上，FNA 用于大多数影像引导下活检。然而，在当前的临床实践中，由于可以获得更大体积的完整组织，所以首选核芯针活检标本。这点尤其重要，因为需要更大体积的组织进行详细的分析，如基因和生物标记检测。

六、肺癌的影像学随访

肺癌的诊断和治疗后，患者通常进行横断面成像，主要是 CT 或 PET/CT。然而，目前还没有关于患者治疗后影像学随访指南的确切数据。在当前的指南中已经达成一些共识。在根治性治疗［外科切除、化疗和（或）放射治疗］之后，有两个特定的目标：检测复发肺癌和新的原发性肺癌。由于大多数肺癌在治疗后的前 5 年内复发（在 2 ～ 3 年达到高峰），在前两年，胸部 CT 通常每 6 个月进行一次。鉴于能够更好地识别可能提示复发性疾病的肺门和（或）纵隔异常，因此首选对比增强 CT 检查。在这一时间范围之外，患者可以用非对比、低剂量 CT 评价。目前尚无关于 PET/CT 用于评估复发性疾病的具体建议，其随访治疗主要与患者症状和 CT 可疑发现有关。

参考文献

[1] Carter BW et al: Lung Cancer Screening: How to Do it. Semin Roentgenol. 50(2):82–7, 2015

[2] Pinsky PF et al: Performance of Lung–RADS in the National Lung Screening Trial: A Retrospective Assessment. Ann Intern Med. ePub, 2015

[3] Scholten ET et al: Computed tomographic characteristics of interval and post screen carcinomas in lung cancer screening. Eur Radiol. 25(1):81–8, 2015

[4] Moyer VA et al: Screening for lung cancer: U.S. Preventive Services Task Force recommendation statement. Ann Intern Med. 160(5):330–8, 2014

[5] Aberle DR et al: Results of the two incidence screenings in the National Lung Screening Trial. N Engl J Med. 369(10):920–31, 2013

[6] Nazir SA et al: Missed lung cancers on the scout view: do we look every time? Case Rep Med. 2013:760543, 2013

[7] Wu CC et al: Common blind spots on chest CT: where are they all hiding? Part 1–airways, lungs, and pleura. AJR Am J Roentgenol. 201(4):W533–8, 2013

[8] National Lung Screening Trial Research Team, Aberle DR, Adams AM, Berg CD, Black WC, Clapp JD, Fagerstrom RM, Gareen IF, Gatsonis C, Marcus PM, Sicks JD. Reduced lung–cancer mortality with low–dose computed tomographic screening. N Engl J Med. 2011 Aug 4;365(5): 395–409. Epub 2011 Jun 29.

[9] National Lung Screening Trial Research Team et al: The National Lung Screening Trial: overview and study design. Radiology. 258(1):243–53, 2011

（左图）62 岁男性患者的轴位 CT 增强扫描图像显示一个左肺上叶实性结节➡️，具有分叶和边缘毛刺样改变。在这位高风险的肺气肿患者中，这个结节提示恶性。然而，活检显示肉芽肿。

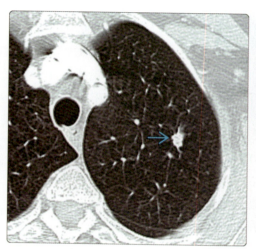

（右图）48 岁男性的轴位融合 FDG-PET/CT 图像显示右肺上叶肿块➡️ FDG 浓聚，右侧气管旁淋巴结肿大➡️ 提示恶性。然而，右上叶病变的活检显示肺炎。

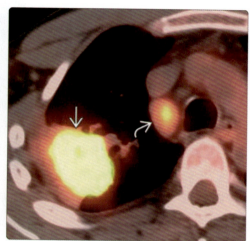

（左图）轴位 CT 增强扫描显示左肺上叶磨玻璃结节➡️，在随访 CT 图像上持续存在，考虑恶性。随后的肺段切除术结果为局灶性纤维化。

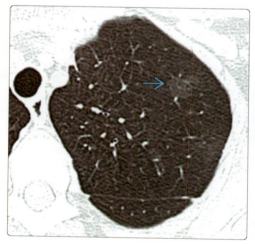

（右图）轴位 CT 增强扫描显示左肺上叶磨玻璃样影和实变➡️、下叶磨玻璃样影➡️，随访 CT 未见明显吸收。对药物治疗无效高度怀疑多发性腺癌或淋巴瘤。活检结果为肺泡蛋白沉积症。

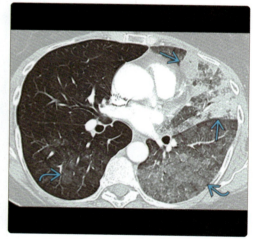

（左图）后前位胸部 X 线片显示右肺下叶突出右半膈肌上方稍高密度影➡️，在初次检查时未检测到。（右图）同一患者的轴位 CT 增强扫描清楚地显示右肺下叶边缘毛刺状肿块➡️，周围为磨玻璃样阴影➡️。活检显示原发性腺癌。胸片早期诊断肺癌的误诊率为 20%～50%。

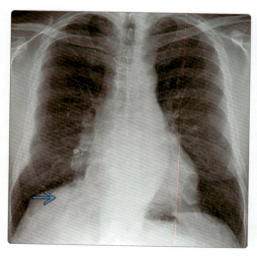

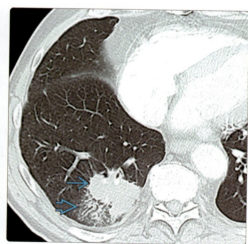

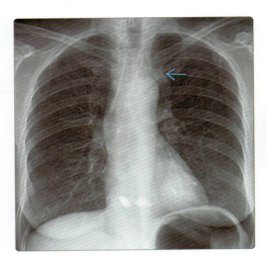 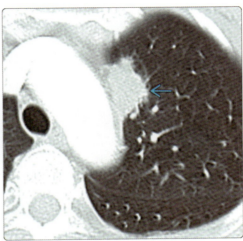

（左图）一名 52 岁女性的后前位胸部 X 线片显示左侧纵隔旁突出主动脉弓上方的淡片状阴影➡。（右图）同一患者的轴位 CT 增强扫描示左肺上叶内侧可见小分叶状结节➡。活检显示原发性肺腺癌。特殊部位的异常，如肺尖、纵隔旁、肺门和心后肺区以及肺基底部，在 X 线片上可能难以显示。

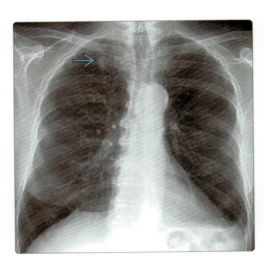 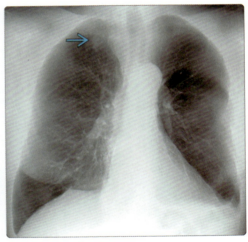

（左图）后前位胸部 X 线片显示结节影➡，突出于右侧第 1 肋软骨交界处，可能被误认为是退行性变。（右图）同一患者在骨性结构减影图像的后前位胸部 X 线片清楚显示出结节影➡，突出右肺尖。活检显示原发性肺癌。骨减影技术及其他辅助方法可提高影像解读的准确性。

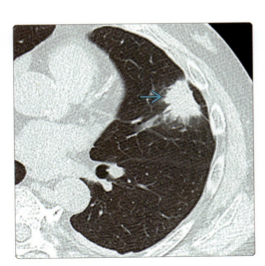 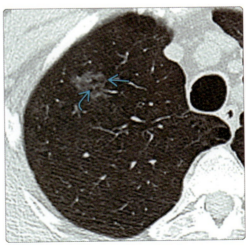

（左图）轴位低剂量 CT（LDCT）显示左肺上叶软组织密度结节➡，具不规则的毛刺状边缘。病灶怀疑为肺癌，活检证实为原发性肺癌。（右图）轴位筛查 LDCT 显示右肺上叶磨玻璃结节➡，内有气体➡。随着时间推移，病灶大小逐渐增大，结合病灶内部气体，归为 Lung-RADS 分类中的 4X（可疑肺癌）。

（左图）一名70岁女性轴位筛查LDCT显示右肺上叶以实性成分为主➡️的部分实性结节➡️，伴有多发小的磨玻璃结节➡️。（右图）同一患者的轴位筛查LDCT显示右肺下叶另见两个磨玻璃结节➡️，较大者内可见气体影➡️。这些表现考虑为多灶性肺腺癌。

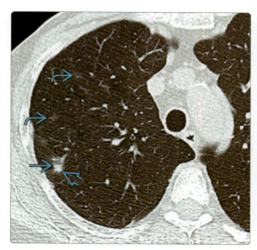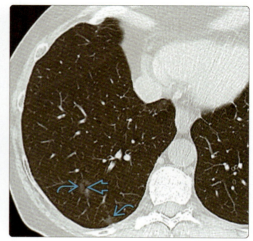

（左图）CT引导下左肺上叶鳞状细胞癌➡️穿刺活检时轴位CT平扫显示活检针➡️在病变内位置良好。（右图）CT引导下对边缘不规则的磨玻璃样➡️肺腺癌穿刺活检是轴位CT平扫显示活检针➡️在病变内的位置良好。细针穿刺活检（FNA）和核芯针穿刺活检术获得组织用于诊断。后者更易于获得更足量的活检组织。

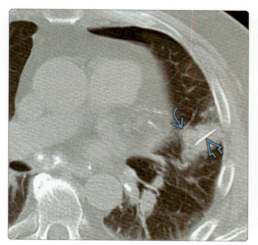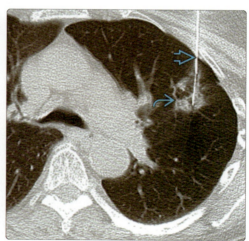

（左图）一名80岁女性在左肺上叶鳞状细胞癌手术切除后的轴位CT平扫显示手术中的缝合钉➡️和瘢痕➡️。（右图）15个月后同一患者的轴位CT平扫显示之前手术切除部位出现大的软组织肿块➡️。活检证实肿瘤复发。大多数肺癌在治疗后的前5年复发，在2～3年为复发高峰。

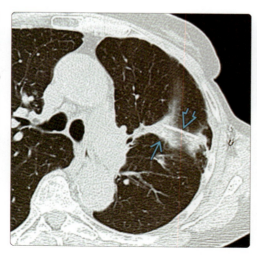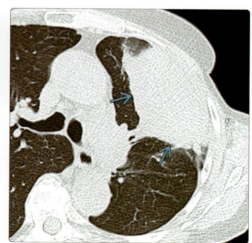

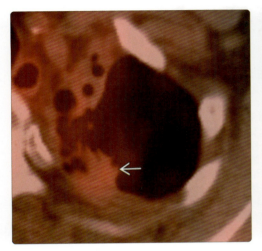

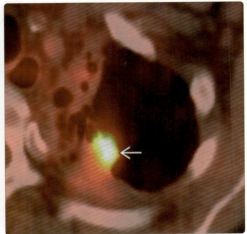

（左图）轴位融合 FDG-PET/CT 图像显示左肺上叶肺癌➡，患者之前进行过放射治疗。注意到 FDG 摄取在左肺治疗前后的纵隔摄取和病灶内摄取是相似的。（右图）15 个月后同一患者的轴位融合 FDG-PET/CT 图像显示治疗病灶区出现 FDG 摄取持续增加➡，代表肿瘤复发。PET/CT 可在 CT 出现异常改变之前检测复发。

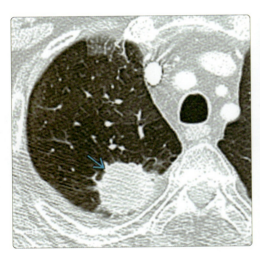

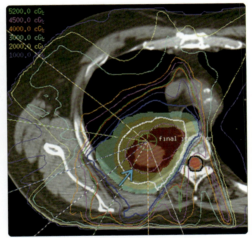

（左图）57 岁的男性轴位 CT 增强扫描显示右肺上叶后段不规则的软组织肿块➡。活检结果为肺腺癌。（右图）同一患者的轴位 CT 平扫显示为右肺上叶肿瘤➡放射治疗计划时，所勾画的靶向区图。应根据随访 CT 或 PET/CT 病变进展情况及时调整放射治疗的计划。

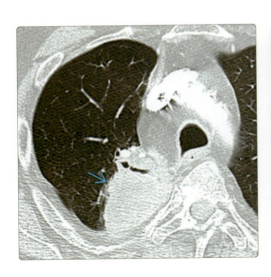

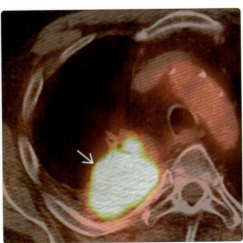

（左图）同一患者在治疗后 6 个月的轴位 CT 增强扫描显示出分叶状肿块影➡，位于治疗的恶性肿瘤部位，符合肿瘤复发。（右图）同一患者的轴位融合 FDG PET/CT 图像显示肿块内 FDG 摄取增加➡，这与复发的恶性肿瘤相一致，并经活检证实。PET/CT 通常是在患者出现相关症状或 CT 有可疑征象的基础上进行的。

◀▪▪ 肺癌相似疾病 ▪▪▶

一、专业术语
- 同影异病：相似的影像或相近的影像

二、影像表现
- 表现为结节、肿块、气道壁增厚或实变可能与肺癌相似
- 结节或肿块可能是磨玻璃、实性或混合密度
- 空洞可能出现在结节、肿块或实变中

三、主要鉴别诊断
- 局灶性纤维化
  - 实性、磨玻璃或混合密度结节
  - 圆形或多边形
  - 毛刺状边缘
- 机化性肺炎
  - 实变，多发＞单发
  - 边缘毛刺状或凹陷的孤立结节
  - 反晕征提示诊断

- 脂质性肺炎
  - 边缘不规则的结节或实变
  - CT 显示病变内脂肪密度可诊断
- 感染
  - 实变；与腺癌相似
  - 侵袭性曲霉菌病
  - 结核病
  - 组织胞浆菌病
  - 芽生菌病
  - 肺脓肿
- 其他肿瘤
  - 支气管类癌
  - 错构瘤
  - 淋巴瘤
  - 炎症性肌成纤维细胞瘤
- 支气管肺隔离症
- 圆形肺不张

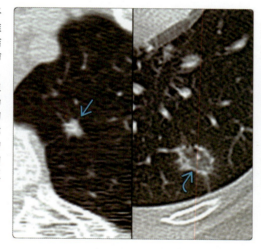
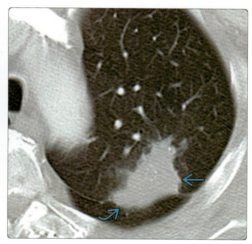

（左图）复合轴位 CT 平扫图像显示结节性纤维化（左）表现为星状结节➡️，局灶性机化性肺炎（右）表现为反晕征，中央为磨玻璃样影，边缘为实变➡️。（右图）局灶性机化性肺炎患者的轴位 CT 增强扫描显示左肺上叶后部不规则肿块样实变，使相邻的斜裂变形➡️。8 周后复查 CT 实变完全吸收。

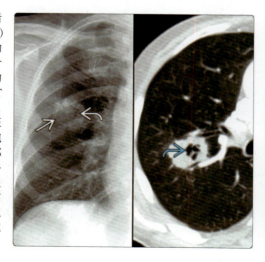
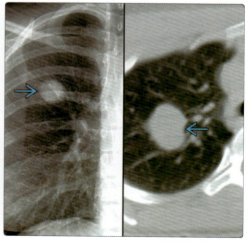

（左图）淋巴瘤患者的后前位胸部 X 线片（左）和 CT 增强扫描（右）的复合图像显示右肺上叶局部肿块➡️。肿块内的空气支气管征➡️在 CT 上更好地显示出来➡️，是肺淋巴瘤的一个特征性表现。（右图）组织胞浆菌瘤患者后前位胸部 X 线片（左）和 CT 平扫（右）的复合图像显示右肺上叶分叶状结节➡️。手术切除和组织病理学评估显示组织胞浆菌。

一、专业术语

定义
- 同影异病：相似的影像或相近的影像

二、影像表现

一般特征
- 定位
  - 气道和（或）肺实质
- 形态
  - 表现为结节、肿块、气道壁增厚或实变可能与肺癌相似
  - 结节或肿块可能表现为磨玻璃、实性或混合密度
  - 结节、肿块或实变内空洞

三、鉴别诊断

（一）局灶性纤维化
- 良性、非肿瘤性过程
- 实性、磨玻璃或混合密度结节
- 圆形的或多边形的；毛刺状边缘
- CT 检查中大小和形态稳定

（二）机化性肺炎
- 延迟或不吸收的肺炎
- CT 表现可变
- 实变，多发 > 单发
- 边缘毛刺状或凹陷的孤立结节
- 反向晕征提示诊断
  - 中心磨玻璃样影（GGO），周围实变

（三）脂质性肺炎
- 边缘不规则的结节或实变
- CT 显示病变内脂肪密度可诊断

（四）感染
- 肺炎
  - 实变；与浸润性黏液腺癌相似
- 侵袭性曲霉菌病
  - 结节伴有 GGO 晕，代表出血
  - 发热性中性白细胞减少特征性 CT 表现
- 结核病
  - 结节，肿块样实变 ± 空洞
  - 支气管内结节
  - 原发性结核淋巴结肿大
- 组织胞浆菌病
  - 结节，± 星状结节；50% 结节钙化
  - 肺门和（或）纵隔淋巴结肿大
- 芽生菌病
  - 肿块样实变 ± 空洞
  - 常见胸膜增厚
  - 大小不等的肺结节

（五）肺脓肿
- 与细菌性肺炎和吸入有关
- 单发或多发肺结节或肿块
- 常形成空洞，可能出现亚实性（中央坏死）
- 通常壁光滑 < 15mm 厚
- 可能表现为厚而不规则的壁

（六）其他肿瘤
- 支气管类癌
  - 低度恶性（典型）或中度（非典型）恶性肿瘤
  - 大多数发生在肺中央并表现出与气道关系
  - 支气管内成分通常小于支气管外肿瘤
  - 合并肺不张或实变可能掩盖肿瘤
  - CT 增强扫描上大多数表现为强化
- 错构瘤
  - 最常见的良性肺肿瘤
  - CT 上可能显示脂肪和（或）钙化。
  - 90% 发生在肺外周
  - 10% 出现在中央气道内，可能阻塞中央气道
- 淋巴瘤
  - 原发性肺淋巴瘤少见
  - 单发或多发结节或肿块
  - 实变和（或）GGO
  - 常见空气支气管征
  - 支气管血管周围增厚

（七）炎性肌成纤维细胞瘤
- 具有肿瘤特征的罕见病变
- 圆形或分叶状结节或肿块
- 少见的表现为实变
- 10% 发生在中央和支气管内

（八）支气管肺隔离症
- 75% 位于左肺下叶后基底段
- 肿块、实变或囊性/多囊性病变
- 显示体循环滋养血管可诊断

（九）圆形肺不张
- 胸膜实质周围肿块
- 通常位于一侧下叶后部
- 沿胸膜增厚伴肺不张
- 支气管血管结构的向肺门汇聚形成"彗尾征"

参考文献

[1] Furuya K et al: Lung CT: Part 1, Mimickers of lung cancer–spectrum of CT findings with pathologic correlation. AJR Am J Roentgenol. 199(4):W454–63, 2012

[2] Infante Metal: Differential diagnosis and management of focal ground–glass opacities. Eur Respir J. 33(4):821–7, 2009

[3] Rosado de Christenson ML et al: Thoracic carcinoids: radiologic–pathologic correlation. Radiographics. 19(3): 707–36, 1999

[4] Raymond GS et al: Congenital thoracic lesions that mimic neoplastic on chest radiographs of adults. AJR Am J Roentgenol. 168(3):763–9, 1997

[5] Rolston KV et al: Pulmonary infections mimicking cancer: a three–year review. Support Care Cancer. 5(2):90–3, 1997

（**左图**）免疫缺陷患者的冠状位 CT 增强扫描显示右肺门软组织肿块➔和纵隔淋巴结肿大➔。活检显示肺毛霉菌病。真菌感染表现为肿块和淋巴结肿大时可能与肺癌相似。（**右图**）轴位 CT 增强扫描（左）和 FDG-PET（右）的复合图像显示左肺上叶肿块样实变，伴中央坏死➔，和明显的 FDG 摄取➔。组织病理学评估显示球孢子菌病。

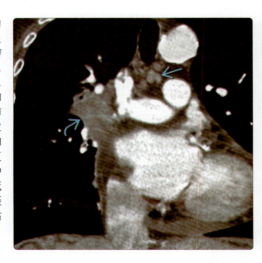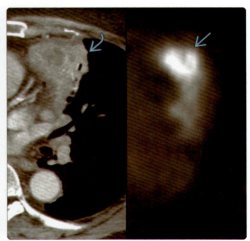

（**左图**）支气管内膜结核患者轴位 CT 平扫肺窗（左）和纵隔窗（右）的复合图像显示右主支气管腔内肿块➔及周围淋巴结肿大➔。肺结核的肺实质和气道病变可能与肺癌相似。（**右图**）空洞型曲霉病患者的后前位胸部 X 线片（左）和轴位 CT 增强扫描（右）的复合图像显示左肺上叶不均匀实变，伴有中心空洞和气液平➔。

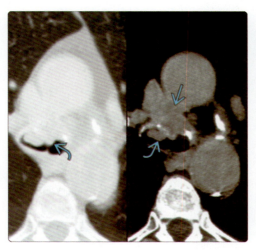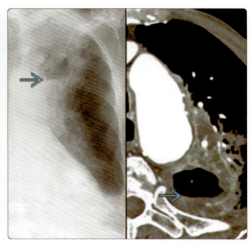

（**左图**）后前位胸部 X 线片（左）和轴位 CT 增强扫描（右）的复合图像显示芽生菌病表现为肺门旁肿块样实变➔和胸膜增厚➔，是该病的特征性影像学表现。（**右图**）CT 平扫纵隔（左）和肺（右）窗复合图显示圆形肺不张，表现为外周性肿块➔和邻近胸膜增厚➔。注意斜裂向后方移位➔，支气管血管结构形成特征性的"彗尾征"➔。

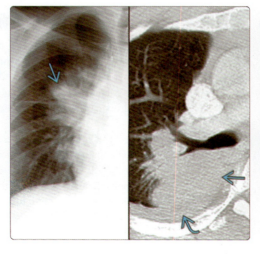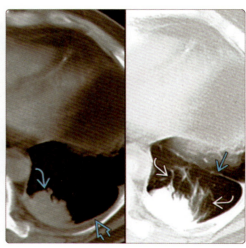

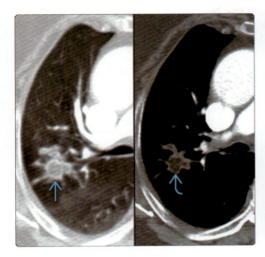
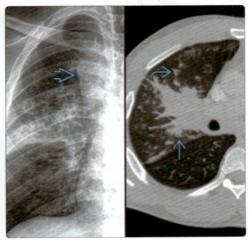

（左图）CT 增强扫描肺窗（左）和纵隔窗（右）复合图像显示脂质性肺炎表现为右肺上叶不规则星状结节➡️。病变内脂肪密度➡️是脂质性肺炎的一个特征性影像学表现。（右图）后前位胸部 X 线片（左）和轴位 CT 平扫（右）的复合图像显示结核病表现为右肺门周围肿块样实变➡️，气管旁淋巴结肿大➡️和小叶中心结节➡️。

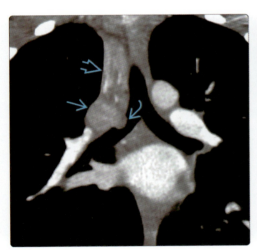
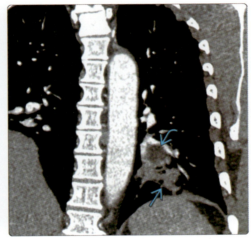

（左图）支气管类癌患者的冠状位 CT 增强扫描显示腔内肿块➡️阻塞右肺上叶支气管，导致右肺上叶肺不张。支气管内肿瘤➡️是中心气道类癌的冰山生长模式的较小组成部分。（右图）左肺下叶支气管内错构瘤患者的冠状位 CT 增强扫描显示肿瘤中央脂肪密度➡️和远处相应阻塞性肺炎➡️。

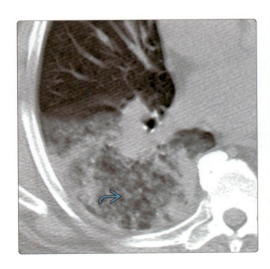
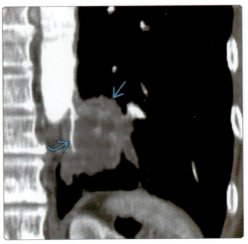

（左图）军团菌肺炎患者的轴位 CT 平扫显示斑片状或弥漫性右肺下叶肺泡性病变，伴肺小叶实变➡️。其影像学特点与浸润性黏液腺癌极其相似。（右图）肺叶内型隔离症患者的冠状位 CT 增强扫描显示左肺下叶不均匀强化肿块➡️，由起源于胸主动脉的体循环血管➡️供血，是肺叶内型肺隔离症特征性的影像学表现。

肺癌漏诊

要点

- 一、**专业术语**
  - 错过肺癌早期诊断的机会
  - 美国放射科医生医疗事故索赔的主要原因
- 二、**影像表现**
  - X 线片
    - 20% ~ 50% 的早期肺癌错误检出率
    - 肺癌漏诊常见部位
      - 上肺区
      - 纵隔旁、心后区和肺门周围区
  - CT
    - 支气管内
    - 纵隔旁及肺门周围区
    - 有壁结节或壁增厚的肺大疱或肺囊肿
    - 磨玻璃结节
  - X 线与 CT 常见因素
    - 小病灶
    - 医生阅片满意现象

- 检查方案注意事项
  - X 线：高千伏技术，防散射滤线栅，良好定位和曝光
  - CT：最大密度投影（MIP）重建提高肺小结节的检出率
- 有用的工具
  - 计算机辅助检测（CAD）软件
  - 双能 X 线摄影术
  - X 线摄影骨抑制技术 / 软件
- 三、**临床信息**
  - 39% 无肺癌首发症状
  - 在年轻患者、女性和不吸烟者中，由于怀疑指数低而更易被漏诊
- 四、**诊断要点**
  - 与先前的图像对比
  - 开发全面的阅片模式
  - 明确说明进一步成像建议

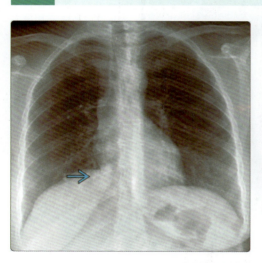
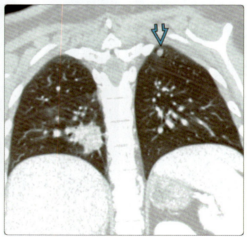

（左图）背部疼痛患者的后前位胸部 X 线片显示右侧心影后膈顶下区的肿块➡，该区域易漏诊肺癌。（右图）同一患者冠状位 CT 增强扫描更好地显示右肺下叶肿块。注意左肺上叶小结节➡，在回顾 X 线片时可见。明显异常的存在可能导致放射科医师忽略了其他细微的发现，即医生阅片满意现象。

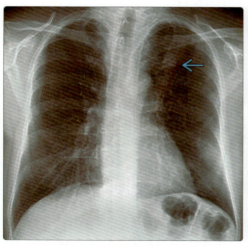
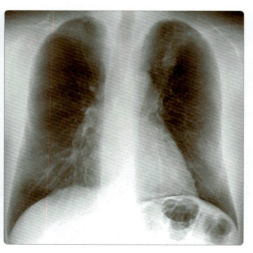

（左图）咳嗽患者的双能后前位胸部 X 线片显示左侧第 1 肋软骨交界处稍高密度影➡，可能被误认为退行性改变。（右图）同一患者的软组织双能胸部 X 线片显示骨结构抑制，清晰显示了左肺上叶毛刺样结节，最后被证实为肺癌。各种骨抑制技术已被证实能够提高检出肺结节的敏感性。

一、专业术语

（一）缩写

- 胸部 X 线片（CXR）

（二）定义

- 错过肺癌早期诊断的机会
- 美国放射科医生医疗事故索赔的主要原因

二、影像表现

（一）一般特征

- 检测失败
  - 阅片条件不佳
  - 图像质量差
    - CXR 的旋转或穿透不足
    - 胸部 CT 的运动伪影或 Z 轴覆盖不足
  - 阅片满意现象
    - 明显的或显著的异常，如主动脉瘤，可能使放射科医师无法发现细微的或额外的表现
  - 病变不明显
  - 阅片者疲劳
- 解读失败
  - 检测到异常但错误地解读为
    - 正常结构
    - 伪影
    - 肺炎
    - 瘢痕
  - 可能是由于缺乏或错误的临床信息
- 沟通失败
  - 患者的医疗护理服务提供者没有注意到异常
    - 延迟肺癌诊断的重要因素甚至包括使用自动通知系统和电子健康记录
  - 医疗护理服务提供者意识到异常，但缺乏对影像表现的意义或含义的清晰理解
    - 未能完成随访影像检查或活检，使肺癌诊断延迟
- 45% 的诉讼与肺癌漏诊相关，导致赔偿金平均为 150 000 美元。
  - 90% 涉及 CXR
    - X 线照相技术本身就像 CXR 一样困难，是 3D 结构的 2D 投影。
  - 10% 涉及 CT 或其他检查

（二）X 线表现

- 检测早期肺癌的误诊率 20% ~ 50%
- 病变不明显
  - 边缘不明确
  - 体积小
    - CXR 上漏诊肺癌的平均直径：1.3 ~ 1.6cm
  - 信噪比低
    - CT 上亚实性病变
- 易漏诊部位
  - 上肺区：最易漏诊肺癌的部位
    - 肋骨、锁骨和骨赘的重叠影
    - 肺癌上叶比下叶多见
  - 纵隔旁区：肺癌漏诊第二最常见部位
    - 熟悉正常的纵隔线、带和界面是有帮助的
  - 肺门区
    - 病变由正常中央血管遮盖
  - 心后区
  - 膈顶下方的肺基底部
- 间接或次要表现
  - 支气管内或中央病变所致阻塞性肺不张与阻塞性肺炎

（三）CT 表现

- 小病变
  - 结节的平均检出率分别为 < 7mm、4.5mm、3mm 和 1.5mm；分别为 91%、32%、48% 和 1%
  - 胸部 CT 筛查中漏诊的肺癌一般为 1A
- 病灶位置
  - 支气管内：在多项研究中显示是漏诊肺癌最常见的位置
    - 管腔内病变
    - 气道壁增厚或不规则
  - 肺门旁及纵隔旁区
    - 结节可能与血管断面相似
    - 平扫或低剂量肺癌筛查中，难以检测肺门淋巴结肿大
  - 胸膜下病变
    - 被误诊为瘢痕或肺不张
- 磨玻璃结节
  - 病变不明显
  - 缓慢增长难以察觉
    - 与早期 CT 而不是与最近的 CT 片对比有助于检测细微的大小和密度变化
    - 磨玻璃结节的随访：薄层 CT 随访，至少 3 年
- 有壁结节、不对称或壁增厚的肺大疱
  - 1 个研究显示占肺癌漏诊病例的 22%
  - 没有建立随访标准
- 被周围阴影掩盖的肺癌
  - 间质纤维化的致密网状结构
    - 纤维化患者罹患肺癌的风险更高
  - 肺不张
    - 可能是由于不明显的支气管内病变所致

- 邻近胸膜积液压迫所致肺不张掩盖肺结节
- 实变或大磨玻璃影
  - 解读为感染→延迟诊断
  - 如果抗生素治疗后仍出现持续症状或与感染不一致的临床表现，请考虑进一步 CT 检查
- 非胸部 CT
  - 颈部、脊柱、肩部和腹部图像中的部分肺部影像
    - 评估定位图很重要
    - 评估肺窗很重要

（四）核医学表现
- PET
  - PET 分辨率低于小病灶
  - 低度恶性腺癌可能表现出极低或低水平 FDG 摄取
    - CT 发现的小结节可能被误诊为良性病变

（五）影像检查建议
- 方案建议
  - 最大密度投影（MIP）重建提高 CT 上肺小结节检出率
  - 高千伏技术、防散射滤线栅、CXR 的良好定位和曝光
  - CT 薄层扫描适合亚实性结节和肺小结节
- 有用的工具
  - 计算机辅助检测（CAD）软件
    - 检测出 > 50% 患者的最初解读 CXR 时忽略的结节
      - CAD 对外围病灶的灵敏度高于中央病灶
    - CT 能提高结节检出率
      - 可作为第二阅片者以提高 CT 检出的灵敏度
    - 提高灵敏度与增加假阳性之间的适当平衡
  - 双能 X 线摄影
    - 抑制骨结构，只显示软组织结构的影像，提高肺结节的检出率
    - 除了骨抑制的方法，即时间减影也有帮助。
  - 骨抑制软件
    - 减少或消除任何数字 X 线摄影或数字化传统 X 线片上锁骨和肋骨影

三、鉴别诊断
（一）社区获得性肺炎
- 实变或阴影可能与肺癌相似或掩盖潜在的肺癌
- 适当的抗生素治疗后影像随访确定实变或阴影的情况

（二）隐源性机化性肺炎
- 持续的实变、磨玻璃影或结节
- 有时需要组织活检与肺癌鉴别

（三）分枝杆菌肺炎
- 肿块和结节 ± 空洞
- 常见于免疫抑制

（四）第 1 肋软骨连接
- 钙化或骨赘与肺上叶结节相似或掩盖肺上叶结节

（五）支气管内分泌物
- 比支气管内恶性肿瘤更常见但表现相似
- 在内部有气体和（或）液体密度的情况下容易区分

四、临床信息
（一）表现
- 常见的症状和体征
  - 39% 没有肺癌的首发征象

（二）人口统计学
- 年龄
  - 年轻患者更常见
- 性别
  - 女性的怀疑指数低导致误诊或延迟诊断
- 不吸烟者
  - 怀疑指数低 →影像学的异常经常错误地被归于其他病因学

（三）转归和预后
- CRX 漏诊肺癌的延迟诊断时间 0 ～ 53 个月
- 未充分研究对预后的影响

五、诊断思路
（一）思考点
- 制定质量改进 / 保证措施确保最佳图像采集技术
- 采用新的设备和技术，如双能量减法、CAD 或 MIP 重建等，以提高病变检出率
- 利用自动通知工具确保将可疑的影像发现传达给临床医师
- 使用跟踪系统确认推荐的影像随访的及时执行

（二）图像解读要点
- 与早期的影像比较有助于发现新的轻微异常和细微的大小或密度变化
  - 以前的 CT（颈部、脊柱、腹部）可能包括肺部，并可能有助于比较
  - 利用导入软件把外院图像导入 PACS，便于比较
- 开发全面的 CXR 和 CT 阅片模式，统一检查可能漏诊的异常盲点
- 低级别腺癌在 PET 上可能表现出极少或轻微 FDG 摄取

（三）报告要点

● 应明确说明进一步影像或诊断检查

参考文献

[1] Scholten ET et al: Computed tomographic characteristics of interval and post screen carcinomas in lung cancer screening. Eur Radiol. 25(1):81–8, 2015

[2] Whang JS et al: The causes of medical malpractice suits against radiologists in the United States. Radiology. 266(2):548–54, 2013

[3] Wu CC et al: Common blind spots on chest CT: where are they all hiding? Part 1–airways, lungs, and pleura. AJR Am J Roentgenol. 201(4):W533–8, 2013

[4] Fardanesh M et al: Missed lung cancer on chest radiography and computed tomography. Semin Ultrasound CT MR. 33(4):280–7, 2012

[5] Wu MH et al: Features of non–small cell lung carcinomas overlooked at digital chest radiography. Clin Radiol. 63(5):518–28, 2008

（左图）后前位胸部 X 线片（左）和冠状位 CT 增强扫描（右）的复合图像显示最初被漏诊的右肺门旁结节➡️，胸部 CT 更好地显示病变➡️。由于肺门区多发血管，在胸片上和 CT 上该区域是常见的肺癌漏诊部位。（右图）轴位 CT 增强扫描显示右肺上叶支气管后壁结节状增厚➡️，最终诊断为鳞状细胞癌。在 CT 图像上，支气管内病变占漏诊肺癌的很高比例。

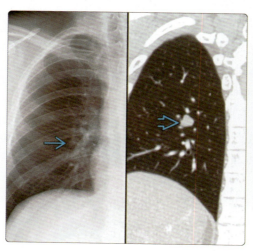 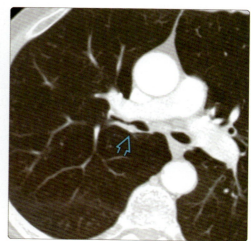

（左图）正在进行食管癌分期的吸烟患者轴位 CT 增强扫描显示右肺尖肺大疱，侧壁不对称增厚➡️。（右图）4 个月后同一患者的轴位 CT 增强扫描显示软组织增多代替了肺大疱➡️，最初报告为肺尖瘢痕。肺癌表现为囊壁增厚的肺大疱和囊性病变，导致肺癌漏诊的原因。未能与以前的 CT 相比，导致错误解读，并进一步延误诊断。

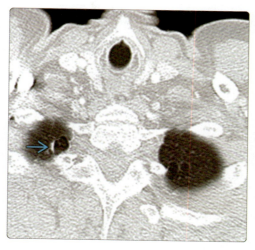 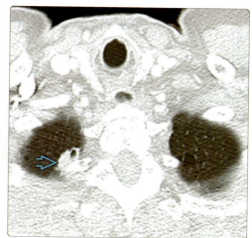

（左图）间质性肺病（ILD）患者的 CT 平扫显示不规则的左肺上叶结节➡️，后来证实为肺腺癌。ILD 患者有较高的发展成肺癌的风险，但 ILD 的表现可能限制小结节的检出。（右图）融合 FDG-PET/CT（左）和 CT 平扫（右）的复合图像显示左肺下叶结节中 FDG 摄取极少，CT 显示更清晰。这被报告为炎症后变化。某些腺癌的低 FDG 摄取可能导致假阴性解读。

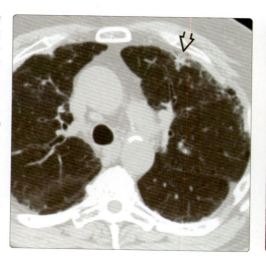 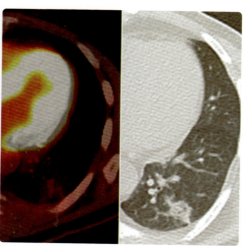

肺癌筛查

一、背景
- 肺癌
  - 美国癌症相关死亡率的主要原因
  - 5 年生存率仅为 16%
  - 早期非小细胞肺癌（NSCLC）预后良好，可能被治愈
  - 预防吸烟和戒烟是降低肺癌风险的最佳策略

二、筛查标准
- 年龄 55—77 岁
- 吸烟史 ≥ 30 包 / 年
- 吸烟者或 15 年内戒烟者

三、主要鉴别诊断
- 肺内淋巴结与非钙化肉芽肿
  - 非常普遍，在肺筛查中占很大比例的假阳性
- 肺癌

四、临床信息
- 潜在危害
  - 假阳性结果
  - 假阴性结果
  - 过度诊断
  - 偶然发现
  - 辐射暴露

五、报告建议
- Lung-RADS
  - ACR 工具用于规范肺癌筛查报告和管理建议
  - 减少肺癌筛查和报告中的混乱
  - 评估类别（0～4）直接关联管理建议
  - 一般采用 LDCT 随访；偶尔进行其他检查或手术（PET/CT、活检）

（左图）轴位 CT 平扫显示右肺上叶分叶状结节➡️，直径 10mm，内有可见的脂肪，为良性肺错构瘤的特征（Lung-RADS 1 类）。建议：在 12 个月内用 LDCT 继续筛查。（右图）轴位 CT 平扫显示右肺下叶 7mm 的实性结节➡️（Lung-RADS 3 类，可能良性）。建议：6 个月内复查 LDCT 来评估结节生长情况和确定潜在恶性。

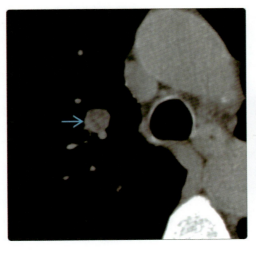
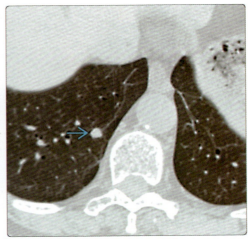

（左图）轴位 CT 平扫显示右肺上叶 10mm 磨玻璃样结节➡️，成为临床明显的肺癌的可能性很低（Lung-RADS2 类 ）。建议：在 12 个月内用 LDCT 继续筛查。（右图）轴位 NECT 显示右肺上叶 7mm 毛刺状结节➡️（Lung-RADS4X 类）。虽然这个结节可以归为 3 类，但是毛刺的存在可以升级到 4X。建议：适当短期随访 CT 和（或）活检。

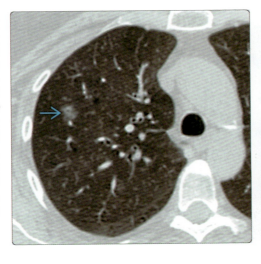
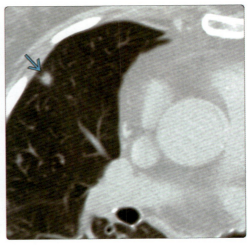

一、背景

（一）肺癌

- 美国癌症相关死亡率的主要原因
- 大多数患者有局部进展或转移性疾病的症状
- 美国 9400 万吸烟者或曾经吸烟者增加了罹患肺癌的风险
- 患者年龄和吸烟史是主要危险因素
- 5 年生存率仅为 16%
- 早期非小细胞肺癌（NSCLC）预后良好，可治愈。
- 预防吸烟和戒烟是降低肺癌风险的最佳策略

（二）全国肺癌筛查试验（NLST）

- 美国研究院招募 53 454 名肺癌高危受试者
- 主要目的
  - 肺癌死亡率（LDCT 筛查患者相对减少 20%）
- 次要目的
  - 癌症死亡率（LDCT 筛查患者相对减少 6.7%）
  - 肺癌发病率、肺癌生存率、肺癌分期、成本效益等
- 前瞻性随机对照试验
- 患者接受基本筛查和每年 2 次筛查
  - 低剂量胸部 CT（26 722 例）
  - 后前位胸片（26 732 例）
- 每检查 320 人会防止 1 例肺癌死亡
  - 基于 3 个筛查数量可能大大减少进行筛查的时间
- 大量假阳性
  - 阳性结节判断值为 4mm。
  - 假阳性的数量将随着尺寸阈值的增加而减少（Lung-RADS 规定 6mm 结节）

二、筛查的组成部分

（一）低剂量 CT（LDCT）

- 平均辐射剂量 1.5mSv（标准胸部 CT 8mSv）
- 单次屏气中的多探测器螺旋技术（大于 16 层探测器）
- 技术
  - 定位扫描：单个后前位投照
  - 吸气末从肺尖到肋膈角的整个肺野的轴位平扫图像
  - 120 ~ 140kVp
  - 40 ~ 80mAs，固定值（随身体情况变化）
  - 准直器：< 2.5mm
  - 层厚：< 2.5mm ± 重叠层（最好≤ 1mm）
  - 重建算法：软组织或肺

（二）其他要求

- 转诊戒烟计划机构
- ± 关于戒烟的教育信息和材料
- 向自荐患者的合格医疗护理服务提供者推荐机构
- 包括肺科医生、肿瘤科医生和胸外科医生的多学科

项目对于促进阳性结果的评估和适当的管理是必不可少的

三、筛选标准

无症状高危人群

- 年龄 55—77 岁
- 大于 30 包 / 年烟史
- 吸烟者或 15 年内戒烟者
- 停止或不提供肺癌筛查的标准
  - 戒烟超过 15 年
  - 健康状况使预期寿命或耐受肺手术的能力受限
  - 如果发现癌症，患者不愿意接受根治性肺癌手术

四、影像表现

报告

- 肺结节和肿块
  - 结节的位置：叶、段
  - 结节影像表现和数量，方便对照
  - 大小（如果不是圆形，肺窗上的平均直径）
  - 密度或衰减
    - 实性、部分实性（PSN）、磨玻璃样（GGN）结节
  - 边缘
    - 光滑、小叶、毛刺状
- 由于肿瘤生长缓慢，与早期 CT 对比相较于与近期 CT 对比，更有助于检测病变增长变化

五、鉴别诊断

（一）肺内淋巴结

- 十分常见，占肺筛查"假阳性"的很大比例
- 边缘清晰的结节一般在隆突水平以下
- 常存与间隔或肺裂相连
- 形状：三角形、矩形、卵形、哑铃形、方形
- 尺寸可增减

（二）非钙化性肉芽肿

- 十分常见，占肺筛查"假阳性"的大部分
- 球形，轮廓光滑
- 随时间无明显变化
- 一般是远处肉芽肿性感染（钙化淋巴结、肺结节和脾脏肉芽肿）的证据

（三）肺癌

- 边缘不清、分叶状或边缘毛刺状结节或肿块

（四）错构瘤

- 实性结节或肿块、边缘光滑或分叶状
- 内部脂肪和（或）爆米花状钙化

- 可缓慢生长

（五）类癌

- 钙化占 30%（通常偏心的和粗厚的）
- 与支气管密切相关；阻塞后病变（阻塞性肺不张、肺炎、支气管扩张）
- 缓慢生长和常明显增强

六、临床信息

（一）潜在利益

- 临床疗效与肺癌诊断时分期直接相关
  - 1 期的 5 年生存率 60%
  - 4 期的 5 年生存率＜5%
- 筛查结果为"阶段转移"，使更多的肺癌在可治愈期（1 期和 2 期）被检测到

（二）潜在危害

- 假阳性结果
  - 95% 的阳性结果与肺癌无关
  - 大多数"阳性结果"并不需要侵入性手术，通过随访影像检查（附加 LDCT 或 PET/CT）大多数病变吸收
  - 增加患者的焦虑
- 假阴性结果
- 过度诊断
  - 在患者生命期内通常未检测到肺癌（即患者携带肺癌而死而不是死于肺癌）
  - 模型研究预测 10%～12% 的肺癌是在 LDCT 筛查中过度诊断
- 偶然发现

- 可能导致更多的检查和治疗
  - 患者焦虑
- 辐射暴露

（三）风险预测模型

- 考虑吸烟以外的危险因素
- 未来可用于预测高危患者发展成肺癌的风险

七、报告建议

LUNG-RADS

- ACR 工具用于规范肺癌筛查报告和管理建议
- 减少肺癌筛查和报告中的混乱
- 促进结果监测
- 评估类别（0-4）直接关联管理建议
- 阴性筛查结果：类别 1 和 2
- 阳性筛查结果：类别 3 和 4
- LDCT 随访时未发现改变的 3 类和 4A 类结节应归为 2 类，并恢复每年的 LDCT 筛查
- S 类：可以添加到类别 0 到 4
  - 有临床意义或潜在的发现（冠状动脉钙化、肺气肿、乳房肿块等）
- 4X 类：具有其他可疑特征的 3 或 4 类结节（毛刺、1 年内磨玻璃样结节倍增或淋巴结肿大）
- 图册和词汇（描述病变表现的术语表）正在编写中

八、图像随访

Lung-RADS

- 一般采用 LDCT 随访；偶尔其他检查或操作（PET-CT，活检）

LUNG-RADS

分 级	分级描述	分 类	建 议	恶性率
不定类别		0	对比外院先前图像或增加影像检查	n/a
阴性	无结节或良性结节	1	12 个月随访 LDCT	＜1%
良性表现或生物学行为	成为肺癌可能性极小的结节	2	12 个月随访 LDCT	＜1%
良性可能性大	成为肺癌的可能性较小的结节	3	6 个月随访 LDCT	1%～2%
可疑恶性	建议针对表现的附加检查	4A、4B、4X	根据病变特征 3 个月随访 LDCT、PET/CT 和（或）活检	＞5%
其他	有或潜在临床意义的发现（非肺）	S	针对特别发现采取措施	10%
既往诊断肺癌	修正既往诊断的肺癌	C		

Adapted from American College of Radiology: Lung-RADS. http://www.acr.org/Quality-Safety/Resources/LungRADS. Accessed June 1, 2015.

参考文献

[1] American College of Radiology: Lung–RADS. Accessed June 1, 2015.

[2] Moyer VA et al: Screening for lung cancer: U.S. Preventive Services Task Force recommendation statement. Ann Intern Med. 160(5):330–8, 2014

[3] National Lung Screening Trial Research Team, Aberle DR, Adams AM, Berg CD, Black WC, Clapp JD, Fagerstrom RM, Gareen IF, Gatsonis C, Marcus PM, Sicks JD. Reduced lung–cancer mortality with low–dose computed tomographic screening. N Engl J Med. 2011 Aug 4;365(5):395–409. Epub 2011 Jun 29. PubMed PMID: 21714641

[4] National Lung Screening Trial Research Team et al: The National Lung Screening Trial: overview and study design. Radiology. 258(1):243–53, 2011

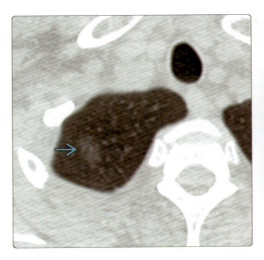
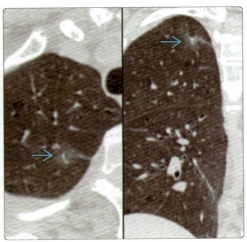

（左图）轴位 CT 平扫显示右肺上叶 18mm 磨玻璃结节➡（Lung-RADS 2 类）。建议：在 12 个月内继续 LDCT 筛查。（右图）轴位（左）和冠状位（右）CT 平扫的复合图像显示一个 18mm 的右肺上叶部分实性结节➡，实性成分测量为 3mm（Lung-RADS 3 类）。建议：6 个月内随访 LDCT。如果在后续成像中结节无明显变化，可以归为 2 类，并返回到每年一次 LDCT 筛查。

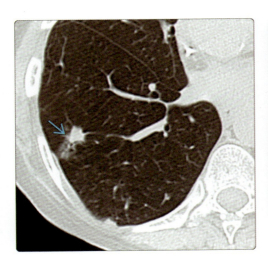
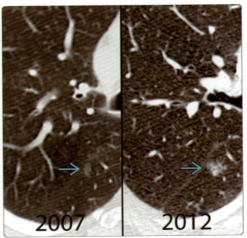

（左图）轴位 CT 平扫显示右肺下叶部分实性结节➡，实性成分为 10mm，考虑为原发性肺癌（Lung-RADS 分类 4B）。建议：PET/CT 和组织取样。（右图）2007 年（左）和 2012 年（右）的轴位 CT 平扫复合图像显示部分－实性结节有所增大➡，实性成分测量＞4mm，考虑为肺癌（Lung-RADS 分类 4B）。建议：组织取样。PET/CT 对实性成分＜8mm 的结节诊断意义不大。

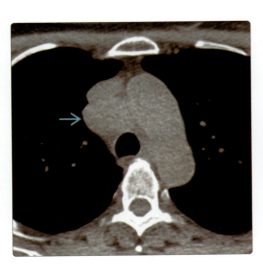
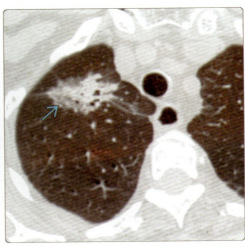

（左图）轴位 CT 平扫显示右气管旁巨大淋巴结肿大➡。同时发现右肺下叶肿块（未显示）（Lung-RADS 分类 4X）。建议：PET/CT 和组织活检。（右图）轴位 CT 平扫显示右肺上叶边缘毛刺状部分实性肿块➡，考虑原发性肺癌（考虑到毛刺，Lung-RADS 分类 4X）。建议：进一步评估 PET/CT 和组织活检。

影像引导下组织活检

一、术前
- 在活组织检查之前进行病变定位以确认持续性并优化活检计划
- 抗凝应根据目前最新发布的指南进行
- 19 号导管可容纳 20 号活检针和 22 号抽吸针

二、术中
- 在活组织检查前获得临床病史、进行体格检查和获得的知情同意书
- 将患者置于允许从皮肤到肿瘤的最短路径的体位，避免关键结构和肺裂
- 活检部位皮肤消毒
- 影像引导下穿刺的胸膜水平的麻醉
- 影像引导细针穿入病灶，获得活检组织，同时保持水封
- 拔出活检针，立即对并发症进行评估

三、术后
- 经胸穿刺活检（TTNB）：病灶 > 3cm，诊断率 > 85%；< 3cm 诊断率下降。
- 穿刺活检后患者穿刺部位向下即刻放置在担架上
- 患者在活检后 2 ～ 3h 密切监测和出院前检查胸部 X 线片
- 活检后 24h 内避免剧烈运动

四、结果
- 直接／围术期并发症
  - 气胸（10% ～ 70%）
    - < 50% 需要放置胸腔引流管
    - 危险因素：肺气肿、吸烟者、胸膜穿刺数目、距胸膜表面距离
  - 肺出血（< 10%）
  - 咯血（< 2%）
  - 空气栓塞和死亡极少报道

（左图）72 岁男性轴位俯卧位 CT 平扫显示左肺下叶 2.4cm 大小结节 ➡ 活检。在 CT 引导下，19 号超薄针进入结节，用 22 号针 3 次穿刺，取标本进行病理检查。胸片显示无并发症后出院。（右图）同一患者高倍显微照片（HE 染色，400×）显示有伏壁样 ➡ 和腺泡样成分的腺癌。（图片由 B. Aswad, MD. 提供）

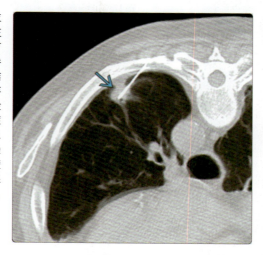
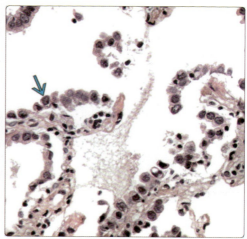

（左图）一名 40 岁女性的 CT 平扫显示活检针进入 1.5cm 的右肺下叶结节 ➡。由于显著的呼吸运动，在这个位置的结节活检是有挑战性的。右侧卧位能够优化穿刺路径，几乎消除呼吸运动的影响。（右图）左肺下叶 2.5cm 结节活检时轴位 CT 平扫显示穿刺针后方磨玻璃样影 ➡，与出血一致。据报道，活检后出血可预防气胸。

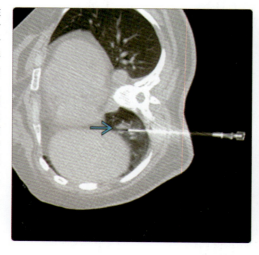
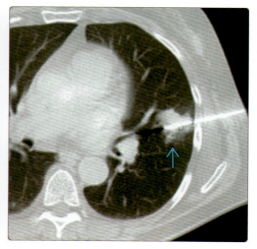

一、专业术语

（一）缩写

- 经胸穿刺活检（TTNB）
  - 细针抽吸（FNA）
  - 核芯针吸活检（CNB）

（二）同义词

- FNA 和 CNB 在文献中很少被区分

（三）定义

- TTNB：通常采用 CT 导引
  - 穿刺活检针置于病变中以收集组织，进行病理、微生物学和（或）遗传分析

二、术前

（一）适应证

- 不能用支气管镜活检的不确定的胸部病变

（二）禁忌证

- 无绝对禁忌证

（三）术前成像

- 活检前病变定位很重要，确定肿瘤的存在和优化活检方案

（四）术前准备

- 要检查的东西
  - 血红蛋白、红细胞比容、血小板、凝血酶原时间（PT）、部分凝血激活酶时间（PTT）、国际正常化比率（INR）
- 药物
  - 抗凝应根据最新公布的指南进行。
- 设备清单
  - 几个可用的细针，同轴技术最常见：19 号导管可容纳 20 号活检针和 22 号抽吸针。

三、术中

（一）患者体位/位置

- 最佳手术方法
  - 将患者置于允许从皮肤到肿瘤的最短路径的位置，避开关键结构和肺裂
  - 基于术前图像指导标记皮肤
  - 当采用 CT 时，调整扫描架角度确定最安全的路径

（二）设备准备

- 无菌消毒，局部麻醉，穿刺针，无菌生理盐水，标本收集材料，抽吸装置。

（三）操作步骤

- 活检前获得临床病史、进行体格检查和获得的知情同意书
- 消毒活检位置
- 影像引导下穿刺的胸膜水平的麻醉
- 采用影像引导下活检针穿入病灶和组织取样，同时保持水封避免空气栓塞
- 移出活检针，评价有无直接并发症

（四）发现与报告

- 报告应该包括：病变大小和部位、局部麻醉药剂量、所用针的类型、获得的样本数量和并发症

（五）替代手术/治疗

- 放射学
  - 超声引导外周病变穿刺活检及确定胸壁侵入部位
  - MR 可以引导，但很少应用
- 外科手术
  - 开胸手术
  - 电视胸腔镜手术（VATS）
- 其他
  - 经支气管灌洗、刷检、针吸活检、钳夹活检
    - 使用 CT 数据的电磁导航支气管镜检查软件的可用性有限
  - 超声引导下经支气管针吸活检术（EBUS –TBNA）
    - 不能探查食管旁、主动脉旁、气管后淋巴结
    - 并发症不常见（1%～2%）

四、术后

（一）预期结果

- TTNB：肺病灶＞3cm，病变诊断率＞85%；病灶 3cm 以下，诊断率减低。

（二）要做的事

- 穿刺活检后患者穿刺部位向下即刻放置在担架上
- 患者在活检后密切监测 2～3h；出院前行胸部摄片

（三）要避免的事情

- 避免活检后 24h 用力过度

五、结果

（一）问题

- 非诊断性活检

（二）并发症

- 最严重并发症
  - 空气栓塞和死亡，极少报告

- 直接 / 围术期并发症
  - 气胸（10%～70%）
    - ＜50%需要放置胸腔引流管
    - 危险因素：肺气肿、吸烟者、胸膜穿刺数目、距胸膜表面距离
  - 肺出血（＜10%）
  - 咯血（＜2%）

参考文献

[1] Accordino MK et al: Trends in use and safety of image-guided transthoracic needle biopsies in patients with cancer. J Oncol Pract. 11(3):e351-9, 2015

[2] Rivera MP et al: Establishing the diagnosis of lung cancer: Diagnosis and management of lung cancer, 3rd ed: American College of Chest Physicians evidence-based clinical practice guidelines. Chest. 143(5 Suppl):e142S-65S, 2013

肺癌治疗后的影像随访

<table>
<tr><td rowspan="5" valign="top">要

点</td><td>

一、专业术语
- 肺癌患者根治性治疗后影像检查监测病灶残余、复发或新发
- 复发性疾病：局部、区域的或远处
- 新发疾病：新发的原发性肺癌

二、影像表现
- 治疗后改变：病灶大小随时间变化稳定或减小
- 残余病变与局部复发
  - 新发淋巴结肿大或原淋巴结增大
  - 缝合线处出现新的或增大的结节
  - 支气管残端软组织肿大
  - 增大和（或）分叶放射性瘢痕填充先前充气扩张的支气管
- 转移灶或第二原发性肺癌：已治疗癌症以外的地方新发结节或结节增大
- 最佳检查方式：确定时间间隔复查 CT

</td><td>

三、主要鉴别诊断
- 缝合线肉芽肿
- 残余或局部复发性肺癌
- 肺外恶性肿瘤转移
- 多发性新发肺结节可表现为感染
- 不同时期的原发性肺癌

四、临床信息
- 根治性治疗后复发率：30% ～ 75%
- 新的原发性肺癌在该人群中每年发生率为 2%
- 对新病灶进行放疗、影像引导消融、化疗或联合治疗

五、诊断思路
- 检查病历以确定先前的治疗
- 检查术区是否有残余病变或复发
- 与术后即时影像检查对比

</td></tr>
</table>

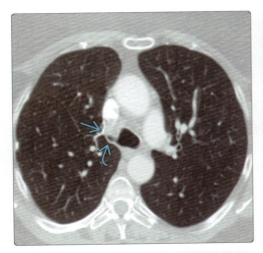 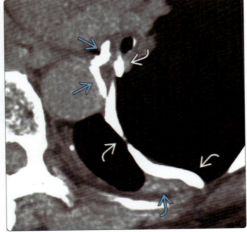

（左图）右肺上叶切除术后患者的轴位 CT 增强扫描显示支气管残端➡和邻近的外科缝合线➡。（右图）轴位 CT 平扫（MIP）图像显示左肺上叶切除术后钙化的左肋间肌瓣➡从胸壁延伸至支气管残端。相邻的缝合线➡与解剖结构的一致。术后胸膜增厚➡在后续 CT 检查应保持稳定。

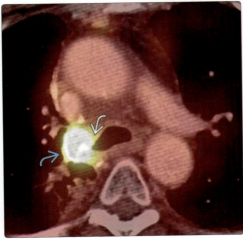 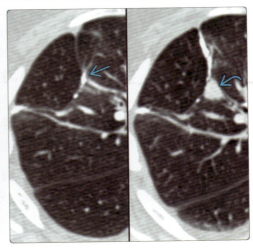

（左图）轴位融合的 FDG-PET/CT 显示右肺上叶切除术后邻近手术残端➡一个 FDG 明显摄取的软组织肿块➡。PET/CT 不是肺癌治疗后患者的常规监测工具，而是用于评估特定的关注区域。（右图）肺楔形切除术后轴位 CT 增强扫描的复合显像显示沿着缝合线右肺上叶结构的扭曲➡。随访 CT（右）显示沿缝合线新发一个软组织结节➡符合局部复发。

一、专业术语

定义

- 肺癌患者根治性治疗后影像检查监测病灶残余、复发或新发
  - 复发性疾病：局部（支气管残端、胸壁或残留肺）、区域（纵隔淋巴结）或远处（肝、脑或骨）
  - 新发疾病：新发的原发性肺癌

二、影像表现

（一）一般特征

- 最佳诊断线索
  - 治疗后病灶的变化是稳定的或随着炎症消退而减小
  - 新的或增大的肺结节或胸部淋巴结提示残留、复发或新发疾病
    - 影像引导下肿瘤消融术后复发在前 3～6 个月难以诊断
    - 放疗后肿瘤复发前 12 个月难以诊断
- 定位
  - 残留肺癌与局部复发
    - 新发淋巴结肿大（＞1cm）或在治疗后癌症的引流途径上的淋巴结增大
      □ 纵隔淋巴结短径＞1cm，怀疑为恶性
      □ 正常大小的淋巴结可能出现微转移
    - 沿手术缝线的新的或增大的结节
    - 全肺切除术、肺叶切除术或袖状肺叶切除术后支气管残端软组织增大
    - 增大和（或）分叶放射性瘢痕填充先前充气扩张的支气管
  - 远处转移或第二原发性肺癌
    - 治疗后肺癌或其淋巴引流途径以外的部位新发或增大的结节
- 形态
  - 转移瘤：通常为多发大小不一、边缘各异的球形结节
  - 新发原发性肺癌：通常为单个肺结节或肿块

（二）X 线表现

- X 线片
  - 治疗后表现取决于治疗方式［如手术和（或）放疗］
    - 典型表现体积减小和瘢痕形成
  - 新的或增多的胸膜积液怀疑为复发

（三）CT 表现

- CT 增强扫描
  - 手术后复发性疾病
    - 沿手术缝合线的新发或增大的结节
    - 支气管残端软组织增大
    - 新发或增大的肺结节

  - 新的胸部淋巴结肿大（＞1cm）或亚厘米淋巴结增大
  - 放疗后新发或复发性疾病
    - 放射瘢痕增大、突出和（或）分叶状
    - 放射性瘢痕填充先前充气扩张的支气管
  - 胸膜转移瘤
    - 胸膜明显增厚和（或）结节性胸膜增厚，胸膜增强化和（或）新发／增多的胸腔积液

（四）影像检查建议

- 最佳检查方式
  - 无症状存活者以确定的时间间隔行胸部 CT 检查
    - 目前没有数据显示常规影像监视提高存活率
    - 常规监测计划，旨在检测能被补救治疗的局部复发和新原发性肺癌
    - 只要患者具有必要的功能状态和肺储备能够耐受新病或复发性疾病的治疗，应继续进行监测
    - 发表的指导建议，在治疗后的前两年内每 6 个月做一次胸部 CT，之后每 12 个月做一次胸部 CT
  - PET/CT：不是常规监测方式；用于检查特定的关注区域
- 方案建议
  - 静脉增强助于 CT 和 PET/CT 检测淋巴结肿大
  - 一些组织推荐低剂量 CT 进行长期监测

三、鉴别诊断

（一）缝合线肉芽肿

- 手术缝合邻近的结节状软组织强化；可存在 3 个月，并随时间的推移逐渐消失

（二）残余或局部复发性肺癌

- 新发或增大的肺结节和（或）增大的胸部淋巴结提示转移

（三）肺外恶性肿瘤转移

- 多个新发或增大的肺结节可能代表肺癌或肺外恶性肿瘤转移

（四）感染

- 多个新发肺结节可能代表感染

（五）异时性原发性肺癌

- 新的单发结节更可能是新的原发肺癌，而不是转移

四、病理

分期、分级和分类

- 复发性疾病
  - 局部（包括支气管残端、胸壁或残留肺）

- ○ 区域（胸部淋巴结）
- ○ 远处（转移到肝、脑或骨）
- 新发疾病：新的原发性肺癌
  - ○ 新的原发性肺癌可能与原肺癌组织学相同或不同

五、临床信息
（一）表现
- 常见的症状和体征
  - ○ 咳嗽
  - ○ 呼吸困难
  - ○ 咯血
  - ○ 无原因体重减轻
  - ○ 新发的疲劳
- 其他症状和体征
  - ○ 胸壁 / 肩部与创伤无关的疼痛

（二）人口统计学
- 流行病学
  - ○ 根治性治疗后复发率：30% ～ 75%
    - 非小细胞肺癌复发大部分发生在手术后的头 5 年
      - □（＜80%）发生在前 2 ～ 3 年
  - ○ 新的原发性肺癌在该人群中每年发生率为 2%

（三）治疗
- 新发病灶可以通过放疗、图像引导消融、化疗或联合治疗
  - ○ 选择治疗方案根据
    - 患者心肺储备功能

- 总体功能状态
- 以前治疗情况
- 多学科团队对患者进行评估，以便进行治疗

六、诊断要点
（一）思考点
- 在治疗前复查患者的病历确定治疗方案
- 检查气道与相应的肺叶解剖以确定或检测术后改变

（二）图像解读要点
- 检查外科手术缝线周围是否有新的或增大的软组织结节以提示残留疾病或局部复发
  - ○ 肌瓣用于加强吻合和减少缺血或支气管漏气（尤其是放疗后）风险，在影像学上可能与复发肿瘤混淆
    - 肋间肌、背阔肌和前锯肌可用于肌成形术
- 放射瘢痕填充先前的充气扩张支气管，提示局部复发或新发肺癌
- 曾经放射治疗的区域持续 FDG 浓聚长达 2 年
  - ○ 诊断复发性疾病需要组织病理学证实
- 检查骨、肝和肾上腺以排除转移瘤

（三）报告要点
- 描述先前的治疗和相关解剖部位
  - ○ 鉴别新发和（或）复发疾病与预期治疗改变
- 影像表现与对术后即刻影像检查进行比较
  - ○ 与术后最初影像对比更容易发现缓慢生长的残留或复发性病变，而与近期影像对比不易发现

非小细胞肺癌（NSCLC）在根治性治疗后的影像学监测建议

组织机构	1 ～ 2 年	2 ～ 4 年	4 年后
美国胸科医师学会（ACCP）	胸部 CT 每 6 个月	胸部 CT 每 12 个月	胸部 CT 每 12 个月
美国胸外科协会（AATS）	胸部 CT 每 6 个月	胸部 CT 每 6 个月	低剂量 CT 平扫每 12 个月 如果患者功能状态和肺储备可耐受新发肺癌治疗
国家综合癌症网络（NCCN）	CECT 每 6 ～ 12 个月	低剂量 NECT 每 12 个月	低剂量 CT 平扫每 12 个月

NSCLC. 非小细胞肺癌 [引自 Colt HG et al: Follow-up and surveillance of the patient with lung cancer after curative-intent therapy: Diagnosis and management of lung cancer, 3rd ed: American College of Chest Physicians evidence-based clinical practice guidelines. Chest. 143(5 Suppl):e437S-54S, 2013]

参考文献
[1] Huang K et al: Follow-up of patients after stereotactic radiation for lung cancer: a primer for the nonradiation oncologist. J Thorac Oncol. 10(3):412-9, 2015

[2] Colt HG et al: Follow-up and surveillance of the patient with lung cancer after curative-intent therapy: Diagnosis and management of lung cancer, 3rd ed: American College of Chest Physicians evidence-based clinical practice guidelines. Chest. 143(5 Suppl):e437S-54S, 2013

[3] Jaklitsch MT et al: The American Association for Thoracic Surgery guidelines for lung cancer screening using low-dose computed tomography scans for lung cancer survivors and other high-risk groups. J Thorac Cardiovasc Surg. 144(1):33-8, 2012

（左图）右肺上叶切除术后纵隔淋巴结增大的 CE FDG–PET/CT 轴位融合图的复合图像显示具有 FDG 摄取的左锁骨上淋巴结 ⇗ 和纵隔淋巴结 ⇗，符合淋巴结转移。（右图）轴位 CECT 显示左肺上叶体积减小和手术缝线 ⇗ 符合肺段切除术后改变。左侧胸膜软组织结节 ⇗，与复发性疾病一致。右半胸体积减小，提示先前手术切除 ⇒。

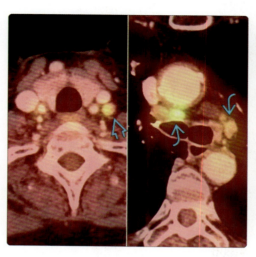
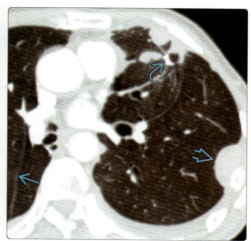

（左图）左肺上叶切除术后图像（左）和随访图像（右）复合轴位 CT 增强扫描显示左肺上叶支气管残端 ⇒ 和新发肺结节 ⇒ 高度怀疑转移或感染。（右图）放射治疗后图像（左）和随访图像（右）的轴位 CT 增强扫描显示牵引性支气管扩张、肺叶体积减小和结构扭曲 ⇒。新生软组织和以前放射区域 ⇒ 的凸起以及支气管扩张气道的填充代表肺癌复发。

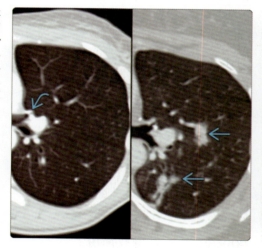
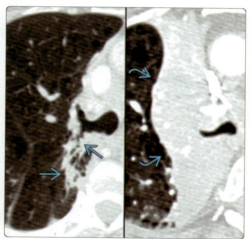

（左图）肺癌全肺切除术后的轴位 CT 增强扫描显示为在肺切除区域强化的胸膜增厚 ⇒ 和结节 ⇒，右肺基底部软组织肿块 ⇒ 考虑为肿瘤复发。（右图）右肺上叶肺癌切除术后基线（左）和随访图像（右）的 CT 平扫显示术后基线 CT 上右肺上叶体积减小 ⇒。随访 CT 显示新的胸膜下实变 ⇒，为右肺下叶新发的肺癌。

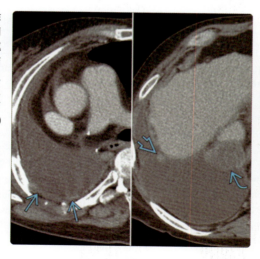
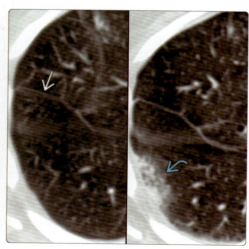

第三篇　肺部其他原发肿瘤
Other Primary Pulmonary Neoplasms

罗朝峰　冯海霞　译　刘晶哲　校

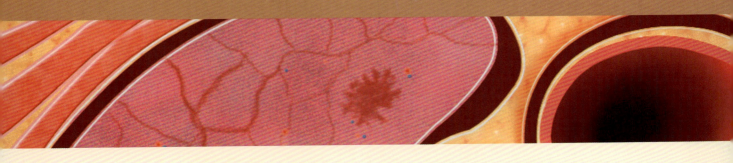

◀▪ 肺部其他原发肿瘤 ▪▶

一、概述

尽管非小细胞肺癌（NSCLC）和小细胞肺癌（SCLC）占原发性恶性肺部肿瘤的大部分，但也有很多不常见的原发恶性或良性肿瘤发生在肺部。这些肿瘤包括恶性神经内分泌癌（如典型和不典型的类癌肿瘤）、肉瘤（如肺部原发的滑膜肉瘤和卡波西肉瘤）、良性肿瘤（如错构瘤）。

二、影像表现

评价肺部原发性肿瘤最佳检查方法是计算机断层扫描（CT），其可显示异常改变和特定的影像学特征（如大小、位置、密度和强化）。在某些病例，CT评价已经足以诊断，例如在一个肺部病变内含有脂肪和（或）爆米花样钙化，实际上就可诊断良性错构瘤，不再需要进一步的影像学检查和介入检查。但是肺部的结节、肿块、实变等表现在许多病例中并不是特异性征象，需要组织学活检对其进行定性诊断。一般情况下，如FDG- 正电子发射断层扫描（PET/CT）等影像学检查技术的应用仅限于疾病的分期、疗效和复发的评价。

三、神经内分泌癌

神经内分泌癌包括几种不同级别和侵犯性的恶性肿瘤，包括典型（低级别）和非典型（中级别）类癌，大细胞神经内分泌癌（中级别）及SCLC（高级别）。在本文中，我们只介绍典型、非典型类癌肿瘤。

四、类癌

类癌是一种主要发生于胃肠道的神经内分泌肿瘤，20%～30%的病变可起源于呼吸道，占所有原发性肺癌的1%～2%。类癌根据核分裂活性分类为典型（低级别）和非典型（中级别）。大多数是典型的类癌。非典型类癌占类癌肿瘤的10%～16%，其比典型性类癌更具侵袭性，淋巴结转移更多（57% 比 13%）。

典型及非典型类癌影像表现相似。在 CT 上表现为软组织结节，通常与气道关系密切。在一些病例，病变完全位于气道内或部分位于气道内。30%的病例有点状、偏心性或弥漫性钙化，增强扫描病灶呈明显强化。FDG PET/CT 对于类癌的作用不大，因为病变很少或没有 FDG 摄取，据报道假阴性率较高。

五、肺部原发性滑膜肉瘤

原发性肺滑膜肉瘤（PPSS）是一种来源于有上皮分化能力的多能间充质细胞的肉瘤。PPSS

的诊断需要排除转移性肉瘤和肉瘤样原发性肺肿瘤。80%～90%以上的病例存在一个特异性基因位点异位 t（X；18）（p11.2；q11.2），此异常可用荧光原位杂交（FISH）检测。

在 CT 上，PPSS 表现为边界清楚，不均匀增强的病变，胸部中心部位更常见，肺部周边较少见。由于出血和坏死引起内部低密度区常见。尽管 PPSS 发生在肺部，当病变位于外周部位时，很难确定其来源的确切位置（肺或胸膜）。也可出现相关的表现，如胸腔积液，表现慢性、急性或复发性血胸。

六、卡波西肉瘤

卡波西肉瘤（Kaposi sarcoma，KS）是一种低级别的血液及淋巴管的间充质肿瘤，主要累及皮肤，也可波及淋巴系统、肺、气道及腹腔脏器。KS 可能和人类免疫缺陷病毒（HIV）、感染 / 获得性免疫缺陷综合征（AIDS）（AIDS-KS）或免疫抑制有关（I-KS）。

在 CT 上，AIDS-KS 的特点是肺部结节，典型的双侧对称性分布，边缘模糊，从肺门发出呈特征性火焰状。结节主要分布于支气管血管周围，易于融合成大的阴影。其他一些表现包括支气管血管周围和小叶间隔增厚，叶间裂结节。相反，免疫抑制的卡波西肉瘤（I-KS）的主要表现是散在的肺部结节。CT 能显示卡波西肉瘤相关的其他一些异常，如淋巴结增大、胸腔积液等。在 FDG PET/CT 上，KS 结节和淋巴结表现为 FDG 摄取型。

七、错构瘤

错构瘤是最常见的良性肺肿瘤，由包含软骨、不同数量的脂肪、平滑肌、骨骼和淋巴管血管结构的结缔组织构成。影像检查发现的孤立肺结节中，大约 6% 是错构瘤。大部分病变是其他原因拍胸片或做 CT 偶然发现的。错构瘤的特点是生长缓慢，恶变罕见。

在 CT 上，错构瘤表现为肺外周的、边界清楚的单发结节或肿块，边缘光滑或呈分叶状。钙化在大的病变中较常见，CT 比 X 线平片显示更清楚。尽管人们描述了特征性爆米花型钙化，但是只出现在 10%～15% 的病例中。内部脂肪出现在 60% 的病例中，在 CT 上其密度值在 -40HU 到 -120HU 之间。如果病灶内既有脂肪成分又有钙化，几乎就可确诊为错构瘤。在应用静脉内造影剂后，大部分病变表现为不均匀强化。

参考文献

[1] Benson RE et al: Spectrum of pulmonary neuroendocrine proliferations and neoplasms. Radiographics. 33(6):1631-49, 2013

[2] Gleeson T et al: Pulmonary hamartomas: CT pixel analysis for fat attenuation using radiologic-pathologic correlation. J Med Imaging Radiat Oncol.57(5):534-43, 2013

（左图）轴位 CT 平扫图像显示一个右肺下叶的非典型类癌➡️，内部有钙化灶➡️。钙化出现在 30% 的病例，呈弥散性，偏心性或点状。（右图）轴位 CT 增强扫描图像显示一个左肺下叶强化结节➡️，边界清楚，边缘分叶状。活检证实为一个典型性类癌。类癌在应用静脉内造影剂后明显强化。

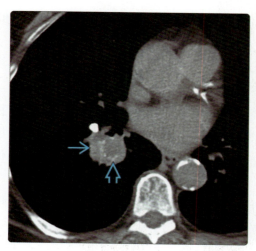
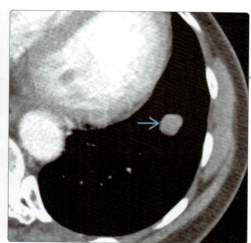

（左图）一名 45 岁女性，原发性肺滑膜肉瘤右上肺叶切除史，轴位 CT 增强扫描显示右下叶空洞性结节➡️。活检证实肿瘤复发。（右图）一名 51 岁患原发性肺滑膜肉瘤的男性，轴位 CT 增强扫描显示位于左侧胸腔的多分叶的不均匀强化肿块➡️，代表原发性肺滑膜肉瘤，左侧胸腔少量积液➡️。

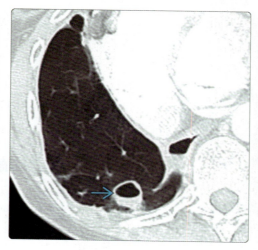
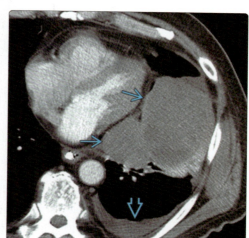

（左图）一名 47 岁患 AIDS 的男性患者的轴位 CT 增强扫描显示双侧支气管血管周围的多发结节和结节性阴影➡️，许多呈火焰状。这是 AIDS 相关卡波西肉瘤的特征性表现。（右图）一名 39 岁女性的轴位 CT 增强扫描显示左肺下叶的错构瘤，中心区有脂肪➡️和钙化➡️。这些表现实际上就能诊断错构瘤，不需要进一步的影像学和介入检查。

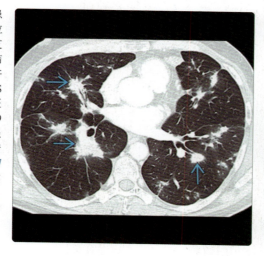
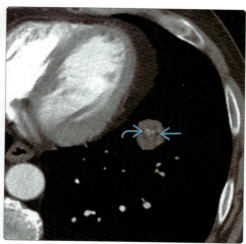

神经内分泌肿瘤
Neuroendocrine Neoplasms

◀▬ 典型类癌 ▬▶

<table>
<tr><td rowspan="2">要点</td><td>

一、专业术语
- 低级别恶性神经内分泌肿瘤，很少转移到胸部以外的组织

二、影像表现
- X 线片
  - 肺门及肺门旁结节或肿块
  - 孤立的周围肺结节
  - 阻塞后肺不张、肺炎
- CT
  - 明显强化的中心结节或肿块
  - 钙化 / 骨化 30%
  - 支气管内、部分支气管内，邻

</td><td>

近支气管或周边肺结节
  - 阻塞后病变：肺不张、肺实变，支气管扩张
- FDG PET/CT
  - 常为假阴性结果

三、主要鉴别诊断
- 肺癌
- 黏液表皮样癌
- 错构瘤

四、病理
- 神经内分泌肿瘤伴罕见的有丝分裂象，很少坏死

</td><td>

五、临床信息
- 症状和体征
  - 咳嗽、咯血、喘息
  - 复发性肺炎
- 治疗：手术切除

六、诊断要点
- 在有症状的年轻或中年患者中边界清楚的中心性结节或肿块并伴有管腔内病变，应考虑类癌

</td></tr>
</table>

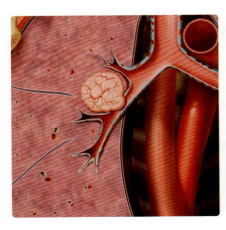
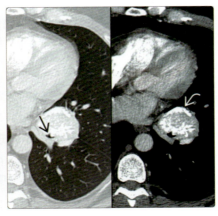

（左图）典型的支气管类癌形态学示意图，特点为中心型分叶状结节伴有管腔内病变。肿瘤间质内的血管导致病变明显强化。（右图）48 岁男性，表现为喘息。肺窗（左）和软组织窗（右）CT 增强扫描的组合图像显示中心支气管类癌，伴有较大管腔内病变 ➡️ 及多发内部钙化 ➡️。

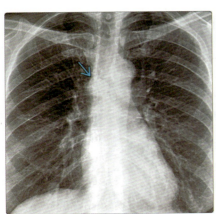
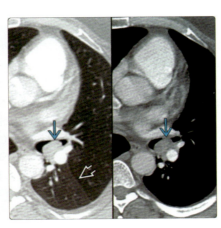

（左图）一名患有"成人发病哮喘"并咯血患者，后前位胸部 X 线片显示典型的类癌 ➡️，表现为结节伴有远端气管和右主支气管管腔内病变。（右图）肺窗（左）和纵隔窗（右）的 CT 增强扫描轴位的组合图像显示一个完全位于管腔内的类癌 ➡️，部分性阻塞左下叶的支气管腔，导致左下叶肺体积减小，表现为叶间裂 ➡️ 移位。

一、专业术语

（一）缩写

- 典型类癌（TC）
- 非典型类癌（AC）

（二）同义词

- 以前用"支气管腺瘤"来命名起源于中心气道（主气管和主支气管）的肿瘤
  - 包括几种中心气道的恶性肿瘤
    - 支气管类癌
    - 腺样囊性癌
    - 黏液表皮样癌
  - 类癌为恶性肿瘤，用"腺瘤"来命名是错误的

（三）定义

- 低级别的恶性神经内分泌肿瘤，很少转移到胸外结构
- 源自气管支气管上皮的神经内分泌细胞，组织学上与 AC 不同
- 肺部是类癌第 2 位发病部位
  - 90% 的类癌发生在胃肠道

二、影像表现

（一）一般特征

- 最佳诊断线索
  - 肺门或肺门旁边界清晰的肿块 ± 阻塞性肺不张、肺炎或黏液栓
- 定位
  - 85% 位于主支气管、叶支气管或段支气管
  - 15%～20% 位于肺外带（亚段支气管及亚段以下气道）
  - 气管位置非常罕见
- 大小
  - 通常 1～5cm
- 形态
  - 边界清晰的中心气道结节或肿块
  - 边缘呈分叶状
  - 与支气管的关系

（二）X 线表现

- 肺门或肺门旁边界清晰的肿块
- 4% 的病变有钙化或骨化
- 中心气道阻塞表现
  - 肺不张
  - 空气潴留
  - 黏液嵌塞，支气管扩张
    - "手套征"：从肺门发出的呈 V 或 Y 形的阴影
  - 阻塞性肺炎，常是复发性的

- 肺外周模糊结节

（三）CT 表现

- 肺结节或肿块
  - 支气管内型
    - "冰山"样病变：小的管腔内肿瘤伴明显的管腔外病变
    - 可完全位于支气管内
    - 可邻近气管
  - 30% 的中心类癌可有钙化或骨化
  - 明显的均匀强化
  - 周围型：20% 的类癌为肺孤立性结节
    - 边界清晰，边缘光滑或呈分叶状
    - 生长缓慢
- 肺门 / 纵隔淋巴结肿大
  - 淋巴结转移
  - 复发性肺炎导致的淋巴结增大
- 支气管阻塞
  - 由于球阀样阻塞导致的气体潴留
  - 肺不张
  - 阻塞性肺炎
    - 支气管扩张、肺脓肿
  - 黏液嵌塞
    - 含液体（＜20HU）的分支状结构
    - 空气潴留导致的外周低密度影
- 转移罕见：肝脏和骨
- 弥漫性特发性肺神经内分泌细胞增生（DIPNECH）
  - 马赛克征：呼气性空气潴留
  - 神经内分泌细胞增生可表现为多发的肺结节或微小肿瘤（＜5mm）

（四）MR 表现

- T_2WI 及 STIR 呈高信号
- 增强扫描呈明显强化

（五）核医学表现

- PET
  - FDG PET 常为假阴性，这是由于 TC 代谢非常低
  - –[68]Ga PET 标记的生长抑素类似物（SSA）
    - 神经内分泌肿瘤过度表达生长抑素受体（SSTR）
    - SSA 和肿瘤细胞中 SSTR 结合；在高分化的肿瘤中 SSTR 密度较高
    - 检测 TC 比 AC 更敏感
    - TC 的 SUVmax 高于 AC
    - 优于生长抑素受体闪烁显像（奥曲肽扫描）
      - 分辨率较高，扫描较快
- 奥曲肽显像可以很好显示并定位隐匿性类癌

○ 应用于肿瘤生长抑素的结合部位

（六）影像检查建议

- 最佳检查方式
  ○ 薄层 CT 增强扫描
- 方案建议
  ○ 静脉内造影剂：类癌富血管，通常（不是全部）增强后强化

三、鉴别诊断

（一）肺癌

- 边界不清，分叶状，细毛刺
- 患者一般较 TC 年龄大
- 吸烟史在肺癌更常见

（二）黏液表皮样癌

- 罕见的肺叶 / 段唾液腺肿瘤
- 卵圆形，息肉状或分叶状病变，界限清楚，50% 可有钙化

（三）错构瘤

- CT 上为含有大块脂肪的肺结节
- 常见钙化，较类癌强化程度低
- 4% 的病变位于支气管内

（四）支气管结石

- 支气管内小钙化结节
  ○ 常完全钙化，而 TC 只是部分钙化

（五）肺部转移瘤

- 多发类癌病灶和小肿瘤与转移瘤类似

四、病理

（一）一般特征

- 病原学
  ○ 与吸烟或吸入致癌物无关
- 遗传学
  ○ 发生于 5% 的多发内分泌瘤病 1 型（MEN1）患者
    – 常见于 TC，AC 罕见
- 相关的病变
  ○ 弥漫性特发性肺神经内分泌细胞增生（DIPNECH）
    – 支气管 / 细支气管上皮的神经内分泌细胞增生
    – 可以继发于相关的肺部疾病
    – 可能属于 TC 或 AC 的癌前病变
  ○ 约 25% 的类癌切除发现肺的偶发神经内分泌增生

（二）分期、分级和分类

- 分期是基于国际癌症联盟 / 美国癌症联合委员会的第七版肺癌 TNM 分期

（三）大体病理和手术所见

- 光滑、棕黄色，息肉样结节或肿块
- 大部分起自中心支气管的内膜

（四）镜下特征

- 神经内分泌肿瘤包括侵袭性大细胞神经内分泌癌和小细胞肺癌
- 组织学分为 TC（80% ～ 90%）或 AC（10% ～ 20%）
- 典型类癌
  ○ 均一细胞呈片状，小梁状或腺体状分布，由薄的纤维血管基质分开
  ○ 中等胞质中有许多神经分泌颗粒
  ○ 少见有丝分裂：在每 10 个高倍野中少于 2 个
  ○ 无坏死
  ○ 营养不良钙化或骨化
  ○ 免疫组化标记：嗜铬粒蛋白，CD56，突触素
  ○ Ki-67 染色增殖率低（＜ 5%）
- 类癌小瘤
  ○ 结节样神经内分泌细胞增生
  ○ 小于 0.5cm
  ○ 没有有丝分裂象或坏死
  ○ Ki-67 标记指数低

五、临床信息

（一）表现

- 常见的症状和体征
  ○ 咳嗽
  ○ 50% 咯血（血管源性肿瘤）
  ○ 复发性肺炎
  ○ "成人型哮喘"，喘息
- 其他症状和体征
  ○ 库欣综合征：异位产生促肾上腺皮质激素（ACTH）
    – 发生于 2% 支气管类癌
  ○ 类癌综合征：皮肤潮红、腹泻和支气管痉挛
    – 血管活性物质的全身释放，如 5- 羟色胺和其他胺类
    – 在胸内类癌中罕见
    – 几乎所有的患者都有肝转移

（二）人口统计学

- 年龄
  ○ 30—60 岁
  ○ 儿童最常见的原发性肺肿瘤
- 性别

- ○ TC：男女发病率无明显差异
- ○ 多发类癌或微小瘤：主要见于女性
- 流行病学
  - ○ 支气管类癌：占所有肺肿瘤的 1% ～ 2%

（三）转归和预后

- 就诊时有 5% 的患者有淋巴结转移
- 5 年生存率
  - ○ 没有淋巴结受累者 5 年生存率 90% ～ 95%
  - ○ 有淋巴结转移者 5 年生存率 76% ～ 88%
- 多发典型类癌和微小癌
  - ○ 数据有限：预后良好，即使是没有治疗也病情稳定
  - ○ 如有症状（气道阻塞、咯血）手术切除

（四）治疗

- 完全切除
- 姑息性放化疗

六、诊断要点

思考点

- 有症状的中青年患者有明确的中央结节 / 肿块，与支气管关系密切考虑 TC

参考文献

[1] Caplin ME et al: Pulmonary Neuroendocrine (Carcinoid) Tumors: European Neuroendocrine Tumor Society Expert Consensus and Recommendations for Best Practice for Typical and Atypical Pulmonary Carcinoid. Ann Oncol. ePub, 2015

[2] Lococo F et al: Functional imaging evaluation in the detection, diagnosis, and histologic differentiation of pulmonary neuroendocrine tumors. Thorac Surg Clin. 24(3):285–92, 2014

[3] Travis WD: Pathology and diagnosis of neuroendocrine tumors: lung neuroendocrine. Thorac Surg Clin. 24(3):257–66, 2014

[4] Benson RE et al: Spectrum of pulmonary neuroendocrine proliferations and neoplasms. Radiographics. 33(6):1631–49, 2013

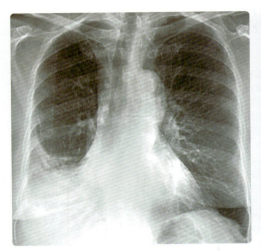

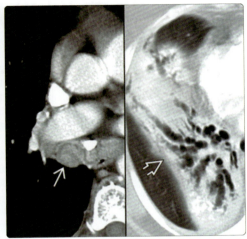

（左图）后前位胸部 X
线片显示右中下肺的气
腔性病变和肺容量下降，
伴有复发性肺炎。（右
图）软组织窗（左）和
肺窗（右）CT增强扫描
的组合图像显示轻度强
化的管腔内病变➡️，阻
塞支气管中段，伴隆突
下淋巴结钙化。该病变
引起了右肺中叶和下叶
的肺不张，伴管腔阻塞、
远端支气管扩张➡️。

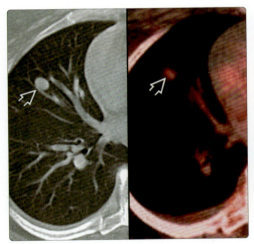

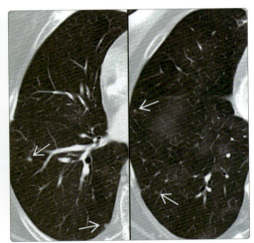

（左图）一名无症状、偶
然发现的周围型类癌
➡️患者，轴位 CT 平扫
（左）和 FDG PET/CT
（右）组合图像，显示病
变 FDG 摄取很少。类
癌的 FDG PET/CT 常为
假阴性。（右图）不同层
面 CT 增强扫描组合图
像显示多发小结节➡️及
DIPNECH 的特征性的
马赛克征。气体潴留往
往是由于气道内神经内
分泌细胞增殖导致。

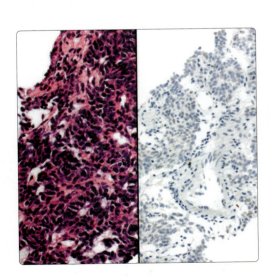

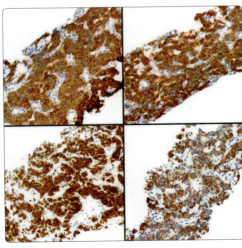

（左图）苏木精伊红染
色（左）及 Ki-67 染色
（右）的显微照片显示均
一的嗜酸性细胞质（左）
和很低的增殖率（右）
的均一细胞，这是典型
类癌的特征。（右图）同
一肿瘤应用神经内分泌
标记物染色显示突触
素，嗜铬粒蛋白，细胞
角蛋白 CAM 5.2 和角
蛋白的阳性表达。（由 J.
Peterson 博士提供）

非典型类癌

要点

一、专业术语
- 具有转移潜能的中级恶性神经内分泌肿瘤

二、影像表现
- 胸部 X 线片
  - 肺外带结节
  - 肺门、肺门旁结节或肿块
  - 阻塞性肺不张
  - 阻塞性肺炎
- CT
  - 不均一强化的不规则结节或肿块，边缘分叶状
  - 肺门、肺门旁结节或肿块
  - 阻塞后肺炎、肺实变、支气管扩张
- FDG PET
  - 非典型类癌的 SUVmax 值高于典型类癌

三、主要鉴别诊断
- 肺癌
- 黏液表皮样癌
- 错构瘤

四、病理
- 10 个高倍视野下有 2～10 个有丝分裂 / 神经内分泌肿瘤或坏死

五、临床信息
- 症状和体征
  - 无症状
  - 咳嗽、咯血、喘息和复发性肺炎
- 治疗：手术切除

六、诊断要点
- 老年患者，有明确的外周或中央结节或肿块，伴有淋巴结肿大或远处转移，考虑非典型类癌

（左图）一名非典型类癌患者，临床表现为咳嗽和咯血，其后前位胸部 X 线片显示右肺门及肺门旁的中心性分叶状肿块➡。（右图）同一患者冠状位 CT 增强扫描图像显示一个分叶状肿块，累及隆突、右主支气管及支气管中间段，伴有大的管腔外病变➡。不能切除的非典型类癌，可以进行化疗和（或）放疗来减轻症状或控制进展。

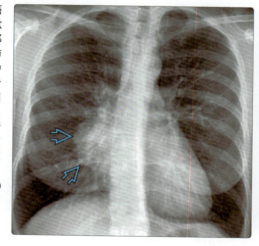
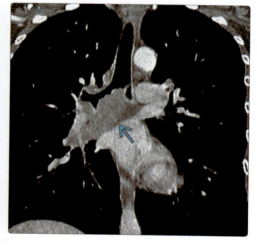

（左图）一名 33 岁女性类癌患者，咯血，CT 平扫及 CT 增强扫描的组合图像显示右肺门旁明显强化的肿块，伴粗糙的偏心钙化➡。（右图）同一患者的冠状位 CT 增强扫描图像显示大肿块和支气管中段的管腔内肿瘤➡。肺切除后的手术病理显示类癌肿瘤，罕见的有丝分裂、坏死和浸润性生长模式提示非典型类癌。

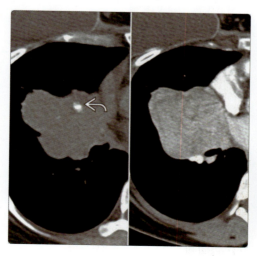
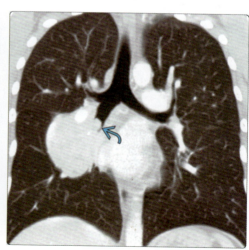

一、专业术语

（一）缩写

- 非典型类癌（AC）

（二）定义

- 中度恶性神经内分泌肿瘤
- 起自气管支气管上皮的正常神经内分泌细胞
- 2～10 个有丝分裂 /10HPF 或坏死

二、影像表现

（一）一般特征

- 最佳诊断线索
  - 单发或多发肺周边结节或肿块，伴或不伴淋巴结肿大
  - 肺门、肺门旁肿块伴或不伴有阻塞性肺不张、肺炎或黏液阻塞
- 定位
  - 位于主支气管、叶支气管或段支气管，也可位于周边
  - 转移
    - 肺门 / 纵隔淋巴结肿大比典型类癌更多见
    - 肝、骨（硬化性）、肾上腺、脑
- 大小
  - 常为 1～5cm，比 TC 体积大
- 形态
  - 边界清楚的中心结节和肿块
  - 边缘分叶状
  - 与支气管的关系：部分或完全位于支气管内或邻近支气管

（二）X 线表现

- 肺外带结节
- 肺门或肺门旁边界清晰的肿块
- 4% 的病例出现钙化或骨化
- 中心气道阻塞症状
  - 肺不张
  - 气体潴留
  - 黏液阻塞，支气管扩张
  - 阻塞性肺炎，可为复发性肺炎

（三）CT 表现

- 肺结节或肿块
  - AC 比 TC 更常见于肺外带
    - 分叶状或不规则状
    - 不均匀强化
  - 支气管内
    - 与 TC 类似表现为"冰山"样病变或完全位于

支气管内
  - 支气管阻塞性肺炎，气体潴留，黏液阻塞
- 肺门 / 纵隔淋巴结肿大
  - 淋巴结转移比 TC 更常见
  - 复发性肺炎的反应性淋巴结肿大

（四）MR 表现

- T_2WI 及 STIR 呈高信号
- 钆造影明显强化

（五）核医学表现

- PET
  - FDG PET 检查时 AC 的 SUVmax 比 TC 更高
    - AC 比 TC 有更好的敏感性
  - 应用 ^{68}Ga-P 标记的生长抑素类似物（SSA）显像的 PET
    - 神经内分泌肿瘤过度表现生长抑素受体（SSTR）
    - SSA 和 SSTR 结合，在高分化的肿瘤中 SSTR 的密度较高
      - 检测 TC 比 AC 更敏感
      - TC 的 SUVmax 比 AC 更高
    - 多示踪剂：DOTA-TOC、DOTA-NOC、DOTA-TATE
    - 优于生长抑素受体闪烁扫描（奥曲肽扫描）
      - 图像分辨率高
      - 扫描速度快
- 奥曲肽扫描
  - 利用肿瘤生长抑素结合位点
  - 诊断及定位隐匿性类癌
    - 能发现大约 80% 的原发肿瘤

（六）影像检查建议

- 最佳检查方式
  - 薄层 CT 增强扫描
- 方案建议
  - 应用动脉和门静脉期的多期 CT 增强扫描或动态增强 MR，检查可疑的肝转移

三、鉴别诊断

（一）肺癌

- 边界不清，分叶状，细毛刺
- 吸烟史在肺癌中更常见

（二）黏液表皮样癌

- 罕见的涎腺肿瘤
- 位于叶或段支气管
- 卵圆形、息肉样或分叶状病变，边界清晰
- 50% 的病例有钙化

（三）错构瘤

- CT 上有明确脂肪的肺结节
- 常合并钙化，强化程度低于类癌
- 只有 4% 的病变位于支气管内

（四）腺样囊性癌

- 涎腺肿瘤
- 90% 起自气管或主支气管（近端气道分布多于类癌）
- 具有局部侵袭性，需要仔细评价管腔外或纵隔生长

（五）支气管结石症

- 支气管内小钙化结节
- 趋于完全钙化，而类癌通常只有部分钙化

（六）肺转移瘤

- 已知原发恶性肿瘤病史
- 常表现为多发肺结节

四、病理

（一）一般特征

- 病因
  - 与吸烟或吸入致癌物无关
  - AC 患者比 TC 患者更多的是现在或曾经为吸烟者

（二）分期、分级和分类

- 基于第七版的 UICC/AJCC 肺癌 TNM 分期
- 大于 50% 的 AC 患者，由于有淋巴结转移，分期为 Ⅱ期或Ⅲ期，而 TC 常为 Ⅰ 期

（三）大体病理和手术所见

- 光滑、棕黄色、息肉状结节或肿块
- AC 比 TC 更常位于肺外带，但也可位于中心位置

（四）镜下特征

- 神经内分泌肿瘤是从大细胞神经内分泌肿瘤到小细胞癌
- 类癌分为典型（80% ～ 90%）及非典型（10% ～ 20%）两种
- 非典型类癌
  - 有丝分裂活性提高：2 ～ 10 个有丝分裂 /10HPF
  - 肿瘤坏死常为点状
  - 典型架构的缺失；细胞增加
  - 细胞核增加：核质比或核多形性
  - 免疫组化标记物：嗜铬粒蛋白，CD56，突触素
  - Ki-67 染色的中间增殖率（5% ～ 20%）
- 在小的组织活检或细胞学检查中，无法可靠地区分 AC 和 TC

五、临床信息

（一）表现

- 常见的症状和体征
  - 位于肺外带常无症状
  - 咳嗽
  - 50% 合并支气管扩张（血管肿瘤）
  - 复发性肺炎
  - 成人型"哮喘"，喘息
- 其他症状和体征
  - 库欣综合征：异位产生 ACTH
    - 发生于 2% 的支气管类癌患者中
    - AC 较 TC 更常见
  - 类癌综合征：血管活性物质的全身释放，如 5-羟色胺和其他胺类
    - 极少发生在胸部类癌
    - 几乎所有患者都有肝转移
    - 皮肤潮红、腹泻和支气管痉挛

（二）人口统计学

- 年龄
  - 中位年龄：65 岁
  - 平均年龄较 TC 大 10 岁
  - 儿童 AC 的病例报告
    - 儿童和成人 AC、TC 的发病率相同
- 性别
  - 根据最近的监测流行病学和最终结果（SEER）数据库分析，69% 发生于女性
- 流行病学
  - 占肺部及支气管肿瘤的 0.05%

（三）转归和预后

- 50% ～ 60% 的患者在确诊时已有淋巴结转移
- 5 年生存率
  - 分期不同，生存率在 25% ～ 80% 之间
- 总体预后比 TC 差，但比小细胞肺癌好
  - Ⅰ - Ⅲ期的 AC 约 40% 会复发，而 TC 只有 1% 复发
  - 远处转移的概率：AC 为 20%，TC 为 3%
- 预后的不良因素
  - 年龄偏大
  - 分期较高

（四）治疗

- 完全切除最有效
  - 部分肺叶切除治疗的患者与肺叶切除或切除范围更大的患者相比，局部复发率高；但总体生存没有显著差异

- 辅助化疗和（或）放疗的作用还不完全确定
  - 可以考虑在高风险患者中应用（ⅡB/ⅢA期）
    - SSA 治疗
    - 化疗药物：依托泊苷＋铂，或替莫唑胺
- 局限性转移通常给予局部治疗（肝转移应用手术、栓塞或射频治疗）
- 转移瘤：考虑使用 SSA 或细胞毒性药物化疗
- 类癌综合征应用 SSA

六、诊断要点

思考点

- 老年患者，边界清楚的肺外带结节或中心肿块，伴淋巴结或远处转移，考虑 AC 而不是 TC

<h2 style="text-align:center">参考文献</h2>

[1] Caplin ME et al: Pulmonary Neuroendocrine (Carcinoid) Tumors: European Neuroendocrine Tumor Society Expert Consensus and Recommendations for Best Practice for Typical and Atypical Pulmonary Carcinoid. Ann Oncol. ePub, 2015

[2] Chong CR et al: Chemotherapy for locally advanced and metastatic pulmonary carcinoid tumors. Lung Cancer. 86(2):241–6, 2014

[3] Lococo F et al: PET/CT assessment of neuroendocrine tumors of the lung with special emphasis on bronchial carcinoids. Tumour Biol. 35(9):8369–77, 2014

[4] Steuer CE et al: Atypical Carcinoid Tumor of the Lung: a Surveillance, Epidemiology, and End Results Database Analysis. J Thorac Oncol. ePub, 2014

[5] Travis WD: Pathology and diagnosis of neuroendocrine tumors: lung neuroendocrine. Thorac Surg Clin. 24(3):257–66, 2014

[6] Benson RE et al: Spectrum of pulmonary neuroendocrine proliferations and neoplasms. Radiographics. 33(6):1631–49, 2013

（左图）CT 增强扫描轴位（左）及 FDG PET/CT（右）的组合图像显示左下叶 3cm 肿块，伴管腔内病变➡。病变 FDG 高摄取。（右图）同一患者的 FDG PET 显示左下叶的 FDG 浓聚肿块➡和肝脏多发的 FDG 高摄取病变，符合肝脏转移➡。PET 被用于评价转移瘤和分期。该患者的胃肠道类癌，主要转移至肝脏。

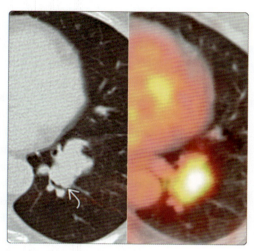
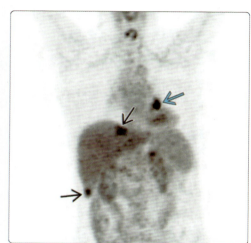

（左图）一名非典型类癌患者，冠状位 CT 增强扫描图像显示中叶支气管内结节，延伸到中间支气管➡。（右图）同一患者的轴位 CT 平扫显示支气管内肿瘤引起中叶肺不张。该患者行中叶切除术切除不典型类癌，发现有同侧隆突下和中叶淋巴结转移。

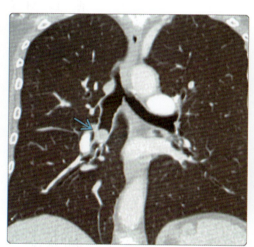
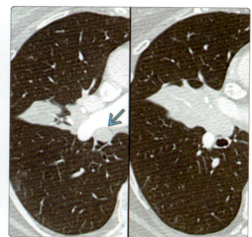

（左图）非典型类癌的低倍显微照片（HE 染色 100×）显示肿瘤细胞岛➡，局部侵犯邻近组织及纵隔脂肪➡。（右图）非典型类癌的高倍显微照片（HE 染色 400×）显示肿瘤细胞，表现为器官样生长方式，并至少有 2 个有丝分裂象➡。非典型类癌的特征是超过 2 个有丝分裂象/10HPF（由 P. Pettavel 博士提供）。

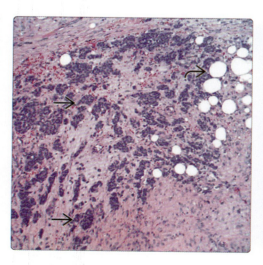
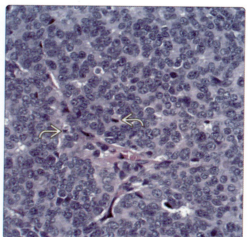

神经内分泌癌

要点

一、专业术语
- 典型类癌（TC），非典型类癌（AC）
- 大细胞神经内分泌癌（LCNEC）
- 小细胞肺癌（SCLC）
- 神经内分泌起源的恶性肿瘤

二、影像表现
- 胸部 X 线片
  - 类癌：中心结节 ± 管腔内病变
  - SCLC：肺门或纵隔大肿块
  - LCNEC：肺外周大肿块
- CT
  - TC 和 AC：强化结节 ± 支气管内病变
  - SCLC：肿块侵犯肺门或纵隔
  - LCNEC：分散或分叶的肿块
- PET/CT
  - TC：FDG 很少或无摄取
  - SCLC 和 LCNEC：分期及再分期

三、主要鉴别诊断
- TC 和 AC
  - 肺癌，转移瘤，错构瘤
- SCLC
  - 非小细胞肺癌
  - 淋巴瘤、胸腺癌、转移瘤
- LCNEC
  - 非小细胞肺癌

四、临床信息
- 症状和体征
  - 咳嗽、喘息、咯血、肺炎
  - SCLC：上腔静脉阻塞综合征，声带麻痹、副肿瘤综合征
- 年龄
  - TC 和 AC：平均年龄：45 岁
  - SCLC 和 LCNEC：平均年龄 > 60 岁
- 10 年生存率：TC 85%；AC 35%
- SCLC 和 LCNEC：预后较差

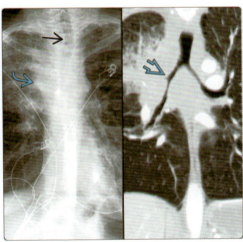
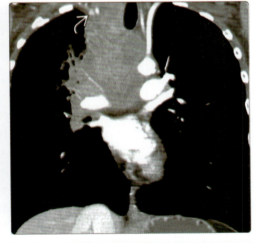

（左图）一名 56 岁女性患者呼吸困难和面部肿胀，后前位胸部 X 线片（左）及 CT 增强扫描冠状位图像（右）显示淋巴结肿大引起的纵隔增宽➔和明显的中央支气管狭窄伴右上叶支气管闭塞➔。注意对胸骨上气管的占位效应➔。（右图）同一患者的冠状位 CT 增强扫描图像显示融合的肿大淋巴结包裹中央气道和大血管，并延伸到右锁骨上区域➔。

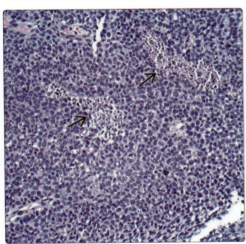
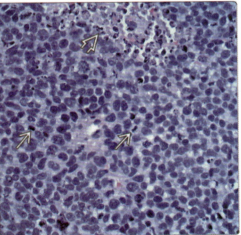

（左图）同一患者肝转移活检的低倍显微显像（HE 染色 200×）显示伴有局部坏死的恶性细胞肿瘤。（右图）同一患者的高倍显微显像（HE 染色 400×）显示大量有丝分裂象➔及坏死灶➔。超过 10 个有丝分裂象 /10 高倍视野可确定高级别神经内分泌癌的诊断（由 P. Pettavel 博士提供）。

一、专业术语

定义

- 神经内分泌（NE）肿瘤
  - 存储、合成和分泌肽类激素或生物胺
  - 组织学类型和非肿瘤性神经内分泌细胞类似
    - 小梁或嵌套生长模式
    - 有粗斑点的核染色质细胞
  - 免疫组化染色可检测到神经分泌蛋白的产生
    - 通常是嗜铬粒蛋白 A 和突触素
  - 细分为分化良好及分化较差的 NE 肿瘤
- 肺神经内分泌肿瘤
  - 起自神经内分泌细胞的肺部恶性肿瘤
  - 认为起源于支气管黏膜的正常嗜银细胞（Kulchitsky）和 NE 细胞
  - 疾病谱
    - 分化良好的 NE 肿瘤
      - 典型类癌（低级别）
      - 非典型类癌（中度级别）
    - 分化较差的 NE 肿瘤
      - 小细胞肺癌（高级别）
      - 大细胞神经内分泌癌（高级别）
- 小细胞肺癌（SCLC）
  - 最常见和最具侵袭性的 NE 肿瘤
  - 占所有肺癌的 13% ～ 15%
  - 认为源于中心主支气管或叶支气管

二、影像表现

（一）一般特征

- 最佳诊断线索
  - 典型类癌（TC）：中心结节 ± 管腔内病变
  - SCLC：中心性纵隔或肺门大肿块伴淋巴结肿大
  - LCNEC：肺外周、上叶大肿块
- 定位
  - TC 和 AC：典型位于中心，也可位于肺外带
  - SCLC：纵隔或肺门
  - LCNEC：肺外带、上叶，约 1/5 是中心性的
- 大小
  - TC 和 AC：0.5 ～ 3.0cm 大小
  - SCLC：就诊时大肿块
  - LCNEC：肿块平均大小为 3.7cm
- 形态
  - TC 及 AC：球形和卵圆形结节，边界清晰分叶状
  - SCLC：局部侵袭性、坏死性的大肿块
  - LCNEC：大肿块，边缘分叶状、细毛刺

（二）X 线表现

- TC 和 AC
  - 肺门或肺门旁、边界清晰的中心性结节或肿块
  - 有或无管腔内病变
  - 有或无阻塞后效应：阻塞性肺炎，肺不张，支气管扩张
  - AC 可较大，位于外带
- SCLC
  - 纵隔或肺门肿块，纵隔增宽
    - 原发肿瘤或淋巴结增大
  - 支气管截断，肺不张，实变
- LCNEC
  - 肺外带、上叶、圆形或卵圆形肿块
  - 也可位于中央伴有阻塞性肺炎 / 肺实变

（三）CT 表现

- CT 增强扫描
  - TC 和 AC：散在的肺结节
    - 明显强化
    - 管腔内病变 ± 支气管阻塞
      - 远端黏液栓，肺不张、气体潴留
    - 30% 有钙化或骨化
  - SCLC
    - 纵隔或肺门大肿块
      - 纵隔淋巴结肿大，常累及隆突下和气管支气管旁淋巴结
      - 局部侵犯：包裹 / 阻塞气道和血管；上腔静脉阻塞
    - 肺周边结节或肿块 ± 淋巴结肿大
    - 相关的其他表现
      - 肺不张 / 肺炎
      - 胸腔和心包积液 / 软组织结节
      - 远处转移：骨，肝脏，肾上腺和脑部
    - 原发肿块常不明显，空洞罕见
- LCNEC
  - 肺周边圆形或卵圆形分叶状肿块
    - 低密度区代表坏死
  - 中心病变 ± 阻塞后表现
    - 要区分肿瘤和周边肺不张 / 肺实变
  - 相关其他表现
    - 胸腔积液
    - 肺门 / 纵隔淋巴结肿大

（四）MR 表现

- TC 和 AC：MR 应用少
- 高级别 NE 肿瘤
  - 如果禁忌碘造影剂，用 MR 评价纵隔 / 胸壁侵犯
  - 脑部 MR 检查检测脑转移

（五）核医学表现

- FDG PET/CT
  - TC 和 AC：FDG 很少或无摄取
  - SCLC 和 LCNEC：用来分期和再分期
    - SVRmax 和预后有关
  - 可以区别肿瘤和相邻的肺不张及肺实变
- 放射性标记奥曲肽（生长抑素类似物）
  - 发现隐匿性神经内分泌肿瘤

（六）影像检查建议

- 最佳检查方式
  - CT 增强扫描是初步评价的首选方法
  - SCLC：PET/CT 和脑 MR 用来分期
  - LCNEC：PET/CT 用于分期
- 方案建议
  - 静脉内造影剂：区分肿块和肺不张及肺实变，评价肺门淋巴结

三、鉴别诊断

（一）典型和非典型类癌

- 肺癌
- 肺转移
- 错构瘤

（二）小细胞肺癌

- 淋巴瘤
- 转移性淋巴结肿大

（三）大细胞神经内分泌癌

- 非小细胞肺癌

四、病理

（一）分期、分级和分类

- 美国癌症联合会（AJCC）TNM 分期系统
- SCLC
  - 退伍军人管理局肺研究小组（VALSG）
    - 局限期—SCLC（LS-SCLC）：病变局限在一定的放射治疗野内；可能治愈
    - 进展期 SCLC（ES-SCLC）：病变较大不能被包含在合理的放射治疗野内

（二）大体病理及手术所见

- TC 和 AC：散在结节，管腔内病变
- SCLC
  - 沿着中心支气管黏膜下层近端生长
  - 外压，管腔内肿瘤罕见
  - 广泛坏死出血

- LCNEC：坏死，巨大肿块 > 3cm

（三）镜下特征

- TC 和 AC
  - 均质细胞
  - TC：< 2 个有丝分裂 /10HPF；无坏死
  - AC：≥ 2 个有丝分裂 /10HPF 或坏死
- SCLC
  - 通常存在挤压变形
  - 细胞小、胞质少
  - 细颗粒状核染色质，无核仁
  - > 10 个有丝分裂 /10HPF；中位数：可达 80
  - 免疫组化：CD56/NCAM（神经细胞黏附分子）最敏感；TTF-1（90% 表达）；Ki-67 增殖率（80% ～ 100%）
- LCNEC
  - 确诊需要手术活检或较大组织样本
  - 分化差：> 10 有丝分裂象 /HPF；可达 70
  - 组织化学（IHC）：嗜铬粒蛋白 A（70%）；突触素（70%）；TTF-1（41% ～ 75% 表达）；Ki-67 增殖率（50% ～ 100%）；CD56
  - 诊断要求
    - 高级别组织学：有丝分裂和坏死
    - NE 构造：类器官、小梁、栅栏或花环模式
    - 非小细胞肺癌组织学，包括细胞体积大，细胞质丰富
    - IHC 阳性或 LCNEC 的电镜特征

五、临床信息

（一）表现

- 常见的症状和体征
  - 咳嗽、喘息、咯血、阻塞性肺炎
  - TC 和 AC：可以无症状
  - SCLC 和 LCNEC：消瘦、体重减轻、厌食；转移后的其他症状
  - LCNEC：25% 无症状
  - SCLC：上腔静脉阻塞综合征，声带麻痹
- 其他症状和体征
  - TC 和 AC：多发神经内分泌瘤病 -1 型
  - SCLC：副肿瘤综合征
    - 抗利尿激素分泌不当（SIADH），库欣综合征，高钙血症，甲状旁腺功能亢进症，肌无力综合征（Eaton-Lambert），脑脊髓炎，小脑退变

（二）人口统计学

- 年龄
  - TC 和 AC：平均 46 岁
  - SCLC 和 LCNEC：平均 > 60 岁

- 性别
  - TC 和 AC：男女无明显差异
  - SCLC 和 LCNEC：男性＞女性
- 流行病学
  - SCLC 和 LCNEC：和吸烟关系密切

（三）转归和预后

- 10 年生存率：TC：85%，AC：35%
- SCLC 和 LCNEC：预后较差

（四）治疗

- TC 和 AC：手术切除，对转移瘤用化疗
- SCLC
  - 化疗和同步放疗；选择性、预防性颅脑照射（PCI）
  - 局限性疾病患者手术切除加 PCI
- LCNEC：手术切除，选择性辅助化疗

参考文献

[1] Klimstra DS et al: The spectrum of neuroendocrine tumors: histologic classification, unique features and areas of overlap. Am Soc Clin Oncol Educ Book. 35:92–103, 2015

[2] Carter BW et al: Small cell lung carcinoma: staging, imaging, and treatment considerations. Radiographics. 34(6):1707–21, 2014

[3] Benson RE et al: Spectrum of pulmonary neuroendocrine proliferations and neoplasms. Radiographics. 33(6):1631–49, 2013

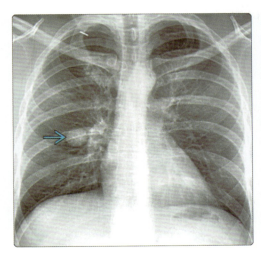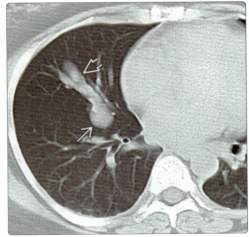

（左图）一名典型类癌患者，后前位胸部X线片显示中叶孤立性结节⇱。典型和非典型类癌分别是低级别和中级别恶性肿瘤，25%的病例为偶然发现。（右图）同一患者，CT平扫轴位显示孤立的中叶结节➡，伴有中叶外侧段支气管的黏液嵌塞➡。类癌的阻塞还可引起远端肺不张，实变和（或）气体潴留。

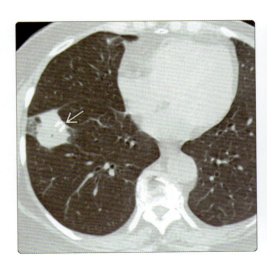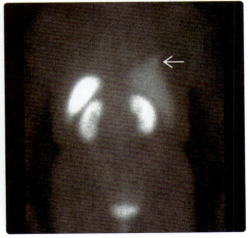

（左图）一名无症状74岁女性，拍片偶然发现右下叶外周非典型类癌，CT增强扫描轴位图像显示肺周边软组织肿块伴有偏心的钙化➡。（右图）同一患者，24h In-111奥曲肽延迟显像显示右下叶病变内➡摄取。奥曲肽可与神经内分泌肿瘤的生长抑素受体结合。

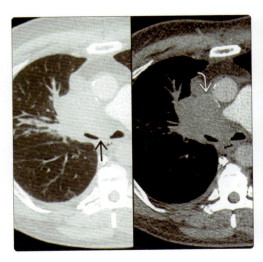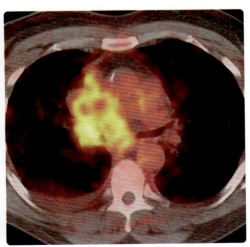

（左图）一名69岁男性患有小细胞肺癌，CT增强扫描轴位肺窗（左）和软组织窗（右）的组合图像显示一个纵隔软组织大肿块➡，包绕隆突并使支气管狭窄，腔静脉管腔闭塞➡。（右图）同一患者FDG PET/CT融合图像显示肿瘤内代谢活性强，右侧少量胸腔积液。SCLC常表现为局部侵犯性纵隔肿块。

（左图）一名 91 岁男性小细胞肺癌患者，冠状位 CT 增强扫描图像显示左肺上叶外周软组织肿块➡️，同侧肺门淋巴结肿大及侵犯左上肺静脉↗️。（右图）同一患者 FDG PET/CT 融合图像显示，左肺门肿块➡️及侵犯左上肺静脉的肿瘤组织↗️ FDG 高摄取。

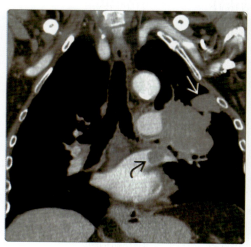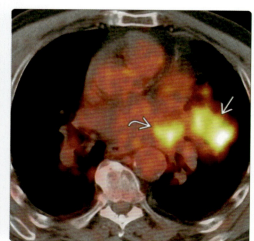

（左图）一名 52 岁女性小细胞肺癌患者，左上腹痛，轴位 CT 增强扫描图像显示巨大软组织肿块侵犯膈肌及胃↗️。（右图）同一患者冠状位 CT 增强扫描图像显示左肺底巨大软组织肿块，侵犯膈肌，胃及脾↗️。注意多发性软组织胸膜结节➡️代表实性胸膜转移。尽管大部分小细胞肺癌为中心性肿块，但也可发生在外周。

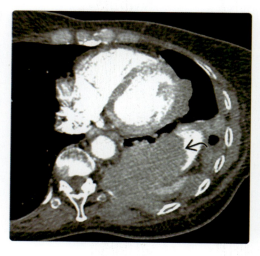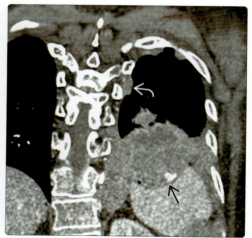

（左图）小细胞肺癌，轴位 CT 增强扫描图像显示侵袭性右肺门肿块➡️侵犯上腔静脉➡️和右肺动脉↗️，并包绕支气管中间部。小细胞肺癌常表现为胸内转移性淋巴结肿大。（右图）1 例大细胞神经内分泌癌，轴位 CT 增强扫描图像显示右上肺外周性肿块，带有泡沫样透亮区➡️和同侧纵隔淋巴结肿大➡️。

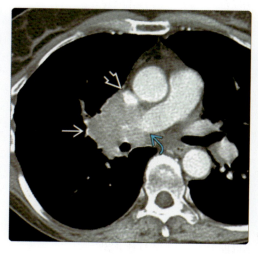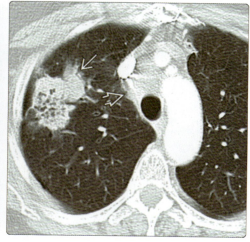

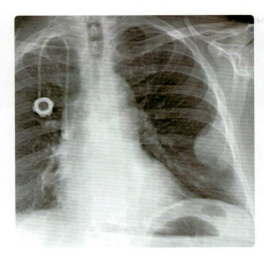

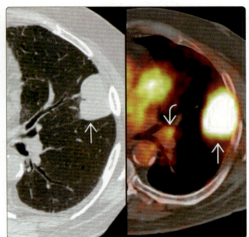

（左图）一名 87 岁男性患有大细胞神经内分泌癌，后前位胸部 X 线片显示左肺外周软组织大肿块，边界清晰。（右图）同一患者轴位 CT 平扫（左）和 FDG PET/CT 组合图像显示，边界清楚的左肺上叶外周肿块➡️明显的 FDG 高摄取，左肺门转移性淋巴结➡️ FDG 高摄取。

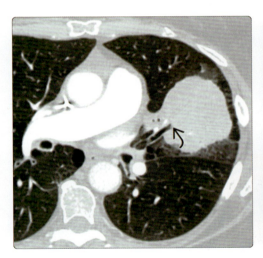

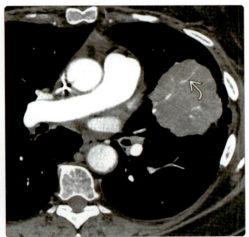

（左图）一名 73 岁女性大细胞神经内分泌癌患者，咯血。轴位 CT 增强扫描图像显示多分叶的左上叶肿块，阻断上舌段支气管➡️。（右图）同一患者，轴位 CT 增强扫描（纵隔窗）显示左上叶血供丰富的软组织大肿块。注意强化的血管➡️穿过病变。

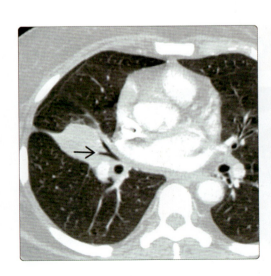

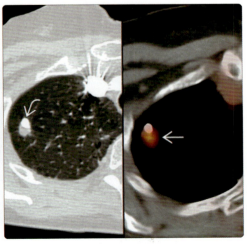

（左图）一名 70 岁女性大细胞神经内分泌癌患者，轴位 CT 增强扫描图像示中叶软组织肿块，阻断肺中叶段支气管➡️。（右图）轴位 CT 增强扫描（左）和 FDG PET/CT（右）组合图像示一个右上叶软组织结节，有偏心钙化➡️，显示 FDG 高摄取➡️。钙化符合既往存在的肉芽肿。尽管 LCNEC 典型地表现为肺内大肿块，但也可为孤立的肺结节。

罕见肿瘤
Uncommon Neoplasms

◀▪◀▪ 卡波西肉瘤 ▪▶▪▶

要点

一、专业术语
- 卡波西肉瘤（Kaposi sarcoma，KS）
- 免疫缺陷综合征 – 卡波西肉瘤（AIDS-KS）
- 医源性 – 卡波西肉瘤（I-KS）
- 低级别血管和淋巴管的间质肿瘤，主要影响皮肤

二、影像表现
- AIDS-KS
  ○ 结节
    – 火焰状，直径 > 1cm
    – 分布在支气管血管周围并有融合趋势
    – CT 月晕征
  ○ 支气管血管周围和小叶间隔增厚
  ○ 裂隙样结节
  ○ 淋巴结增大：纵隔、肺门和腋窝
  ○ 胸腔积液（普遍）

三、主要鉴别诊断
- 结节病
- 淋巴瘤
- 淋巴管癌病
- 杆菌性血管瘤病

四、病理
- 人类疱疹病毒 8 型

五、临床信息
- 症状和体征：呼吸困难，咳嗽，CD4 淋巴细胞计数（< 150 ～ 200 细胞 /mm³）
- 人口统计学
  ○ AIDS-KS：患有 AIDS 的同性恋 / 异性恋男性
  ○ I-KS：罕见
- 治疗
  ○ AIDS-KS：积极抗病毒治疗 ± 化疗
  ○ I-KS：减少免疫抑制治疗

（左图）肺卡波西肉瘤的形态学示意图，显示沿支气管血管束分布，从肺门到外周的不连续肿瘤浸润的特点。（右图）一名 AIDS-KS 患者的前后位胸部 X 线片显示肺门旁弥漫性模糊影及叶间胸膜增厚，类似肺水肿的表现。注意心脏无扩大。在胸片上做出 KS 的诊断需要有高度怀疑的意识。

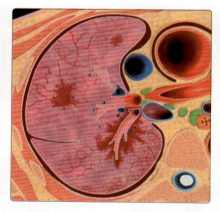
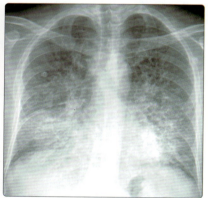

（左图）同一患者，轴位 CT 增强扫描图像显示支气管血管束周围分布的实变和磨玻璃高密度，小叶间隔增厚➡以及双侧少量胸腔积液。影像学表现类似肺水肿，但没有心衰的病史。（右图）一名 AIDS-KS 患者，轴位 CT 增强扫描图像显示右肺上叶中心性边界不清的肿块➡和同侧少量胸腔积液➡。同时注意右侧腋窝的边缘强化的肿大淋巴结➡。

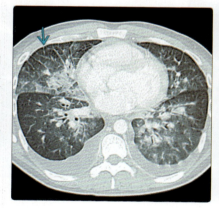
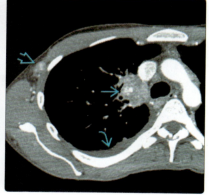

一、专业术语

（一）缩写

- 卡波西肉瘤（KS）
- 获得性免疫缺陷综合征 - 卡波西肉瘤（AIDS-KS）：传染性 -KS
- 医源性 - 卡波西肉瘤（I-KS）

（二）定义

- 低级别血管和淋巴管的间质肿瘤，主要影响皮肤
- 可以引起多器官播散性病变：淋巴系统、肺脏、气道和腹腔脏器等。
- AIDS-KS：和 HIV/AIDS 相关的 KS
- I-KS：和免疫抑制相关的 KS

二、影像表现

（一）一般特征

- 最佳诊断线索
  - AIDS-KS：边界不清的支气管血管周围结节，淋巴结肿大，双侧胸腔积液

（二）X 线表现

- AIDS-KS
  - 中下肺野肺门周围不均匀或网织结节影
  - 边界不清的肺结节
  - 伴机会性感染，可发生空洞
- I-KS
  - 散在的边界清晰的肺结节
  - 网状或网状结节状阴影

（三）CT 表现

- AIDS-KS
  - 结节
    - 双侧对称分布，边界不清，从肺门向外周分布（火焰状）
    - 支气管血管周围分布并趋于融合，直径常＞1cm
    - 结节周围磨玻璃影（晕症）
    - 空洞常和机会性感染相关，例如肺孢子虫肺炎
  - 支气管血管周围及小叶间隔增厚
  - 裂孔性结节
  - 淋巴结肿大
    - 腋窝、纵隔、肺门
    - 常有强化
  - 胸腔积液（普遍）
    - 曾报道乳糜胸
  - 胸膜种植（罕见）
  - 溶骨性病变：胸骨、胸椎
  - 皮肤和皮下软组织增厚
- I-KS
  - 散在分布的肺结节
  - 淋巴结肿大
  - 胸腔积液

（四）MR 表现

- 很少用，但可评价骨及软组织
- T_1WI：高信号
- T_2WI：信号明显减低
- 应用钆造影剂明显强化

（五）核医学表现

- PET/CT
  - AIDS-KS
    - AIDS-KS 病灶 FDG 高摄取
    - 发现隐匿性病变
    - 监测治疗反应
  - I-KS
    - FDG 高摄取的肺结节和淋巴结肿大
- ^{67}Ga 和铊显像
  - 联合应用有助于区分流行性 KS 与感染和淋巴瘤
  - ^{67}Ga：流行性 KS 阴性，但感染和淋巴瘤阳性
  - 铊：流行性 -KS 和淋巴瘤阳性

三、鉴别诊断

（一）肺水肿

- 很难和 KS 鉴别
- AIDS、移植病史和皮肤病变有助于诊断

（二）结节病

- 支气管血管束增厚，肺结节及小叶间隔增厚（常为结节状），类似 KS
- 淋巴结肿大比 KS 更对称，一般不强化

（三）淋巴瘤

- 支气管血管周围增厚和肺结节，类似 KS
- 肺结节大小不等，但常大于 KS 结节
- 淋巴瘤比 KS 更常见充气支气管征

（四）癌性淋巴管炎

- 支气管血管周围及小叶间隔增厚（常为结节状），和 AIDS-KS 类似
- 单侧分布比 KS 更倾向于原发性肺癌的癌性淋巴管炎

（五）感染性细支气管炎

- 分枝杆菌和细菌感染
- 结节＜1cm
- 分布在小叶中心更多见，而不是支气管血管周围，

常伴有树芽征

（六）杆菌性血管瘤病

- 由巴尔通体引起的罕见感染
- 皮肤病变，淋巴结和肺结节有强化，类似 KS
- 支气管血管周围增厚不常见
- 在异性恋 AIDS 患者中评估 AIDS-KS 时需要考虑

四、病理

（一）一般特征

- 病因
  - 人类疱疹病毒 8 型（HHV8 或 KS 相关疱疹病毒）
    - 还可引起原发性渗出性淋巴瘤及多中心性巨大淋巴结增生症（Castleman disease）
  - 其他辅助因素
    - 肿瘤坏死因子 A
    - 白介素 6
    - 碱性成纤维细胞生长因子
    - 血管内皮生长因子
  - 传播形式不完全清楚
    - 成人同性恋男性接触（北美）
    - 母婴及婴婴传播（非洲及南欧）
    - 再激活在 I-KS 中可能起作用
- 遗传
  - 典型 -KS
    - 欧洲或地中海起源的患者和德系犹太人
  - 非洲 -KS
    - 中东非
    - 占乌干达癌症患者的 9%
- 相关的异常
  - 有肺部受累患者，85% 有皮肤病变

（二）分期、分级和分类

- 4 种不同的类型
  - 典型的、散发的或地中海 KS（首次描述）
  - 地方性或非洲 KS
  - AIDS-KS（最常见）
  - I-KS
- AIDS-KS 分期
  - 肿瘤范围（T）
    - T_0（低危）：局限性肿瘤［如 KS 只累及皮肤和（或）淋巴结、腭部少量病变、口腔扁平病变］
    - T_1（高危）：广泛性 KS
      - 一种或更多以下特征：水肿、严重的口腔 KS、淋巴结以外器官的病变
    - 肺部 KS 预后不良
  - 免疫状态（I）

- I_0（低危）：CD4 细胞计数 $\geqslant$ 200 细胞 /mm^3
- I_1（高危）：CD4 细胞计数 $<$ 200 细胞 /mm^3
  - 全身疾病状态（S）
    - S_0（低危）：无全身性疾病
      - 没有机会性感染或鹅口疮的病史
      - 没有 B 症状（例如：不明原因发热，夜间盗汗，体重减低，腹泻）
      - Karnofsky 表现状态评分 $\geqslant$ 70
    - S_1（高危）：全身疾病表现为下列 1 或多个
      - 机会性感染或鹅口疮病史
      - 有 1 个或更多 B 症状存在
      - Karnofsky 表现状态评分 $<$ 70
      - 存在其他 HIV 相关的疾病，例如神经系统疾病或淋巴瘤

（三）大体病理及手术所见

- AIDS-KS
  - 常没有皮肤病变
  - 内脏器官受累
    - 淋巴结（72%）、肺（51%）
    - 胃肠道（48%）、肝（34%）、脾（27%）
  - 胸部受累占所有病例的 45%

（四）镜下特征

- 梭形基质细胞
- 血管内膜内皮异常
- 有血管裂隙和红细胞外渗

五、临床信息

（一）表现

- 常见的症状和体征
  - 呼吸困难，咳嗽
  - CD4 淋巴细胞计数（$<$ 150 ～ 200 细胞 /mm^3）
- 其他症状和体征
  - 咯血

（二）人口统计学

- 年龄
  - 典型 -KS：50—80 岁
  - 非洲 -KS：30—40 岁
- 性别
  - 典型 -KS：男：女 = 10 ～ 15：1
  - 非洲 -KS：男性常见
  - AIDS-KS：同性恋或异性恋男性 AIDS 患者
- 流行病学
  - 最常见 AIDS 相关肿瘤，高活性抗逆转录病毒疗法（HAART）降低患病率

（三）转归和预后

- AIDS-KS 生存期较短
  - 白人同性恋男性患者生存率高于黑人及女性静脉吸毒者
  - 既往或同时存在机会性感染
  - 全身症状（例如：不明原因发热＞2周，体重减轻＞10%，腹泻或夜间盗汗）
  - CD4 淋巴细胞计数（＜100～300 细胞 /mm^3）
  - 胸腔积液
- 机会性感染是 80% 的 AIDS-KS 患者死亡的病因

（四）治疗

- AIDS-KS：HARRT ± 化疗
- I-KS：减少免疫抑制治疗

六、诊断要点

图像解读要点

- 在相关临床背景下，CT 上表现为火焰状结节，高度提示 AIDS-KS

参考文献

[1] Gasparetto TD et al: Pulmonary involvement in Kaposi sarcoma: correlation between imaging and pathology. Orphanet J Rare Dis. 4:18, 2009

[2] Restrepo CS et al: Imaging manifestations of Kaposi sarcoma. Radiographics. 26(4):1169–85, 2006

（左图）一名 AIDS-KS 患者，后前位胸部 X 线片显示双侧肺实变，支气管血管旁显著。如果仅考虑影像学，肺感染、肺泡出血、肺水肿是最常见的鉴别诊断。鉴别主要依靠临床表现。（右图）同一患者，CT 增强扫描轴位图像显示支气管血管束周围不均匀强化的肺实变和双侧少量胸腔积液。

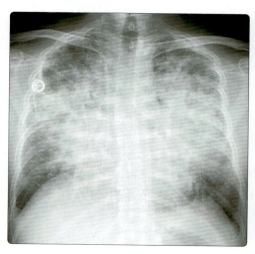
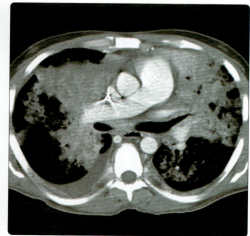

（左图）一名 HIV-AIDS 患者，后前位胸部 X 线片显示非特异、多灶性边界不清的双侧肺部阴影。（右图）同一患者 CT 增强扫描轴位图像显示双侧多发边界不清的结节（某些为磨玻璃样晕征），分布在支气管血管旁，呈火焰状，是 AIDS-KS 的典型表现。当存在这种影像学表现时，统计学上感染的可能性更大，但在 AIDS 人群中应该始终考虑 KS。

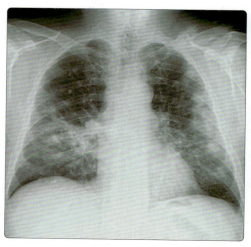
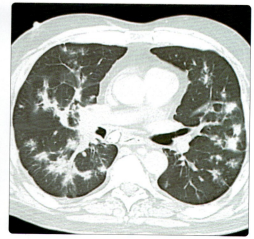

（左图）一名 AIDS-KS 患者，轴位 CT 增强扫描图像显示局部皮肤增厚有强化 ➡️，沿着前胸壁，与紫色皮肤病变相关。双侧大量胸腔积液。（右图）一名 AIDS-KS 患者，轴位 CT 增强扫描图像显示双侧腋窝淋巴结肿大，有强化，双侧胸腔积液，这些影像表现提示 AIDS-KS 的可能。

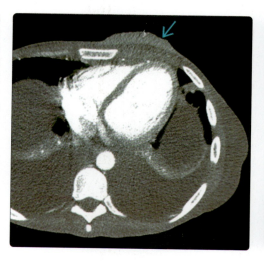
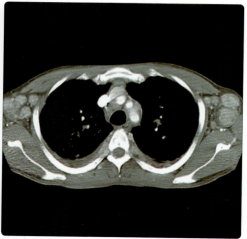

原发肺滑膜肉瘤

要点

一、专业术语
- 原发性肺滑膜肉瘤（PPSS）

二、影像表现
- 胸部 X 线片
  - 肺结节或肿块
  - 大病灶可能产生不同程度的肺野高密度病变
  - 胸膜肿块
  - 胸膜增厚 ± 中央病变
- CT 增强扫描
  - 边界清晰，不均匀强化的病变
    - 出血或坏死引起低密度影
    - 可起源于肺或胸膜
  - 周围磨玻璃影
  - 同侧胸腔积液：急性或复发性血胸
- MR 在胸壁滑膜肉瘤中描述

三、主要鉴别诊断
- 原发性肺癌

- 肺转移瘤
- 其他肺肉瘤
  - 纤维肉瘤、平滑肌肉瘤和梭形细胞肉瘤

四、病理
- 荧光原位杂交（fluorescence In situ hybridization, FISH）发现 t（X；18）（p11.2；q11.2）异位：80% ~ 90%
- 必须排除肉瘤样原发性肺肿瘤及转移性肉瘤

五、临床信息
- 占所有原发性肺恶性肿瘤的 0.5%
- 中心性病变症状更常见
  - 胸痛，呼吸困难，咳嗽及咯血
- 肺周边病变常无症状
- 手术切除后辅助化疗或放疗是标准治疗
- 总体 5 年生存率：36% ~ 76%

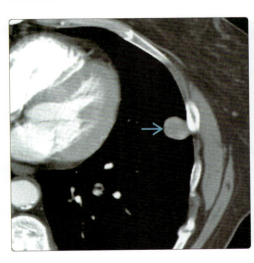

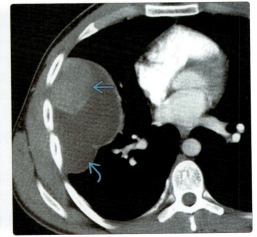

（左图）一名无症状 PPSS 女性患者，轴位 CT 增强扫描图像显示左肺边界清晰的强化结节➡️。尽管这个病灶明确起源于肺，但是很多情况下，PPSS 的确切来源很难确定。（右图）一名右侧胸痛的年轻男性患者，轴位 CT 增强扫描图像显示右胸贴近胸壁的不均匀 PPSS 肿块。含实性➡️和囊性➡️成分，后者源于出血或坏死。

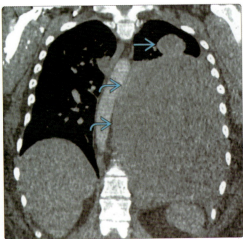

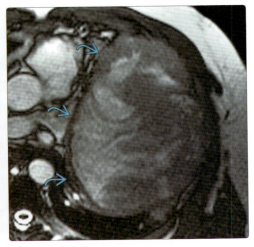

（左图）一名 28 岁男性患者，冠状位 CT 增强扫描图像显示左侧胸腔 PPSS 软组织大肿块➡️，和一个单独的转移➡️。PPSS 可表现为一个大肿块，在患侧胸腔内表现为实变。（右图）一名 42 岁男性，轴位 T_2WI MR 显示左侧胸腔一个巨大高低信号不均匀的 PPSS 肿块 ➡️，PPSS 的 MR 特征在胸壁滑膜肉瘤章节中描述。

一、专业术语

（一）缩写

- 原发性滑膜肉瘤（PPSS）

（二）同义词

- 胸膜肺肉瘤

（三）定义

- 来源于有上皮分化能力的多能间充质细胞的肉瘤

二、影像表现

（一）一般特征

- 定位
  - 66% 位于肺中心位置
- 大小
  - 0.6 ～ 21cm

（二）X 线表现

- 胸部 X 线片
  - 肺结节或肿块
    - 边界清楚或模糊
    - 圆形或卵圆形：光滑或分叶
  - 大的病变可产生不同程度的一侧胸腔高密度影
  - 胸膜肿块
  - 胸膜增厚 ± 中心病变

（三）CT 表现

- CT 增强扫描
  - 边界清晰，强化不均匀的病变
    - 出血和坏死产生低密度区
    - 可起源于肺或胸膜
      - 来源的位置常常不明确
  - 周围磨玻璃影
  - 相关表现
    - 同侧胸腔积液：急性或复发性血胸

（四）MR 表现

- MR 特征在胸壁滑膜肉瘤中描述
  - T_1 及 T_2WI 上表现为中等信号
  - T_1 及 T_2WI 上点灶状高信号，液液平：出血和沉淀
  - 灶性 T_1WI 低信号、T_2WI 高信号：坏死
  - 在 T_2WI 上可看到内部小叶和间隔
  - 应用钆造影剂后不均匀强化

（五）影像检查建议

- 最佳检查方式
  - CT 增强扫描发现肿瘤及相关特征

三、鉴别诊断

（一）肺癌

- 肿块 / 肿块样实变
  - 实性，部分实性或磨玻璃样
- 常发生于上叶
- 可出现空洞

（二）肺转移瘤

- 多发肺结节 / 肿块，实变
- 下叶为主
  - ± 淋巴结肿大和（或）胸腔积液

（三）其他肺肉瘤

- 纤维肉瘤、平滑肌肉瘤和梭形细胞肉瘤
- 诊断基于组织学检查及免疫组织化学检查

四、病理

（一）一般特征

- 遗传
  - 在 FISH 检测 t（x；18）（p11.2；q11.2）
    - 异位，存在于80% ～ 90%以上的病变中
    - 大部分双相性肿瘤中出现 SS18–SSX1（SYT–SSX1）融合
    - 在单相肿瘤中有同样频率的 SS18–SSX1（SYT–SSX1）和 SS18–SSX2（SYT–SSX2）融合
- 必须排除肉瘤样原发性肺肿瘤及转移性肉瘤

（二）分期、分级和分类

- 4 种亚型
  - 单相纤维性（纺锤体）、单相上皮性、双相性、低分化性

（三）大体病理及手术所见

- 肿瘤界限清楚；无包膜与薄纤维囊
- 灰白色切面：从柔软肉质到坚韧有弹性
- 常见坏死、出血和囊变

五、临床信息

（一）表现

- 常见的症状和体征
  - 症状在中心性病变最常见
    - 胸痛、咳嗽、呼吸困难和咯血
- 其他症状和体征
  - 周围性病变常无症状

（二）人口统计学

- 流行病学
  - PPSS 占原发性肺恶性肿瘤的 0.5%

（三）转归和预后

- 总体 5 年生存率：36%～76%
- 预后差的影响因素
  - 不完全切除，肿瘤较大（＞5cm），男性，年龄大于 20 岁，高级别肿瘤，坏死，神经血管侵犯，高有丝分裂率，SS18-SSX1（SYT-SSX1）变异

（四）治疗

- 手术切除后，辅助化疗或放疗是标准治疗

参考文献

[1] Kalpathi K et al: Primary pleuropulmonary synovial sarcoma: A report of two cases and review of literature. South Asian J Cancer. 2(4):231, 2013

[2] Frazier AA et al: From the archives of the AFIP: Pleuropulmonary synovial sarcoma. Radiographics. 26(3):923-40, 2006

肺良性肿瘤
Benign Pulmonary Neoplasms

◄·▪ 肺错构瘤 ▪·►

要点

一、专业术语
- 含有各种组织的良性肺肿瘤
- 含量不等的软骨、脂肪、结缔组织、平滑肌和上皮覆盖的裂隙

二、影像表现
- 胸部 X 线片
  ○ 单发肺结节或肿块
  ○ 15% 有钙化
- CT
  ○ 单发结节或肿块，边缘光滑或分叶

○ 较大的错构瘤常见钙化
○ 典型的"爆米花样钙化"仅占 10%～15%
○ 60% 有脂肪低密度影
○ 内部脂肪和钙化可确定诊断
- FDG PET
  ○ 20% 的病变显示 FDG 摄取

三、主要鉴别诊断
- 肺癌
- 类癌
- 单发转移
- 类脂性肺炎

四、病理
- 最常见的良性肺肿瘤（75%）
- 占所有单发肺结节的 6%

五、临床信息
- 常在无症状患者的胸部 X 线片或 CT 中偶然发现

六、诊断要点
- 常用薄层 CT 评价新发现的肺结节或肿块，含钙化或脂肪，对错构瘤有诊断意义

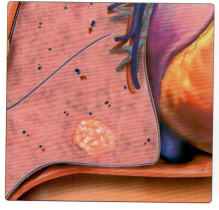
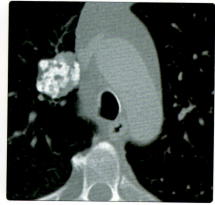

（左图）肺错构瘤的形态学示意图显示，边界清晰的分叶状肺结节，由不同的成分组成，常包含脂肪及软骨。（右图）一名肺错构瘤患者，轴位 CT 平扫图像（骨窗）显示右上肺分叶状结节，伴有"爆米花"样钙化，是肺错构瘤的一个特异性表现。只有 10%～15% 的错构瘤显示"爆米花"样钙化。

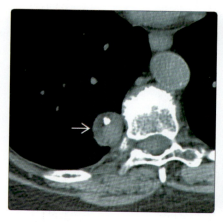
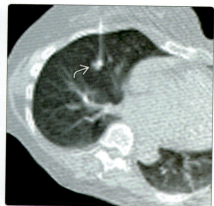

（左图）一名 65 岁女性，CT 平扫轴位图像显示右下肺边界清晰的肺结节 ➡，含有脂肪和钙化影。这些影像学特点对肺错构瘤具有确诊价值。（右图）一个 1.2cm 的 FDG 高摄取的结节经皮活检时获得的轴位 CT 图像 ➡，在薄层 CT 上没有发现结节中含有脂肪和钙化。组织学特征符合错构瘤，许多错构瘤不表现为典型的影像学特征，需要病理证实。

一、专业术语

（一）同义词

- 软骨错构瘤
- 间叶瘤

（二）定义

- 源自 "hamartia"，希腊语为工作 "错误"
- 各种组织含量不等的良性肺肿瘤
  - 软骨
  - 脂肪
  - 结缔组织
  - 平滑肌
  - 上皮覆盖的裂隙

二、影像表现

（一）一般特征

- 最佳诊断线索
  - 单发肺结节或肿块，内有钙化和大块脂肪
- 定位
  - 大部分位于肺外周
  - 支气管内占约 20%
    - 中心性病变可造成阻塞性病变
  - 肺叶分布无差异
- 大小
  - 典型病变 < 4cm，也可 > 10cm
- 形态
  - 边界清晰
  - 边缘光滑或呈分叶状

（二）X 线表现

- 胸部 X 线片
  - 单发肺结节或肿块，边界清晰或分叶
  - 钙化占 15%
    - 可表现为特征性的 "爆米花" 样钙化
  - 中心病变
    - 阻塞后改变
      - 肺不张
      - 支气管扩张
      - 肺实变

（三）CT 表现

- CT 平扫
  - 单发肺结节或肿块，边界清晰或分叶
    - 多发罕见
  - 比胸片发现钙化的敏感性高 10 倍
    - > 200HU 考虑钙化
  - 随着错构瘤的增大，钙化出现的概率也增大

- > 5cm 病变出现钙化概率是 75%。而 < 2cm 病变出现钙化概率仅是 10%
- 典型 "爆米花" 钙化出现的概率为 10%～15%
  - 60% 出现脂肪低密度影
    - -40～-120HU
    - 在 5mm 层厚的 CT 层面上测量 ROI 时，体积平均往往有问题
    - 在 0.6～1.2cm 层厚的图像上能看得更好
  - 有大块脂肪及钙化，对错构瘤具有诊断意义
- CT 增强扫描
  - 典型的不均匀强化
  - 强化的内部间隔与上皮覆盖的裂隙相关
  - 对比增强不是诊断必需的

（四）MR 表现

- T_1WI
  - 中等信号
- T_2WI
  - 高信号
- T_1WI 增强
  - 包膜和外周的上皮覆盖裂隙强化
- 可在脊柱 MR 检查中偶然发现
- 不是必要的影像学评价

（五）核医学表现

- PET/CT
  - 20% 的病变表现 FDG 摄取
  - 病变大，更容易出现 FDG 摄取
  - CT 表现典型时，不需要 PET/CT

（六）影像检查建议

- 最佳检查方式
  - CT 是首选的影像学方法，增强通常没有帮助
- 方案建议
  - 薄层 CT 平扫，结节内脂肪显示好

三、鉴别诊断

（一）肺癌

- 孤立肺结节，边缘可分叶
- 不显示脂肪和钙化
- < 3cm 癌灶中 2% 显示钙化
- PET/CT 显示 FDG 高摄取
- 有肺气肿和吸烟史

（二）类癌

- 边界清晰边缘呈分叶状的血管丰富的肿块
- 常出现支气管内病变，这可能导致阻塞效应
- 30% 有钙化

- 有转移潜能的低级别恶性肿瘤
  - 手术切除是首选的治疗方法
- PET/CT 上通常 FDG 摄取不高

（三）单发转移瘤

- 已知恶性肿瘤，转移瘤典型表现为多发结节或肿块
- 转移性骨肉瘤钙化结节可类似多灶性错构瘤
  - 可能出现气胸
- 孤立性肺转移：结肠、乳腺、肾和睾丸原发恶性肿瘤、骨肉瘤、黑色素瘤

（四）类脂性肺炎

- 使用矿物油（通常用于便秘的治疗）的患者，出现含脂肪的实变或毛刺状肿块
- 钙化不典型
- PET/CT 上可有 FDG 摄取

（五）脂肪肉瘤

- 极罕见的含有脂肪和软组织的侵袭性肿瘤
- 通常发生在胸壁或纵隔

四、病理

（一）一般特征

- 病因
  - 不明
- 遗传
  - 染色体条带 6p21 和 14q24 的重组支持肺错构瘤是良性的间充质肿瘤而不是胚胎残余
- 相关异常
  - Carney 三联征
    - 多发性肺软骨瘤（组织学上与错构瘤不同）
    - 胃上皮样平滑肌肉瘤
    - 功能性肾上腺外副神经节瘤
  - Cowden 综合征（多错构瘤综合征）
    - 常染色体显性遗传病
    - 特点是从外胚层，内胚层和中胚层来源的多发性错构瘤
  - 20 世纪 80 年代提出和肺癌相关，但当代研究未能显示相关性

（二）分期、分级和分类

- 良性肿瘤没有分期或分级系统

（三）大体病理及手术所见

- 局限性，坚硬的肿块，通常很容易从周围的肺实质中切除
- 可能会严重钙化

（四）镜下特征

- 有包膜的肿块，包含：
  - 含有软骨的黏液样结缔组织
  - 不同数量的
    - 脂肪
    - 平滑肌
    - 骨
    - 淋巴、血管结构
- 在病变边缘通常能看到双层上皮细胞覆盖的裂隙

五、临床信息

（一）表现

- 常见的症状和体征
  - 无症状，影像学检查时偶然发现
  - 经常在 CT 扫描筛查中发现
- 其他症状和体征
  - 罕见咳嗽，咯血
  - 复发性肺炎

（二）人口统计学

- 年龄
  - 50—60 岁
  - 儿童罕见
- 性别
  - 男性发病率是女性的 2 ～ 3 倍
- 流行病学
  - 最常见的良性肺肿瘤（75%）
  - 占单发肺结节的 6%
  - 发病率是 0.025% ～ 0.32%

（三）转归和预后

- 恶性转化极为罕见，值得报道
- 通常生长缓慢

（四）诊断

- CT 可以确诊
- CT 引导下穿刺活检用于缺乏 CT 诊断特征的患者

（五）治疗

- 大多数患者只需随访
- 如果有症状或增大过快，就需要手术切除
  - 手术可治愈，只有极少的病例出现局部复发
- 支气管内错构瘤可通过支气管镜切除

六、诊断要点

（一）思考点

- 孤立性肺结节要考虑其他病因，因为仅有 6% 是错构瘤

（二）图像解读要点

- 薄层 CT，评价新发现的肺结节和肿块，发现钙化和脂肪可以诊断肺错构瘤

（三）报告要点

- 错构瘤生长缓慢，无症状患者轻微的间隔增大，不一定非要切除

参考文献

[1] Gleeson T et al: Pulmonary hamartomas: CT pixel analysis for fat attenuation using radiologic–pathologic correlation. J Med Imaging Radiat Oncol. 57(5):534–43, 2013

[2] Khan AN et al: The calcified lung nodule: What does it mean? Ann Thorac Med. 5(2):67–79, 2010

[3] Kim SA et al: Bronchoscopic features and bronchoscopic intervention for endobronchial hamartoma. Respirology. 15(1):150–4, 2010

[4] Park CM et al: Images in clinical medicine. "Popcorn" calcifications in a pulmonary chondroid hamartoma. N Engl J Med. 360(12):e17, 2009

[5] De Cicco C et al: Imaging of lung hamartomas by multidetector computed tomography and positron emission tomography. Ann Thorac Surg. 86(6):1769–72, 2008

[6] Guo W et al: Surgical treatment and outcome of pulmonary hamartoma: a retrospective study of 20-year experience. J Exp Clin Cancer Res. 27:8, 2008

[7] Park KY et al: Diagnostic efficacy and characteristic feature of MRI in pulmonary hamartoma: comparison with CT, specimen MRI, and pathology. J Comput Assist Tomogr. 32(6):919–25, 2008

[8] Wood B et al: Diagnosis of pulmonary hamartoma by fine needle biopsy. Acta Cytol. 52(4):412–7, 2008

[9] Siegelman SS et al: Pulmonary hamartoma: CT findings. Radiology. 160(2):313–7, 1986

（左图）一名 56 岁不吸烟患者，咳嗽，后前位胸部 X 线片显示右肺门上区有一个 2.6cm 边界清晰的结节➡。胸部 X 线片上没有发现钙化。（右图）同一患者，轴位 CT 平扫显示边界清晰多分叶状小结节，可见大块脂肪和粗糙钙化。切除后证实结节为肺错构瘤。尽管是良性肿瘤，有症状的患者，需要手术治疗。

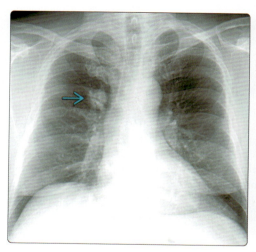
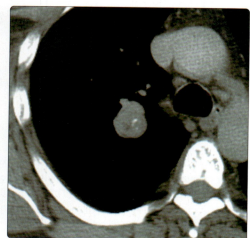

（左图）一名 44 岁男性，聚焦放大后前位胸部 X 线片显示一个边界清晰的右下肺 6cm 肿块。（右图）同一患者，轴位 CT 平扫显示一个球形右肺下叶肿块，边界清楚，密度不均匀。测量低密度区➡的 CT 值为 −85HU，符合脂肪的密度，诊断为肺错构瘤。

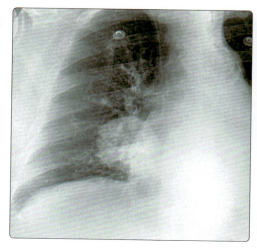
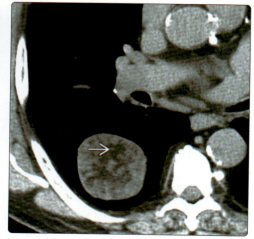

（左图）一名 85 岁女性，不吸烟，轴位 CT 平扫图像显示 12mm 的结节，5 年来稳定。边界清晰，内部肉眼可见点状脂肪➡，优先诊断肺错构瘤。（右图）一名 56 岁复发性肺炎的男性患者，轴位 CT 平扫图像显示一个肺结节➡，部分阻塞右肺上叶前段支气管。手术后病理诊断肺错构瘤。

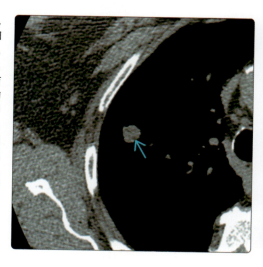
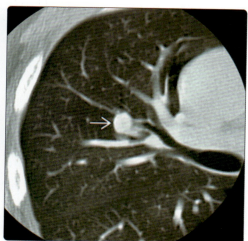

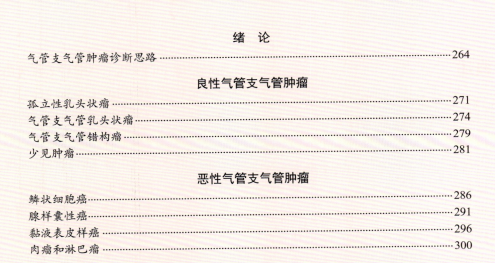

第四篇　气管支气管肿瘤
Tracheobronchial Neoplasms

王　英　戴　娴　译　刘晶哲　校

绪 论
Introduction and Overview

◀■ 气管支气管肿瘤诊断思路 ■▶

一、概述

气管支气管树肿瘤相对少见，仅占所有呼吸道恶性肿瘤的 2%。总发病率为百万分之一，支气管肿瘤的发病率是气管肿瘤的 400 倍。虽然90% 的成人气管肿瘤是恶性的，但大多数发生于儿童的气管肿瘤是良性的。

就诊时临床症状通常是非特异性的，可能包括喘鸣、喘息、"成人发作"性哮喘、咯血和复发性肺炎。由于这些肿瘤比较少见且临床症状具有非特异性，所以气管支气管肿瘤的诊断经常被延误。因此，胸部影像学检查是评价可疑气道病变患者的关键。

二、解剖学表现

气管支气管树由各种大小的管状结构组成，可以传导空气和输送分泌物。大气道包括气管和支气管，小气道包括细支气管、终末细支气管、呼吸性细支气管和肺泡管。气管从第 6 颈椎（C_6）水平延伸至气管隆嵴，其通常位于第 4 和第 5 胸椎（$T_4 \sim T_5$）水平。隆突分叉成为左、右主支气管。

气管的前壁和侧壁由软骨组成，而后壁缺乏软骨，是由气管肌肉支撑的薄膜构成。在计算机断层扫描（CT）上，气管壁表现为由腔内空气和纵隔脂肪所勾勒的 $1 \sim 3mm$ 厚的线状软组织影。因后壁较薄，且没有软骨，因此后壁形态多变；它可以表现为扁平、凸面或稍凹的形态，这取决于吸气的水平，在呼气时它可以表现为扁平或前凸的形态。即使在正常人中，隆突角或气管分叉角度变化也是很大的。右主支气管走行更垂直，比左主支气管短，并且比左主支气管早分叉。

多种疾病过程可以累及气道，包括许多恶性肿瘤和良性肿瘤。虽然肿瘤可以发生在气管支气管树的任何部分，但某些肿瘤会倾向于累及特定的部位。例如，鳞状细胞癌好发于气管下 2/3 的后部，腺样囊性癌易累及气管下部和主支气管。反之，黏液表皮样癌和类癌好发于隆突远端的气道。

三、影像学表现

在许多情况下，当患者出现呼吸道症状时，影像学首先要做胸片检查。为了发现异常，仔细评估气管和近端支气管是必要的。在胸片上可能仅发现 18% ～ 28% 的气管肿瘤。胸片上发现异常时，最常见的表现是气管或支气管腔内由残留的腔内空气包围的分叶状或类圆形的高密度影，可伴有一个或多个肺叶甚至整个肺的肺不张，还可见由于腔内肿物产生的球瓣机制引起继发性过度充气或空气滞留。

患者可能出现复发性或不吸收的肺炎。在生长缓慢或良性气道肿瘤引起慢性支气管阻塞时，可见支气管扩张。

CT 是评估气管支气管肿瘤的首选影像学检查方法。在 CT 上可以识别肿瘤和肿瘤特征，对疾病进行分期以及指导手术方案。CT 的其他优点包括应用广泛和采集快速，在几秒钟内可以完全显示气道。虽然应用 2D 多平面重组（MPR）图像和 3D 重建图像能提供更多的信息，但是在临床工作中主要使用的是轴位图像。气管支气管肿瘤在 CT 上最常见的表现包括腔内结节或肿块或气道壁增厚。恶性肿瘤多易表现出诸如腔外和纵隔侵犯的特征，而良性肿瘤可能表现为边界清楚、腔内生长的肿物。在大多数情况下，需要进行活组织检查确定诊断。

^{18}F-FDG 正电子发射断层（PET）/CT 已经越来越多地用于评估各种肿瘤，并且在识别转移瘤方面优于其他检查方法，例如 CT 或 MR。此外，它可以为组织活检和重新分期提供指导。气管支气管肿瘤中 FDG 是否摄取和摄取量取决于特定的组织学类型。例如，鳞状细胞癌对 FDG 的摄取强，而其他恶性肿瘤，如腺样囊性癌和黏液表皮样癌对 FDG 的摄取程度是变化的。类癌通常表现为很少或没有 FDG 摄取，是胸部 PET/CT 成像中的潜在缺陷。

随着 CT 多平面重组的应用，MR 成像没有明显的优势。另外，对于有呼吸症状的人来说，长时间的采集可能比较困难。目前 MR 的最佳用途是对儿童和年轻人进行随访成像，目的是限制累计辐射剂量。

四、恶性肿瘤

最常见的恶性气道肿瘤包括鳞状细胞癌、腺样囊性癌、黏液表皮样癌和类癌。其他恶性肿瘤，如各种原发性肉瘤和淋巴瘤，也可能累及气道，但不太常见。鳞状细胞癌与吸烟密切相关，近 40% 的患者同时或前后出现头颈部或肺部的恶性肿瘤。另外，1/3 的患者在诊断时存在纵隔淋巴结肿大和（或）肺转移。在 CT 上，鳞状细胞癌最常见的表现是腔内息肉状肿块，其边界多样，可呈边缘光滑，分叶或不规则的特征。鳞状细胞癌也可表现为不规则的气管壁增厚。

与鳞状细胞癌相反，起源于黏膜下小唾液腺的腺样囊性癌与吸烟无关。大约 10% 的患者在就诊时存在局部淋巴结转移。在 CT 上，肿瘤可表现为局灶性腔内软组织肿块或气道壁弥漫性或环形增厚。

黏液表皮样癌占所有肺肿瘤的 0.1%～0.2%。在诊断时，10% 的患者存在转移。在 CT 上，大多数肿瘤表现为腔内软组织结节，静脉注射造影剂后表现为轻度到明显的不均匀强化。因此，这些病变在 CT 上可能与类癌无法区分。有报道 50% 的黏液表皮样癌内部有点状钙化。

类癌是在年轻成人中最常见的支气管内肿瘤，并且根据核分裂活性被分类为典型性（低级别）和非典型性（中级别）神经内分泌恶性肿瘤。在 CT 上，最常见的表现是边缘光滑或分叶状的腔内软组织肿块。典型性类癌肿瘤多位于主干、肺叶或段支气管的中心位置，而非典型性类癌往往发生在肺外周。静脉内注射造影剂后，类癌肿瘤表现为明显强化。20% 的病例中有内部钙化。通常，类癌对 FDG 的摄取低于其他气管支气管恶性肿瘤，并且肿瘤可表现为无 FDG 摄取或摄取低于纵隔背景。

气管转移瘤比原发肿瘤更常见，可来源于直接侵犯或血行转移。易直接侵犯气管的原发恶性肿瘤包括喉部、甲状腺、肺、纵隔和食管的原发性恶性肿瘤，而那些经血行转移的肿瘤包括黑色素瘤、肉瘤、结直肠癌、乳腺癌和肺癌。原发肿瘤直接侵犯气管可能表现为腔内肿块或气管壁增厚，可存在气管或支气管软骨的破坏。血源性气道转移瘤的影像特征通常与原发恶性肿瘤相似。例如，血管丰富的肿瘤，如黑色素瘤和肾细胞癌，静脉注射造影剂后表现为明显强化。

五、良性肿瘤

最常见的良性气道肿瘤包括鳞状细胞乳头状瘤、喉气管乳头状瘤病、错构瘤、脂肪瘤和血管瘤。鳞状细胞乳头状瘤是气管支气管树最常见的良性肿瘤，由围绕纤维血管组织核心的复层鳞状上皮组成。乳头状瘤与吸烟有关，可以单发（乳头状瘤）或多发（喉气管乳头状瘤病）。喉气管乳头状瘤病是由人乳头状瘤病毒 6 型和 11 型感染引起的，这种病毒通常在阴道分娩时从母亲身上获得。在 CT 上，乳头状瘤最常见的表现是突入气管腔内孤立的小结节，不会有气管腔外侵犯。大多数存在于肺叶支气管中，主干支气管或气管受累较少见。喉气管乳头状瘤病表现为多发大小不等的腔内息肉样结节，最常见于气管。发生于中央气道约占 5%，小气道和肺部受累占不到 1%。乳头状瘤可以扩散到肺部，表现为在胸后半部的结节，可以有空洞及气液平，可能会恶变为鳞状细胞癌。

错构瘤是一种由软骨、脂肪、骨骼、平滑肌细胞和结缔组织组成的良性肿瘤。1.4% ～ 3% 的病变发生于支气管内，累及气管不太常见。气道的错构瘤通常比实质性错构瘤含有更少的脂肪和更多的软骨成分。气道错构瘤最常见的表现是边缘光滑的外生性息肉或无蒂肿块。CT 上脂肪和（或）内部钙化的存在提示错构瘤的诊断。MR 成像在某些情况下是有帮助的，比如脂肪成分在 T_1 和 T_2 加权序列上都表现出高信号强度。

脂肪瘤是一种起源于气管支气管树黏膜下脂肪组织的罕见肿瘤。脂肪瘤在 CT 上显示脂肪密度，T_1 和 T_2 加权序列上显示脂肪信号强度。在大多数情况下，发现脂肪可以提示诊断。

气管血管瘤是间叶组织起源的良性肿瘤，最常发生于儿童。尤其，毛细血管瘤是发生于儿童的最常见的声门下肿块。在 CT 上，血管瘤表现为位于声门下气管后部或后外侧的边界清楚的软组织肿块。远端气道受累很少见。

六、治疗方式

一般而言，手术切除是大多数气管支气管肿瘤的首选治疗方法。最常见的切除类型包括气管、喉气管和隆突切除术。如果气道被原发性肺癌或甲状腺癌侵犯，术前评估表明有足够的组织可用于重建，则仍可进行手术切除。如果无法获得足够清楚的手术切缘，建议进行辅助放射治疗。某些特征可能使原发性气道肿瘤无法切除，包括转移瘤、局部晚期疾病或并发症。对于腔内肿瘤的患者，可以应用治疗性支气管镜切除病变。其他清除阻塞的技术包括激光汽化、光动力疗法、冷冻疗法和支气管内近距离放射治疗。引起气道梗阻的肿瘤可以通过气道支架置入术、放射疗法或两者同时来治疗。

参考文献

[1] Wu CC et al: Tracheal and airway neoplasms. Semin Roentgenol. 48(4):354–64, 2013

[2] Honings J et al: Clinical aspects and treatment of primary tracheal malignancies. Acta Otolaryngol. 130(7):763–72, 2010

[3] Laroia AT et al: Modern imaging of the tracheo-bronchial tree. World J Radiol. 2(7):237–48, 2010

[4] Park CM et al: Tumors in the tracheobronchial tree: CT and FDG PET features. Radiographics. 29(1):55–71, 2009

[5] Koletsis EN et al: Tumoral and non-tumoral trachea stenoses: evaluation with three-dimensional CT and virtual bronchoscopy. J Cardiothorac Surg. 2:18, 2007

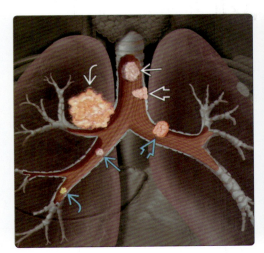

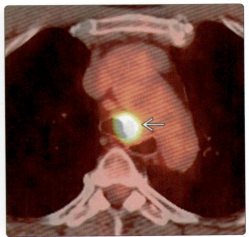

（左图）冠状面的示意图显示了各种气管支气管肿瘤。鳞状细胞癌➡️和腺样囊性癌➡️好发于近端气道，而黏液表皮样癌➡️、类癌➡️和良性肿瘤（例如，错构瘤➡️）通常发生于远端气道。原发恶性肿瘤还会累及气道，例如肺癌➡️。（右图）轴位 FDG PET/CT 显示一个左侧支气管壁的 FDG 高摄取肿块➡️。支气管镜活检显示鳞状细胞癌。

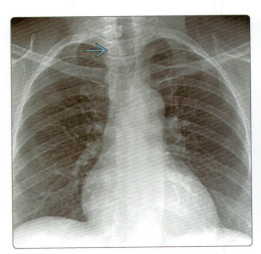

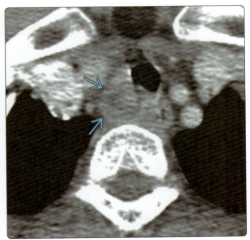

（左图）一名慢性咳嗽患者，后前位胸部 X 线片显示在胸腔入口上方沿着气管右侧，有一个肿块样阴影➡️。（右图）同一患者，轴位 CT 增强扫描图像显示一个累及气管右后壁的软组织肿块➡️，并延伸至邻近纵隔。支气管镜活检证实为鳞状细胞癌。肿瘤侵犯邻近纵隔高度提示为恶性肿瘤。

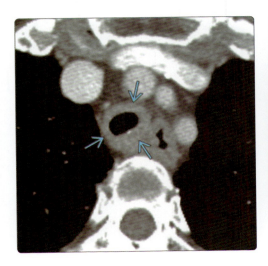

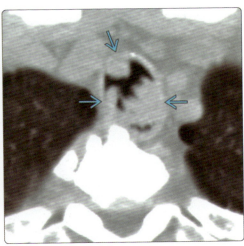

（左图）一名腺样囊性癌患者，轴位 CT 增强扫描图像显示气管上段管壁环形增厚➡️。某些气管支气管肿瘤，例如腺样囊性癌，可表现为管壁增厚而不是局灶性腔内肿块。（右图）一名经活检证实的多灶腺样囊性癌患者，轴位 CT 平扫图像显示突入管腔的多发软组织结节和肿块➡️。注意病变的边界可表现为不规则或分叶状。

（左图）一名腺样囊性癌患者，冠状位 CT 平扫显示一个边界清楚的分叶状软组织结节 ➡，起源于气管右侧壁。注意相邻气管壁的增厚 ➡。（右图）同一患者，CT 平扫 3D 容积成像显示起源于气管右侧壁的局灶性肿瘤 ➡。3D 容积成像和虚拟支气管镜检查，可用于指导经支气管活检和制定手术计划。

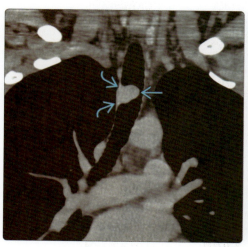
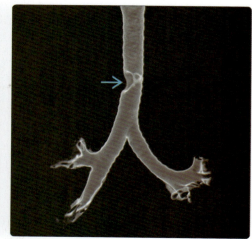

（左图）一名 52 岁患黏液表皮样癌的男性患者，冠状位 CT 增强扫描图像显示左主支气管近端管腔内的原发肿瘤 ➡。病变的较大部分扩展到邻近的纵隔内 ➡。（右图）一名表现为咳嗽和反复发作肺炎的患者，轴位 CT 增强扫描图像显示左下叶支气管的局灶性腔内结节 ➡。支气管镜活检提示为黏液表皮样癌。

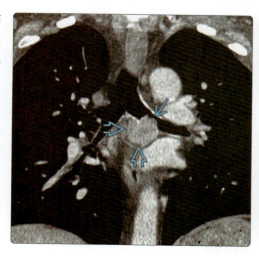
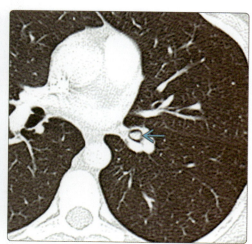

（左图）一名胸痛患者的轴位 CT 增强扫描图像显示一个圆形软组织肿块 ➡，来源于左主支气管。支气管镜活检显示为黏液表皮样癌。（右图）同一患者，FDG PET/CT 的轴位融合图像显示肿瘤内 ➡ 的 FDG 摄取轻度增加。与常表现为 FDG 明显摄取的鳞状细胞癌和腺样囊性癌比较，黏液表皮样癌表现出不同程度的 FDG 摄取。

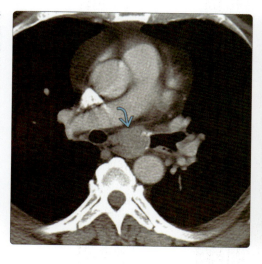
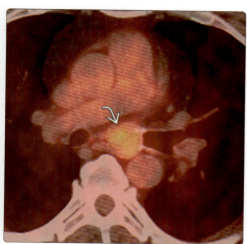

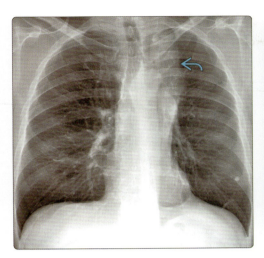
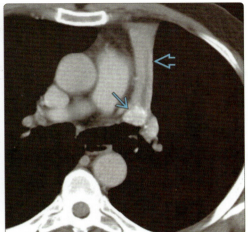

（左图）一名 52 岁慢性咳嗽的男性患者，后前位胸部 X 线片表现为左肺上叶不张➡。（右图）同一患者，轴位 CT 增强扫描图像显示高强化结节➡，阻塞左上叶支气管和阻塞性肺不张➡。支气管镜活检提示为类癌。支气管腔内肿瘤如类癌，可表现为反复发作的一叶或全肺的肺炎或肺不张。

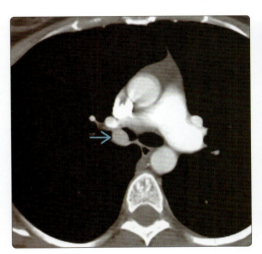
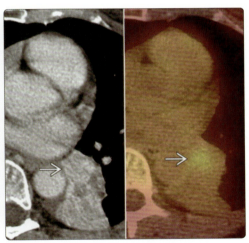

（左图）31 岁女性咳嗽患者，轴位 CT 增强扫描图像显示右主支气管近端的一个强化结节➡，符合类癌。（右图）轴位 CT 增强扫描图像（左侧）和 FDG PET/CT（右侧）轴位融合的组合图像，显示左肺下叶肺不张，局限性 FDG 摄取轻度增高的中心类癌肿块➡，病灶被不张的肺组织包绕。类癌可能表现出很少甚至没有 FDG 摄取，可能在 PET/CT 上出现假阴性结果。

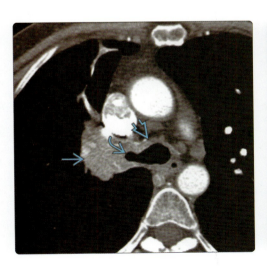
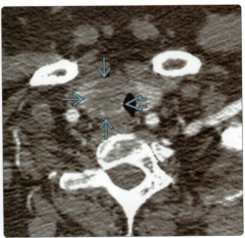

（左图）一名 48 岁右肺门➡非小细胞肺癌男性患者，轴位 CT 增强扫描图像示右主支气管➡受累并阻塞。注意观察隆突和右主支气管➡近端管壁增厚，表明局部受累。（右图）一名甲状腺乳头状癌➡患者，轴位 CT 增强扫描图像显示肿瘤累及气管➡。倾向于直接扩散到气道的肿瘤包括喉、甲状腺、肺、纵隔和食管的原发恶性肿瘤。

（左图）一名转移性黑色素瘤患者，矢状位 CT 增强扫描图像显示起源于气管上段前壁的多个息肉状结节➡️，并突入到气道管腔内。支气管镜活检证实黑色素瘤。（右图）一名患转移性上颌窦癌的女性患者，56 岁轴位 CT 平扫图像显示气管环壁增厚➡️。血行性气道转移的影像学特点通常与相应的原发恶性肿瘤相似。

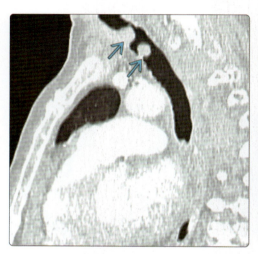
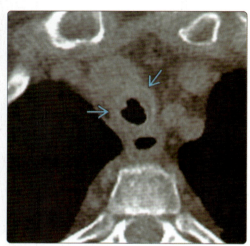

（左图）CT 平扫 3D 容积再现成像显示鳞状细胞乳头状瘤，表现为起源于气管前壁的大息肉样充盈缺损➡️。3D 容积再现成像和虚拟支气管镜检查对于有支气管镜检查禁忌的患者的评估非常有价值。（右图）冠状位 CT 平扫图像显示气管上段和左主支气管多发性充盈缺陷➡️➡️，符合气管支气管乳头瘤病。

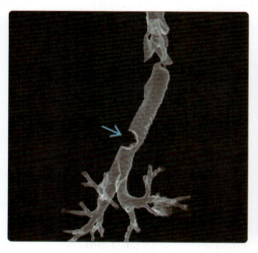
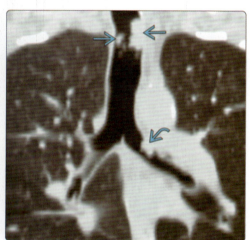

（左图）轴位 CT 增强扫描图像显示一个右下叶支气管的钙化灶➡️，符合气管错构瘤。（右图）轴位 CT 平扫图像显示一个内有大量钙化的大肿块➡️，压迫气管腔。支气管镜活检显示为纤维软骨错构瘤。与实质错构瘤相比，气道错构瘤倾向于含较少的脂肪和较多的软骨成分。

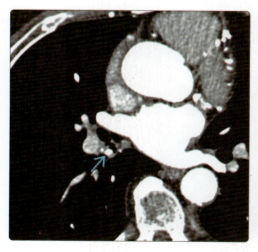
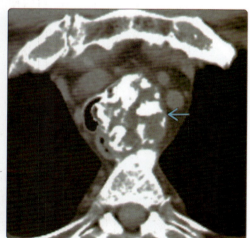

良性气管支气管肿瘤
Benign Tracheobronchial Neoplasms

◀━━ 孤立性乳头状瘤 ━━▶

要点

一、专业术语
- 支气管或气管上皮的乳头瘤性生长，常由人乳头瘤病毒（HPV）感染引起

二、影像表现
- X线片：气管或支气管的结节或肿块
- CT
  - 边界清楚，圆形，分叶状，支气管内结节或肿块
  - 可能无蒂或呈息肉状
  - 不会向支气管壁外生长
  - 有或无远端阻塞性肺炎或肺不张

三、主要鉴别诊断
- 鳞状细胞癌
- 腺样囊性癌
- 类癌
- 气管支气管错构瘤
- 转移瘤

四、病理
- 部分（但并非全部）与HPV感染有关
- 病理学家将孤立性乳头状瘤组织学分为3种类型
  - 鳞状细胞型（最常见）
  - 腺体型
  - 混合型（不常见）

- 鳞状细胞乳头状瘤与吸烟有很大关系

五、临床信息
- 症状
  - 咳嗽，咯血
  - 喘鸣，有或无气道阻塞
  - 声音嘶哑，症状可与哮喘相似
- 男女比：3～4：1
- 治疗：切除乳头状瘤并恢复呼吸道通畅

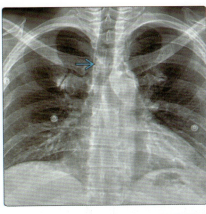

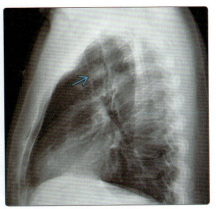

（左图）一名成年男性患者，前后位胸部X线片上偶然发现一个近球形的气管病变➡️，边缘呈分叶状。（右图）同一患者，侧位胸部X线片更清楚显示一个球形的气管肿块➡️。病变边界清楚，边缘呈分叶状。孤立性乳头状瘤是一种罕见的良性肿瘤，通常表现为边界清楚的气管或支气管内肿块。

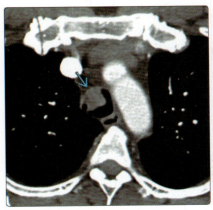

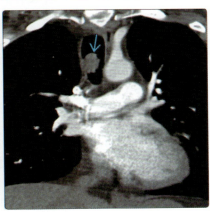

（左图）同一患者，轴位CT增强扫描图像显示气管腔内的分叶状肿块，约占据管腔面积的50%。注意肿块以宽基底➡️附着于气管右前壁。（右图）同一患者，冠状位CT增强扫描图像显示气管内分叶状的球形肿块➡️，没有向腔外扩展。乳头状瘤需切除治疗，切除后可复发，其恶变为鳞状细胞癌或其他肿瘤的风险较低。

一、专业术语

定义

- 支气管或气管上皮的乳头瘤性生长，常由人乳头瘤病毒（HPV）感染引起

二、影像表现

（一）一般特征

- 定位
  - 喉或声门下气管
  - 主干、叶或段支气管
- 大小
  - 直径＜2cm

（二）X 线表现

- 气管或支气管的结节或肿块
- 肺门肿块
- 节段性或肺叶性肺不张
- 阻塞性肺炎和（或）支气管扩张

（三）CT 表现

- 边界清楚，圆形，分叶状，支气管内肿块
- 可能无蒂或呈息肉状
- 不会向气管壁外生长
- 没有钙化
- 有或无远端阻塞性肺炎或肺不张

（四）核医学表现

- PET/CT
  - FDG 摄取通常小于等于纵隔血池的摄取
  - 偶尔 FDG 高摄取可能与恶性肿瘤相似
  - FDG 摄取大于纵隔血池时可能提示恶变的可能性

三、鉴别诊断

（一）鳞状细胞癌

- 通常累及气管
- 腔外延伸，边缘不规则

（二）腺样囊性癌

- 通常累及气管，常发生于隆突附近
- 腔外延伸，边缘不规则

（三）类癌

- 最常见于叶支气管
- 钙化发生于 25%～30% 的患者
- 好发于年轻患者

（四）黏液表皮样癌

- 边界清楚的支气管内病变
- 最常见于段或叶支气管

（五）气管支气管错构瘤

- 内部有或无脂肪和爆米花样钙化

（六）气管支气管乳头瘤病

- 多个小气道结节；喉部受累
- 肺内有或无结节或空洞结节
- 儿童多于成人

（七）转移瘤

- 已知原发恶性肿瘤患者的孤立腔内肿块
- 罕见的多发气道结节或肿块

四、病理

（一）一般特征

- 病因
  - 部分（但不是全部）病例与 HPV 感染有关
  - 鳞状细胞乳头状瘤与吸烟密切相关

（二）分期、分级和分类

- 一些作者将乳头状瘤分为 3 种类型：
  - 多发性乳头状瘤（气管支气管乳头状瘤病）
    - 最常见的亚型
  - 炎性息肉
  - 孤立性乳头状瘤
    - 最少见的亚型
- 病理学家将孤立性乳头状瘤组织学分为 3 种类型
  - 鳞状细胞型（最常见）
  - 腺体型
  - 混合型（少见）

五、临床信息

（一）表现

- 常见的症状和体征
  - 咳嗽、咯血
  - 呼吸困难（静息或用力时）
  - 喘鸣伴有或无气道阻塞
  - 声音嘶哑，症状可能与哮喘相似

（二）人口统计学

- 年龄
  - 50—70 岁
- 性别
  - 男女比例为 3～4∶1

（三）转归和预后

- 恶变为鳞状细胞癌或其他恶性肿瘤的风险较低
  - 发病率 0.3%～10%

○ 吸烟者风险增加

（四）治疗

● 目标是切除乳头状瘤并恢复呼吸道通畅
● 必须密切临床随访以防复发

参考文献

[1] Syrjänen K et al: Solitary bronchial squamous cell papilloma–another human papillomavirus (HPV)–associated benign tumor: systematic review and meta–analysis. Contemp Oncol (Pozn). 17(5):427–34, 2013

[2] Tryfon S et al: Solitary papillomas of the lower airways: epidemiological, clinical, and therapeutic data during a 22–year period and review of the literature. J Thorac Oncol. 7(4):643–8, 2012

[3] Flieder DB et al: Solitary pulmonary papillomas in adults: a clinicopathologic and in situ hybridization study of 14 cases combined with 27 cases in the literature. Am J Surg Pathol. 22(11):1328–42, 1998

气管支气管乳头状瘤

要点

一、专业术语
- 由人乳头瘤病毒（HPV）感染引起的气道结节（乳头状瘤）
- 侵袭性乳头状瘤病：向肺部播散

二、影像表现
- 气道壁增厚或结节
- 多发肺结节或肿块
  - 较大的结节更易发生空洞
  - 向肺后部种植播散
- 增长率
  - 大多数结节生长缓慢
  - 快速增长提示可疑鳞状细胞癌
- 并发症
  - 鳞状细胞癌
  - 继发感染
  - 气道阻塞：肺不张，阻塞性肺炎

三、主要鉴别诊断
- 骨化性气管支气管病
- 肉芽肿性多血管炎
- 气管支气管淀粉样变性
- 复发性多软骨炎

四、病理
- HPV 感染；6 和 11 型最常见
- 喉部最易受累
- 通过喉镜检查和活体组织检查进行诊断

五、临床信息
- 轻度受累可能无症状
- 由于喉部受累引起的声音嘶哑
- 有症状时可能误诊为哮喘
- 治疗
  - 自限性疾病通常不需要治疗
  - 外科和内科治疗导致气道阻塞的病变

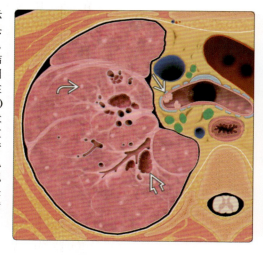
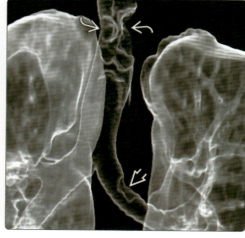

（左图）轴位示意图显示侵袭性气管支气管乳头状瘤病的形态学特征，伴有特征性中央气道结节➡️，支气管血管束周围空洞病变➡️和散在的实性结节➡️。（右图）一名气管支气管乳头状瘤病患者的冠状三维重建图像显示，由于气管➡️和左主支气管➡️乳头状瘤导致气道壁不规则。中央气道壁结节是气管支气管乳头状瘤病的特征性影像学表现。

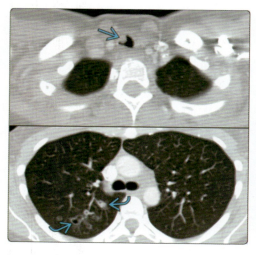
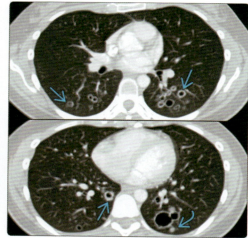

（左图）一名气管支气管乳头状瘤病患者，轴位 CT 增强扫描组合图像显示气管腔内结节➡️和多个空洞肺结节➡️，主要累及右肺上叶的后方。（右图）同一患者，轴位 CT 增强扫描组合图像显示出两肺下叶多发的实性➡️和空洞结节➡️，再次证明了病变好发于两肺的后部。

一、专业术语

（一）同义词

- 复发性呼吸道乳头状瘤病（RRP）

（二）定义

- 由人乳头瘤病毒（HPV）感染引起的气道结节（乳头状瘤）
  - 上气道多于下气道
- 侵袭性乳头状瘤病
  - 播散至肺内

二、影像表现

（一）一般特征

- 最佳诊断线索
  - 气道壁增厚或结节
  - 多发实性和空洞结节或肿块
- 定位
  - 喉是最易受累及的部位
    - 下呼吸道的受累多种多样
      - 占病例的 5%～29%
  - 侵袭性乳头状瘤病
    - 冠状面肺门周围和中心位置
    - 轴位示肺后部分布
- 大小
  - 侵袭性乳头状瘤病
    - 大小不一
    - 结节直径大多数为 1～3cm
- 形态
  - 侵袭性乳头状瘤病
    - 较小的结节通常是实性结节
    - 较大的结节更易发生空洞

（二）X 线表现

- X 线片
  - 气道
    - 气道壁增厚或结节
      - 在 X 线片上可能无法看到
  - 多发性肺结节和（或）肿块
    - 可能会出现空洞

（三）CT 表现

- CT 平扫
  - 气道
    - 气道壁增厚或结节
      - 上气道多于下气道
      - 无钙化
    - 孤立性乳头状瘤

      - 比多发乳头状瘤少见
      - 通常位于叶或段支气管
    - 支气管扩张
      - 反复感染和气道阻塞
  - 多发性肺结节
    - 较大的结节更易出现空洞
      - 空洞壁不规则，薄壁或厚壁
    - 肺后部受累可能与重力有关
      - 代表重力依赖的肺部种植
    - 结节可以与相邻的气道相通
    - 结节增长的表现
      - 磨玻璃密度影
      - 实变
    - 生长速率
      - 大多数结节生长缓慢
      - 快速增长提示可疑鳞状细胞癌
      - 怀孕期间生长速度可能会增快
  - 并发症
    - 鳞状细胞癌
    - 继发感染
      - 空洞内气液平
    - 肺不张伴或不伴阻塞性肺炎
      - 通常继发于腔内乳头状瘤

（四）影像检查建议

- 最佳检查方式
  - CT 是最佳的成像方式，用于显示气道结节，评估侵袭性乳头状瘤病的肺部情况，并明确是否发展为鳞状细胞癌

三、鉴别诊断

（一）骨化性气管支气管病

- 多个小气道结节；有或无钙化
- 累及气管和近端支气管的前外侧壁
- 气管的膜性后壁不受累
- 非对称性气道狭窄

（二）肉芽肿性多血管炎

- 多发空洞肺结节或肿块
- 声门下狭窄
- 气道壁增厚

（三）气管支气管淀粉样变性

- 钙化或非钙化黏膜下结节伴气管腔狭窄
- 气道膜性后壁受累

（四）复发性多软骨炎

- 气管和主支气管非钙化弥漫性增厚和狭窄

- 气管前外侧壁；气管软骨

（五）结节病

- 气道变形 / 狭窄
  - 可能导致肺不张
- 气道壁结节性增厚
- 马赛克样，呼气时气体滞留

（六）鳞状细胞癌

- 最常见的发生空洞的肺癌
  - 约占 15% 的病例
- 与吸烟密切相关
- 侵袭性乳头状瘤病的风险增加

（七）肺转移瘤

- 多发性肺结节或肿块
- 鳞状细胞癌和肉瘤可能会出现空洞
- 气道不一定受累及

（八）化脓性栓子

- 边界不清的肺结节或肿块
- 不同程度的空洞

四、病理

（一）一般特征

- 病因
  - 呼吸道 HPV 感染
    - 围产期 HPV 性传播
      - 危险因素：初产儿，阴道分娩和 < 20 岁的产妇
    - HPV 6 和 11 型是最常见的
    - 呼吸道的任何部分都可能受累
      - 95% 的病例累及喉部
      - 孤立性乳头状瘤多见于中年男性吸烟者
    - 气道播散（侵袭性乳头状瘤病）
      - < 1% 的病例肺内种植
      - 喉乳头状瘤的手术操作增加播散的风险
      - 肺内种植通常出现在儿童或年轻人中
- HPV 感染
  - 皮肤和生殖器疣
  - 角化上皮的趋向性
  - 宫颈癌

（二）大体病理和手术所见

- 鳞状上皮覆盖的血管为中心呈无蒂或乳头状的病变
- 气道乳头状瘤可能是外生性的或内生性的
- 菜花状

（三）镜下特征

- 由鳞状细胞构成的喉部和肺部病变
- 空洞内衬有鳞状上皮
  - 鳞状上皮可通过肺泡间孔跨肺泡扩散

五、临床信息

（一）表现

- 常见的症状和体征
  - 轻度受累可无症状
  - 喉部受累者，声音嘶哑是最常见的症状
  - 喘息和喘鸣可被误诊为哮喘
  - 症状取决于乳头状瘤的大小、数量和位置
    - 呼吸困难、咯血
    - 阻塞性肺炎
- 肺功能检查
  - 上气道阻塞表现
- 喉镜检查
  - 直接观察乳头状瘤
  - HPV 的分型需要组织学活检

（二）人口统计学

- 年龄
  - 成人：每 10 万人中有 2 例
  - 双峰年龄分布
    - 儿童：18 个月至 3 岁
    - 成人：40 多岁
- 性别
  - 儿童：男性 = 女性
  - 成人：男性 > 女性

（三）转归和预后

- 在年轻患者中通常是自限性疾病
- 肺结节通常生长非常缓慢
  - 快速增长要怀疑鳞状细胞癌
- 侵袭性乳头状瘤病
  - 因呼吸衰竭而死亡
  - 死亡率高达 50%
  - 鳞状细胞癌发病率 2%
    - 通常发生于乳头瘤病发生约 15 年后
    - 癌通常是多中心的

（四）治疗

- 自限性疾病通常不需要治疗
- 外科和内科疗法治疗导致气道阻塞病变
  - 气道病变的激光消融
    - 通常需要多次治疗
    - 下呼吸道受累时技术操作困难

- － 对病毒的呼吸道防护,对于医疗工作人员很重要
  - ▫ 病毒的气化
  - ○ 气管切开术
    - － 气道阻塞的治疗
    - － 在年轻患者中更常见
  - ○ 抗病毒药物可减缓生长
  - ○ 干扰素可减缓生长
    - － 全身或病灶直接注射
- 戒烟
  - ○ 降低鳞状细胞癌的风险
  - ○ 烟草致癌物与乳头状瘤协同作用

六、诊断要点

(一)思考点
- 多发气道结节的患者考虑气管支气管乳头状瘤病

(二)影像解读要点
- 发现侵袭性乳头状瘤病和可疑鳞状细胞癌病变时,注意评估肺部

参考文献

[1] Jhun BW et al: The clinical, radiological, and bronchoscopic findings and outcomes in patients with benign tracheobronchial tumors. Yonsei Med J. 55(1):84–91, 2014

[2] Yu JP et al: Heterogeneous 18F–FDG uptake in recurrent respiratory papillomatosis. Clin Nucl Med. 38(5):387–9, 2013

[3] Colt HG et al: Multimodality bronchoscopic imaging of recurrent respiratory papillomatosis. Laryngoscope. 120(3): 468–72, 2010

[4] Marchiori E et al: Tracheobronchial papillomatosis with diffuse cavitary lung lesions. Pediatr Radiol. 40(7):1301–2; author reply 1303, 2010

[5] Prince JS et al: Nonneoplastic lesions of the tracheobronchial wall: radiologic findings with bronchoscopic correlation. Radiographics. 22 Spec No(S215–30, 2002

[6] Guillou L et al: Squamous cell carcinoma of the lung in a nonsmoking, nonirradiated patient with juvenile laryngotracheal papillomatosis. Evidence of human papillomavirus–11 DNA in both carcinoma and papillomas. Am J Surg Pathol. 15(9):891–8, 1991

[7] Kramer SS et al: Pulmonary manifestations of juvenile laryngotracheal papillomatosis. AJR Am J Roentgenol. 144(4):687–94, 1985

（左图）一名气管支气管乳头状瘤病患者，聚焦放大后前位胸部 X 线片显示多发重叠的环状阴影➔，其对应于右肺的囊腔。该表现是对称的，左肺可见相似改变（未显示）。右肺下叶的体积缩小。（右图）同一患者，轴位 CT 平扫图像显示位于隆突➔和支气管➔的腔内结节，右肺上叶和下叶有多发的薄壁不规则囊腔➔。

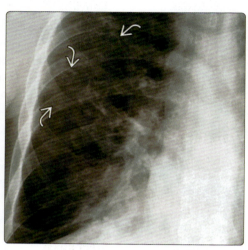
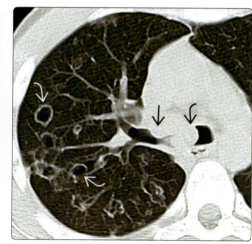

（左图）轴位 CT 增强扫描图像显示多发性双侧空洞结节➔和左肺下叶边界不规则的空洞肿块➔。由于重力依赖的肺种植，这些病变好发于下叶后部。（右图）同一患者，冠状位 CT 平扫显示双侧多发实性结节➔和空洞结节➔及肿块。较大的结节更容易发生空洞。左肺下叶肿块➔可疑恶变为鳞状细胞癌，一种已知的并发症。

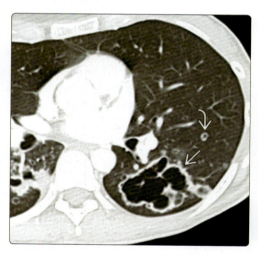
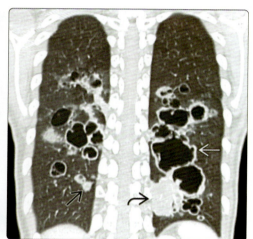

（左图）一名气管支气管乳头状瘤病患者，轴位 CT 平扫图像显示右肺下叶鳞状细胞癌➔，表现为一个实性多分叶肿块。当肺结节快速生长时应怀疑鳞状细胞癌，受累患者的鳞状细胞癌发生率约为 2%。（右图）同一患者，轴位 CT 平扫图像显示右肺下叶实性结节➔和空洞结节➔。气管支气管乳头状瘤病出现肺结节，表明为侵袭性乳头状瘤病。

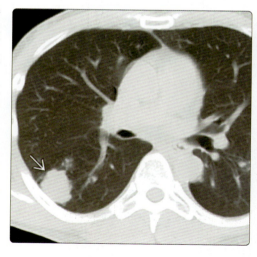
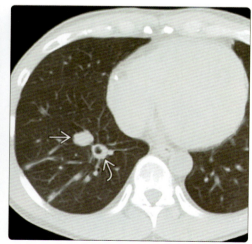

气管支气管错构瘤

要点

一、专业术语
- 由不同比例的间充质组织组成的良性肿瘤

二、影像表现
- X 线片
  - 阻塞性表现（最常见）：肺不张，肺实变，支气管扩张
  - 中央气道的腔内结节
  - 偶尔表现正常
- CT
  - 中央气道局灶性腔内病变
  - 病变内脂肪和（或）钙化提示错构瘤诊断
  - 腔内结节中的脂肪仅见于气道中的错构瘤和脂肪瘤
  - 阻塞性表现：肺不张，肺实变，支气管扩张
  - 在 FDG PET 上很少摄取或无摄取

三、主要鉴别诊断
- 鳞状细胞癌
- 转移瘤
- 脂肪瘤
- 软骨瘤
- 类癌

四、临床信息
- 年龄：40—60 岁
- 症状和体征
  - 哮喘样症状
  - 咳嗽、呼吸困难、喘鸣、肺炎
- 治疗：支气管镜切除或手术切除

五、诊断要点
- 气道错构瘤占所有肺部错构瘤的 1.4% ~ 20%
- 腔内结节伴结节内脂肪和（或）钙化的患者考虑气道错构瘤

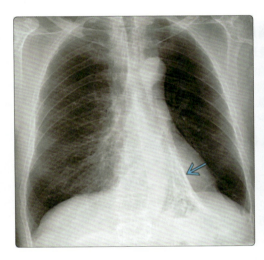

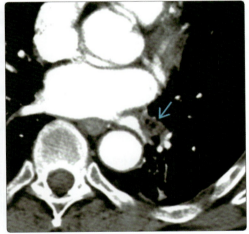

（左图）后前位胸部 X 线片显示左肺容积缩小和左肺下叶肺不张➡️。注意肺不张的左肺下叶中的支气管扩张的气道，提示肺慢性塌陷。（右图）同一患者，轴位 CT 增强扫描图像显示一个低密度的左肺下叶支气管内结节➡️，伴肉眼可见脂肪，手术证明是一个支气管内错构瘤。支气管内脂肪瘤也在鉴别诊断考虑中，但脂肪瘤在 CT 上仅表现脂肪密度。

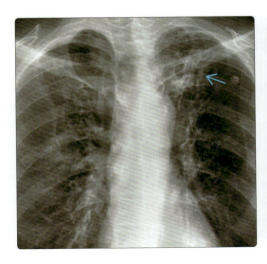

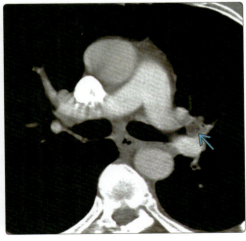

（左图）聚焦放大后前位胸部 X 线片显示不均匀的左肺上叶阴影➡️，伴有肺体积缩小和内部支气管扩张的特征。（右图）同一患者，轴位 CT 增强扫描图像显示左上叶支气管近端阻塞性腔内结节➡️。注意病变内肉眼可见的脂肪，是错构瘤或脂肪瘤的典型特征。支气管错构瘤患者最常见的胸部 X 线异常是肺不张、肺实变和支气管扩张。

一、专业术语

（一）同义词

- 支气管内错构瘤

（二）定义

- 由不同比例的间充质组织组成的良性肿瘤

二、影像表现

（一）一般特征

- 最佳诊断线索
  - 不生长或缓慢生长的支气管内病变，病变内有脂肪和（或）钙化
- 定位
  - 中央支气管多于气管
- 大小
  - 通常＜2cm，较大的病变可能完全阻塞气道
- 形态
  - 光滑或分叶状，边界清楚

（二）X线表现

- X线片
  - 阻塞后效应（最常见的表现）
    - 肺不张，常为肺叶不张
    - 肺炎实变
    - 长期阻塞发生远端支气管扩张
  - 中央气道的腔内结节通常不可见
  - 偶尔表现正常

（三）CT表现

- CT平扫
  - 中央气道局灶性腔内病变；几乎总是单发的
  - 病变内脂肪和（或）钙化提示诊断
    - 腔内结节中的脂肪仅见于气道中的错构瘤和脂肪瘤
    - 支气管内错构瘤往往比肺错构瘤含有更多的肉眼可见脂肪
  - 阻塞后效应
    - 肺不张，常为肺叶不张
    - 实变，细支气管炎，磨玻璃影
    - 长期阻塞发生远端支气管扩张
    - 慢性阻塞可能会导致远端肺组织破坏
- PET
  - 通常很少或没有FDG摄取
  - 偶尔FDG摄取高于纵隔血池摄取，可能是由于慢性炎症

（四）MR表现

- 发现病灶内脂肪的几乎可以明确诊断
  - 有或无T_1和T_2高信号脂肪

（五）影像检查建议

- 最佳检查方式
  - CT是评估腔内病变的首选影像学检查

三、鉴别诊断

（一）鳞状细胞癌

- 有吸烟史的中老年男性
- 伴有腔外生长和气道周围受累的腔内病变
- 10%为多发
- 转移性淋巴结肿大

（二）转移瘤

- 大小不一的腔内病变，通常是多发的
- 血行转移：乳腺癌、结肠癌、肾癌和黑色素瘤
- 肺癌直接侵犯气道

（三）脂肪瘤

- 没有软组织成分的脂肪性腔内病变

（四）软骨瘤

- 腔内病变伴钙化
- 钙化也可能发生在恶性病变中

（五）类癌（支气管）

- 钙化发生在25%～30%的病例中

四、病理

一般特征

- 病因
  - 良性肿瘤

五、临床信息

（一）表现

- 常见的症状和体征
  - 哮喘样症状
  - 咳嗽、呼吸困难、喘鸣、肺炎
  - 极少情况下无症状

（二）人口统计学

- 年龄
  - 40—60岁
- 流行病学
  - 罕见的良性气道肿瘤
  - 占所有肺部错构瘤的1.4%～20%

（三）治疗

- 如病变较小用支气管镜切除
- 较大病变可能需要手术切除

六、诊断要点

思考点

- 管腔内结节，内有脂肪和（或）钙化，考虑气道错构瘤

参考文献

[1] Celik A et al: Clinical and characteristic features of surgically treated endobronchial hamartoma cases: analysis of twenty-two cases. Clin Ter. 165(3):e191-3, 2014

[2] Ngo AV et al: Tumors and tumorlike conditions of the large airways. AJR Am J Roentgenol. 201(2):301-13, 2013

[3] Cosío BG et al: Endobronchial hamartoma. Chest. 122(1):202-5, 2002

◀■ 少见肿瘤 ■▶

一、影像表现

- 少见气道肿瘤，非特异性影像学表现；通常需要活检做出诊断
- 脂肪瘤
  - 脂肪密度病变，基本明确诊断
  - 通常有细蒂
- 平滑肌瘤
  - 均匀强化的肿块
  - 腔外大病变（冰山征）较少见
- 血管瘤
  - 儿童最常见的声门下肿块
  - 边界清楚的肿块，累及声门下气管的后部或后外侧
  - 常伴有面部血管瘤
- 软骨瘤
  - 边界清楚伴有钙化的结节
  - 与错构瘤表现相似

二、主要鉴别诊断

- 鳞状细胞癌
- 腺样囊性癌
- 类癌
- 错构瘤
- 转移瘤
- 黏液表皮样癌

三、临床信息

- 气道阻塞的症状是主要表现
  - 反复发作肺炎或肺不张
  - 支气管扩张

四、诊断要点

- 除非存在特定的影像学特征，例如肉眼可见的脂肪成分，否则罕见的气道肿瘤通常需要组织学诊断
- 通过测量气道受累的长度来确定疾病的范围，有助于手术计划的制定

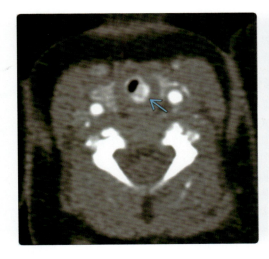
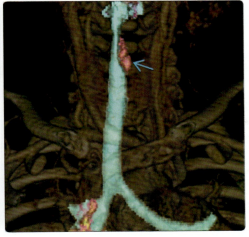

（左图）一名儿科患者的轴位 CT 增强扫描图像显示一个明显强化的声门下血管瘤➡，使气管的后外侧变窄。（右图）同一患者的 CT 冠状位 3D 重建显示了一个分叶状病变➡，引起声门下气管局限性狭窄和偏移。血管瘤是儿童最常见的气道肿瘤，通常累及声门下气管。

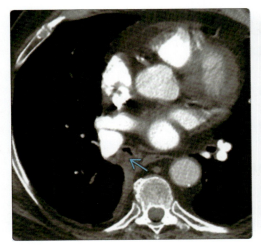
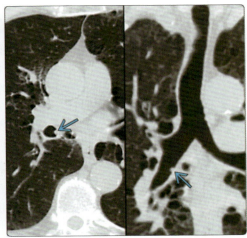

（左图）轴位 CT 增强扫描图像显示一个阻塞性含脂肪病变➡，位于右肺下叶支气管内，手术切除后证实为支气管内脂肪瘤。主要的鉴别诊断是气道错构瘤。（右图）轴位（左）和冠状位（右）CT 平扫图像显示一个小的边界清楚的支气管腔内结节➡，活检证实为气道神经纤维瘤。

一、专业术语

（一）同义词

- 脂肪瘤、平滑肌瘤、神经源性肿瘤、血管瘤、软骨瘤

（二）定义

- 少见和罕见的气管支气管肿瘤，其影像学表现一般是非特异性的

二、影像表现

（一）一般特征

- 最佳诊断线索
  - 非特异性影像学表现的气道病变，脂肪瘤除外
  - 通常在切除或活检后才能确诊
- 定位
  - 根据病变类型而不同
- 大小
  - ＜2cm
- 形态
  - 边界清楚，球形，分叶状
  - 良性肿瘤通常不向腔外生长
  - 恶性肿瘤伴或不伴腔外生长

（二）X 线表现

- 孤立的，边界清楚腔内结节或肿块
- 阻塞性效应
  - 肺炎，支气管扩张
  - 叶或段肺不张

（三）CT 表现

- 脂肪瘤
  - 通常发生于近端支气管，位于气管罕见
  - 起源于气管支气管黏膜下脂肪
  - 几乎可明确诊断，完全由脂肪组成
  - 通常有窄蒂
  - 支气管内错构瘤也可能含有脂肪
- 平滑肌瘤
  - 发生于支气管多于气管
  - 源自气道壁平滑肌，特别是来源于膜性后壁
  - 肿块均匀强化
  - 可表现为 FDG 摄取升高，与恶性肿瘤相似
    - 腔外大病变（冰山征）较罕见
- 神经源性肿瘤（神经鞘瘤和神经纤维瘤）
  - 肺和气道神经源性肿瘤的 25% 发生于支气管内
  - 球形、卵圆形或分叶状，边界清晰
  - 密度均匀，强化均匀
  - 可能会发生恶变；SUV 大于纵隔血池
  - 神经纤维瘤比神经鞘瘤更常见

- 血管瘤
  - 儿童最常见的声门下肿块
  - 声门下气管后部或后外侧边界清楚的肿块
  - 常伴有面部血管瘤
- 软骨瘤
  - 具有钙化的边界清楚的结节
  - 外观与错构瘤相似
- 纤维上皮或炎性息肉
  - 大气道
  - 是对刺激或炎症的反应，如异物或吸入腐蚀性气体
- 多形性腺瘤
  - 罕见的大气道肿瘤，组织学上类似于唾液腺肿瘤
  - 病变的侵袭性不同产生不同的影像学表现
    - 边界清楚的惰性息肉样病变
    - 恶性病变常可向腔外侵袭性生长
- 其他
  - 黏液腺瘤、纤维瘤、嗜酸细胞瘤、颗粒细胞瘤、动脉瘤样骨囊肿、血管球瘤和小细胞癌

（四）MR 表现

- 良性气管支气管肿瘤的非特异性影像学表现
  - 边界清楚的支气管内或气管内结节，无腔外生长
- 支气管内脂肪瘤除外；所有序列中表现为脂肪信号

（五）影像检查建议

- 最佳检查方式
  - MDCT 是评估可疑气道病变的首选方式
  - 虚拟支气管镜检查可为专科医生提供介入治疗路线图
- 方案建议
  - 增强 MDCT 与重建图像
    - 考虑冠状位和矢状位的"气管重建"
      - 有助于确定手术切除的可行性
  - PET/CT 有助于明确可疑恶性气管支气管肿瘤患者有无远处转移，转移后不提倡手术切除

三、鉴别诊断

（一）鳞状细胞癌

- 是最常见的原发性恶性气道肿瘤
- 通常发生于吸烟者
- 气管多于近端支气管
- 向腔外生长，边缘不规则
- 33% 的患者在诊断时有纵隔或肺部转移

（二）腺样囊性癌

- 第二最常见的原发性气管肿瘤
- 通常起源于气管隆嵴附近，有或无支气管主干受累
- 黏膜下结节或环壁增厚

- 通常沿气道纵向生长
- 有或无腔外病变

（三）支气管类癌

- 经常发生于年轻患者
- 肺叶支气管更常见
- 球形或卵圆形分叶状结节
- 25%～30% 病例有钙化
- 有或无明显造影剂强化

（四）错构瘤

- 有或无软骨样钙化（"爆米花"）和（或）肉眼可见的脂肪

（五）转移瘤

- 其他部位已知原发恶性肿瘤
- 孤立性气道转移比多灶性气道转移更常见
- 来自黑色素瘤、乳腺癌、结肠癌或肾细胞癌的血源性转移
- 来自淋巴瘤、支气管来源、甲状腺或食管癌的直接侵犯

（六）黏液表皮样癌

- 边界清楚的支气管内病变
- 通常与气道长轴平行
- 最常见于肺叶或段支气管
- 50% 的患者 < 30 岁

（七）乳头状瘤

- 边界清楚的、圆形或分叶状的支气管内肿块
- < 2cm
- 中年男性，通常是吸烟者
- 远端阻塞性肺不张或肺炎较常见

四、病理

一般特征

- 气管支气管肿瘤通常根据组织来源分为 3 类
  ○ 间叶起源
    - 错构瘤、脂肪瘤、软骨瘤、平滑肌瘤、颗粒细胞瘤和神经源性肿瘤
  ○ 黏膜下腺体起源
    - 腺样囊性和黏液表皮样癌、黏液腺和多形性腺瘤
  ○ 表面上皮起源
    - 气管支气管乳头状瘤病、孤立性乳头状瘤、纤维上皮息肉（炎性息肉）

五、临床信息

（一）表现

- 最常见的症状和体征

○ 主要是气道阻塞的症状
  - 咳嗽、咳痰、喘息
  - 反复发作肺炎或肺不张
  - 支气管扩张
○ 可能无症状（通常是小病变）
- 其他症状和体征
○ 声门下血管瘤患者可出现咯血，有时大咯血

（二）人口统计学

- 脂肪瘤最常见于中老年男性
- 血管瘤在儿童最常见；患者通常出现喘鸣
- 软骨瘤可能是 Carney 三联征的一部分
○ 胃平滑肌肿瘤、肾上腺外嗜铬细胞瘤和肺软骨瘤
- 有些报道中，颗粒细胞瘤在女性中更常见
- 多形性腺瘤男性和女性发病率相同；60—70 岁好发

（三）转归和预后

- 大多数良性气管支气管肿瘤在手术或支气管镜切除术后预后良好
- 不常见的恶性气管支气管肿瘤，如肺外小细胞癌，预后不良

（四）治疗

- 手术或经支气管镜切除术是首选的治疗方法
- 化疗或放射治疗可用于无法手术切除的病变

六、诊断要点

（一）思考点

- 气道异常的患者会伴有喘鸣、反复发生肺叶或段肺不张，以及同一支气管肺段的反复感染
- 孤立气管肿块的患者需考虑恶性气管肿瘤，如鳞状细胞癌或腺样囊性癌
- 边界清楚的不伴腔外生长的气道结节需考虑良性气管支气管肿瘤
- 含有肉眼可见的脂肪成分的气道结节需考虑气道错构瘤和脂肪瘤

（二）图像解读要点

- 良性气管支气管肿瘤表现为非特征性影像学表现；CT 用于发现异常并确定病变的范围
- 罕见的肿瘤通常仅能在病理上确诊，除非存在特定的影像学征象，例如肉眼可见的脂肪

（三）报告要点

- 通过测量气道受累的长度，可以明确疾病的范围，这有助于手术计划的制订

参考文献

[1] Lawrence DA et al: The wonderful world of the windpipe: a review of central airway anatomy and pathology. Can Assoc Radiol J. 66(1):30–43, 2015

[2] Wu CC et al: Tracheal and airway neoplasms. Semin Roentgenol. 48(4):354–64, 2013

[3] Carter BW et al: A tracheal lesion simulating an aneurysmal bone cyst. Proc (Bayl Univ Med Cent). 24(4):354–5, 2011

[4] Park CM et al: Tumors in the tracheobronchial tree: CT and FDG PET features. Radiographics. 29(1):55–71, 2009

[5] Kim YK et al: Airway leiomyoma: imaging findings and histopathologic comparisons in 13 patients. AJR Am J Roentgenol. 189(2):393–9, 2007

[6] Ko JM et al: Benign tumors of the tracheobronchial tree: CT–pathologic correlation. AJR Am J Roentgenol. 186(5):1304–13, 2006

[7] Muraoka M et al: Endobronchial lipoma: review of 64 cases reported in Japan. Chest. 123(1):293–6, 2003

[8] Kwon JW et al: Mucous gland adenoma of the bronchus: CT findings in two patients. J Comput Assist Tomogr. 23(5):758–60, 1999

[9] Wilson RW et al: Pathological and radiological correlation of endobronchial neoplasms: Part I, Benign tumors. Ann Diagn Pathol. 1(1):31–46, 1997

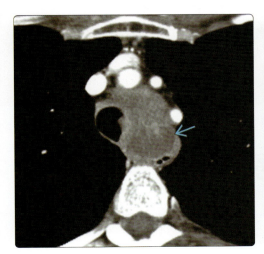
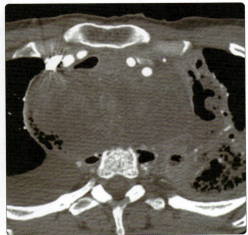

（左图）轴位 CT 增强扫描图像显示一个巨大的以向腔外生长为主的气管肿块，伴内部坏死灶➡，经活检证实是多形性腺瘤。（右图）同一患者的轴位 CT 增强扫描图像显示多形性腺瘤明显进展，侵犯并压迫邻近大血管、食管和胸椎。这种侵袭行为符合这种疾病的恶性变异型。

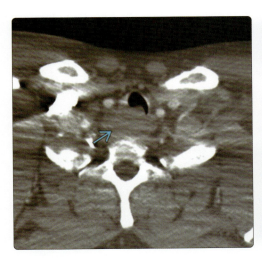
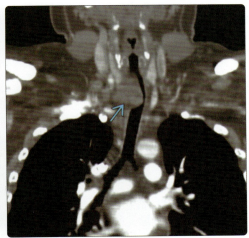

（左图）轴位 CT 增强扫描图像显示一个主要位于气管腔外的肿块➡，对气管右侧后方膜部产生占位性效应。经支气管镜活检诊断为肺外小细胞癌。（右图）同一患者的冠状位 CT 增强扫描图像能更好地显示卵圆形均匀强化的气管肿块➡。肺外小细胞肺癌并不常见，仅占所有病例的 2%～4%。

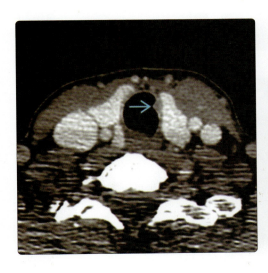
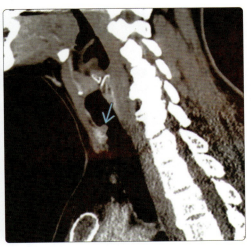

（左图）轴位 CT 增强扫描图像显示一个气管内小结节➡，经手术切除证实为软骨瘤。（右图）同一患者的矢状位 CT 增强扫描能更好地显示来源于气管前壁的气管内结节➡。CT 的表现是非特征性的，确定诊断通常必须做支气管镜活检。

恶性气管支气管肿瘤
Malignant Tracheobronchial Neoplasms

◀▪ 鳞状细胞癌 ▪▶

要点

一、专业术语
- 鳞状细胞癌（SCC）
- 最常见的原发性气管恶性肿瘤

二、影像表现
- 气管远端 1/3 或主支气管
- X 线片
  - 往往不明显；需要仔细查看后前位片和侧位片
  - 局灶性气管腔内结节或肿块
  - 尽管胸片正常，但对有咯血的吸烟者需要做 CT 检查
- CT
  - 与其他气管恶性肿瘤难以区别
- 结节状或分叶状气管结节或肿块
- 腔外生长和周围受累提示恶性肿瘤
- FDG PET/CT：大多数人表现出 FDG 摄取增加

三、主要鉴别诊断
- 腺样囊性癌
- 黏液表皮样癌
- 类癌
- 良性气管和支气管肿瘤
- 气道转移瘤

四、临床信息
- 非特异性症状；可能与哮喘相似
- 呼吸困难、咳嗽、咯血、喘息和喘鸣
- 年龄：60—70 岁
- 男性发病率是女性的 4 倍
- 与吸烟密切相关
- 预后比腺样囊性癌差

五、诊断要点
- 有吸烟史的中老年男性患气道肿瘤考虑鳞状细胞癌

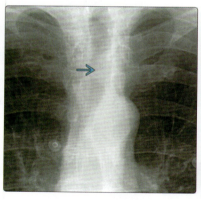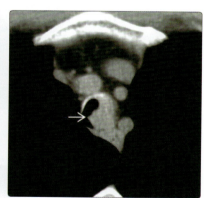

（左图）一名气管 SCC 患者，后前位胸部 X 线片（焦点在气管）显示一个气管腔内左侧偏心性病变 ➡，气管和主支气管是放射科医师的传统盲区，因此必须仔细观察每张胸片以发现早期腔内病变。（右图）同一患者的轴位 CT 平扫图像显示侵袭性管腔内病变 ➡，造成局限性气管狭窄，高度怀疑恶性病变。具体的病理诊断需要组织活检。

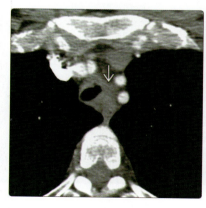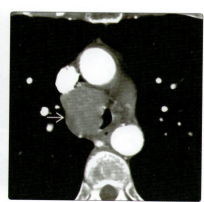

（左图）一名有上呼吸道症状的 SCC 患者，轴位 CT 增强扫描图像显示一个环气管壁病变。肿瘤向腔外生长并累及邻近组织 ➡ 应高度怀疑为恶性肿瘤，可能限制手术切除。（右图）一名鳞状细胞癌患者，轴位 CT 增强扫描图像显示呈分叶状的、实性且有强化的气管肿块 ➡，引起气道中度狭窄并局部侵犯右侧气管旁间隙。许多鳞状细胞癌病例在诊断时为局部进展期。

一、专业术语

（一）缩写

- 鳞状细胞癌（SCC）

（二）定义

- 最常见的原发恶性气管肿瘤
- 起源于气道表皮上皮

二、影像表现

（一）一般特征

- 最佳诊断线索
  - 突出到气管腔内的息肉和通常伴溃疡的肿块或结节
  - 浸润/侵犯邻近纵隔
  - 就诊时常有转移性区域淋巴结肿大
- 定位
  - 气管远端的1/3或支气管近端
- 大小
  - 大小不等；通常最大直径<2.5cm

（二）X线表现

- X线片
  - 气管是放射科医师的传统盲区
  - 异常可不明显
    - 需要同时在正位和侧位胸部X线片上仔细观察气管
  - 局灶性气管腔内结节或肿块
  - 气管壁不对称增厚
    - 可能累及气管后壁
    - 外生性生长
      - 可压迫或侵入食管和（或）邻近结构
  - 气管旁和（或）气管食管线局灶性增厚
  - 中段支气管后壁增厚
    - 侧位X线片可发现
  - 局部纵隔和（或）肺门转移性淋巴结肿大
  - 肺不张
    - 肺段，肺叶
  - 阻塞性肺炎
    - 肺炎反复发作的患者应怀疑支气管内病变，尤其是吸烟者

（三）CT表现

- CT平扫
  - 难以和其他气管肿瘤相区别
  - 结节或息肉状气管腔内结节或肿块
  - 常有溃疡性病变
    - 表面轮廓不规则
  - 气管壁不对称性增厚
    - 轮廓不规则
    - 邻近气管周围脂肪内线状高密度提示局部受累
  - 腔外生长和周围受侵
    - 如有局部侵犯，邻近纵隔结构的组织界限消失
  - 可为多病灶（10%）
  - 就诊时常见严重的气道管腔狭窄
    - 无症状的患者中气管可以有>50%的管腔狭窄
  - 阻塞性肺炎
    - 主支气管受累和闭塞
    - 闭塞气道分布区的肺组织实变和体积缩小
    - 原发性支气管内病变可能被周围的肺部病变所掩盖
  - 转移性区域淋巴结肿大
    - 纵隔和肺门淋巴结经常受累
- CT增强扫描
  - 静脉造影剂有助于评估局部侵犯
    - 便于评估血管的侵犯
      - 血管壁不规则和（或）变窄表明血管受侵
    - 更好地显示肿瘤和邻近纵隔结构
  - 较大的病变可能表现为不均匀强化
  - 转移性淋巴结中心呈低密度
    - 表示坏死，较常见
    - 其他区域，例如锁骨上和腋窝淋巴结都可能受累
  - 可能侵犯喉返神经
    - 可能导致声带麻痹
  - 除肺转移外，全身转移并不常见
    - 转移性肺结节通常为空洞性结节

（四）影像检查建议

- 最佳检查方式
  - CT是评估气管和支气管肿瘤的首选影像学方法
  - CT是姑息性气道支架评估和随访的首选影像学方法
    - 评估支架的完整性、位置和通畅性
- 方案建议
  - 薄层CT有助于发现和描述小病灶的特征
  - 静脉造影剂有助于区分病变与邻近血管结构
    - 有助于评估血管完整性或是否受累
  - 轴位CT可能会低估病变的纵向范围
  - 多平面重组图像有助于评估病变的长度
  - 容积重现技术和虚拟支气管镜检查
    - 有助于手术计划的制订

（五）核医学表现

- PET/CT
  - 鳞状细胞癌通常表现出FDG摄取增加
    - 小病灶的FDG摄取可能低于大病灶
  - 可用于疾病分期

　　　　－ 引导穿刺活检 FDG 摄取高的淋巴结和转移瘤
　　　　－ 发现远处转移可能放弃手术治疗

三、鉴别诊断

（一）腺样囊性癌

- 男＝女（SCC 男性多于女性）
- 发生于年轻患者（30—40 岁）
- 与吸烟无关
- 气管远端和主支气管
- 可能会累及气管较长范围
- 沿黏膜下和周围神经结构生长
- FDG PET/CT 上 FDG 摄取各异

（二）黏液表皮样癌

- 儿童和年轻人
- 主要累及肺叶和肺段支气管
- 腔内息肉样病变或管壁结节
- 与气道分支特征相适应
- 内部可有钙化灶
- 与吸烟无关
- FDG PET/CT 上 FDG 摄取各异

（三）类癌

- 通常累及主干和肺叶支气管
- 边界清楚的支气管内结节
- 由于血管丰富常有明显的强化
- 阻塞性肺不张 / 肺炎
- 在 FDG PET/CT 上几乎无 FDG 摄取
  - 非典型类癌比典型类癌更可能表现出 FDG 摄取增加

（四）良性肿瘤

- 错构瘤和脂肪瘤
  - 内部肉眼可见脂肪具有诊断意义
- 软骨瘤：内部软骨样钙化
  - 钙化不表示良性
- 乳头状瘤
  - 通常小而且多发
  - 还累及喉部
  - 伴有空洞肺结节和肺囊性病变

（五）气道转移

- 肺癌或食管癌直接侵犯气管
- 淋巴或血行播散
- 任何原发恶性肿瘤的血行转移，但最主要的是
  - 乳腺癌
  - 结肠癌
  - 肾细胞癌
  - 黑色素瘤

四、临床信息

（一）表现

- 常见的症状和体征
  - 非特异性症状；可与哮喘相似
    - 呼吸困难
    - 咳嗽
    - 喘息
    - 喘鸣
  - 吸烟者开始出现声音嘶哑
  - 吸烟者咯血应怀疑恶性肿瘤
  - 通常在气管狭窄超过 50% 时才会出现上呼吸道阻塞症状

（二）人口统计学

- 年龄
  - 60—70 岁
- 性别
  - 男性发病率是女性的 4 倍
- 流行病学
  - 少见的呼吸道肿瘤，但是成人最常见的气管恶性肿瘤
  - 与吸烟有关

（三）转归和预后

- 预后比腺样囊性癌差
  - 通常就诊时已表现局部进展期病变
- 1/3 患者在诊断时有肺或纵隔淋巴结转移
- 5 年生存率：39% ～ 73%
- 10 年生存率：18% ～ 53%

（四）治疗

- 手术是唯一的治疗选择
- 在无法手术切除的情况下进行放射治疗或作为辅助性或姑息性治疗
- 气管或支气管支架术作为姑息性措施
- 化疗目前没有确定性的作用

五、诊断要点

（一）思考点

- 有吸烟史的中老年男性的气管肿瘤考虑 SCC
- 新发哮喘或声音嘶哑的吸烟者考虑 SCC
- 胸片正常的吸烟者咯血时，应怀疑气道恶性肿瘤，需要尽快进一步 CT 检查评估

（二）图像解读要点

- 气道是平片上最常见的盲点
- 以下情况怀疑 SCC

- 局灶性不对称性气管壁增厚
- 外生性气管腔内结节
- 即使无症状，气道也会出现严重狭窄
- 在 SCC 患者中，多发性原发气管肿瘤并不少见
- 评估 SCC 患者局部浸润征象
- 转移性淋巴结肿大通常伴有坏死

参考文献

[1] Junker K: Pathology of tracheal tumors. Thorac Surg Clin. 24(1):7–11, 2014

[2] Kang EY: Large airway diseases. J Thorac Imaging. 26(4): 249–62, 2011

[3] Abbate G et al: A primary squamous cell carcinoma of the trachea: case report and review of the literature. Acta Otorhinolaryngol Ital. 30(4):209, 2010

[4] Javidan–Nejad C: MDCT of trachea and main bronchi. Radiol Clin North Am. 48(1):157–76, 2010

[5] Lee KS et al: Update on multidetector computed tomography imaging of the airways. J Thorac Imaging. 25(2):112–24, 2010

（左图）一名鳞状细胞癌（SCC）患者有喘息和咯血，焦点在气管的前后位胸部 X 线片显示一个巨大的气管右侧肿块⊟，突入到气道管腔并造成气道狭窄。（右图）同一患者的轴位 CT 增强扫描图像显示一个大肿块➡，气管腔内生长⊞，对管腔外组织和食管⊟产生占位效应，并侵犯邻近纵隔。

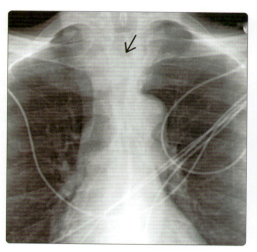
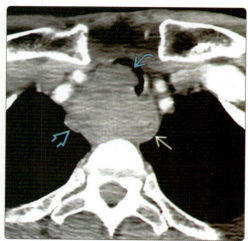

（左图）同一患者的轴位 CT 增强扫描图像（肺窗）显示腔内大肿块➡几乎完全阻塞气管管腔。在患者出现上呼吸道症状之前，已有 75% 的气管管腔阻塞。（右图）同一患者的冠状位 CT 增强扫描图像显示气管腔内肿块，其表面不规则呈多分叶状⊞。这些表现通常是由于肿瘤溃疡引起的并且可能引起咯血。

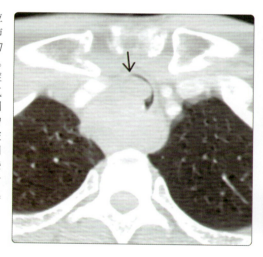
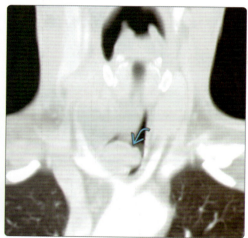

（左图）一名 52 岁男性原发性气管鳞状细胞癌的患者，咳嗽，轴位 CT 增强扫描图像显示气管右侧壁的一个分叶状软组织结节⊟。（右图）同一患者的轴位融合 FDG PET/CT 显示气管右侧管壁病变内➡ FDG 摄取增加。尽管小病灶的 FDG 摄取可能少于大病灶，大多数气道鳞状细胞癌患者表现为 PET 和 PET/CT 的 FDG 摄取增加。

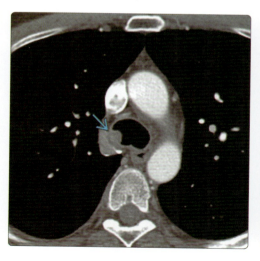
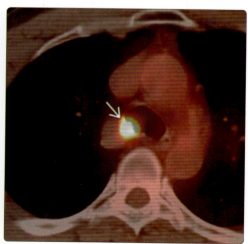

腺样囊性癌

要点

一、专业术语
- 腺样囊性癌（adenoid cystic carcinoma，ACC）
- 起源于黏膜下腺体的罕见原发恶性气管肿瘤

二、影像表现
- X线片
  ○ 气管是放射科医师常见的"盲点"
  ○ 气管/支气管腔内的结节或肿块
  ○ 长度不等的气管/支气管管腔狭窄
  ○ 肺不张
- CT
  ○ 息肉状气管结节或肿块；可累及支气管
  ○ 气管壁周围软组织增厚
  ○ 常累及远端气管或主支气管较长的节段
  ○ 邻近纵隔脂肪的局部侵犯
  ○ 转移性纵隔淋巴结肿大

三、主要鉴别诊断
- 鳞状细胞癌
- 黏液表皮样癌
- 转移瘤
- 良性气管肿瘤

四、病理
- 典型特征为神经周围肿瘤生长

五、临床信息
- 症状和体征：经常被误诊为哮喘
  ○ 呼吸困难、咳嗽、喘鸣、喘息、咯血
- 治疗
  ○ 手术切除后气管端端吻合，联合或不联合辅助放疗

六、诊断要点
- 气管肿瘤的鉴别诊断要考虑 ACC，特别是那些长节段气道受累的患者

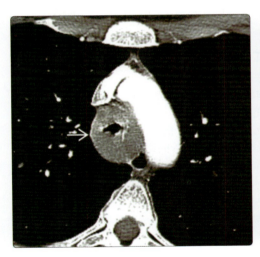
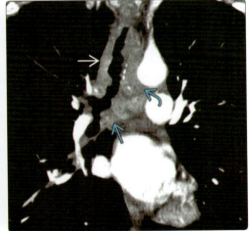

（左图）一名腺样囊性癌患者的轴位 CT 增强扫描图像显示气管壁明显环周增厚➡️，伴有气管腔严重狭窄。气管是腺样囊性癌最常累及的部位。（右图）同一患者冠状位 CT 增强扫描图像显示气管长轴广泛受累➡️，肿瘤延伸至支气管右主干➡️。注意气管腔不规则变窄和主动脉弓附近的脂肪间隙消失➡️，符合局部受累。

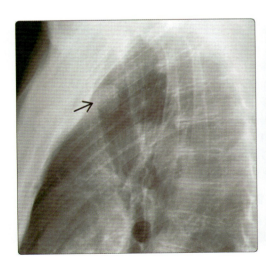
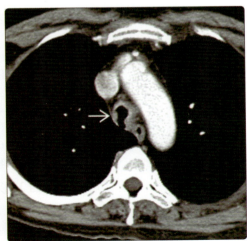

（左图）一名腺样囊性癌患者的聚焦放大侧位胸部 X 线片显示一个起源于气管前壁的局灶性气管腔内结节➡️。CT 是评估气道肿瘤的首选成像方式。（右图）一名腺样囊性癌患者的轴位 CT 增强扫描图像显示特征性结节状气管壁增厚➡️，管腔无明显变窄。最初的影像上，长段的气管受累和局部纵隔侵犯通常是隐匿性的。

一、专业术语

（一）缩写
- 腺样囊性癌（ACC）

（二）同义词
- 圆柱瘤
  - ACC 的旧术语
  - 不再使用

（三）定义
- 起源于黏膜下（气管支气管）腺体的罕见原发恶性气管肿瘤
- 第二常见的恶性气管肿瘤
- 占 90% 的原发性气管肿瘤
  - 鳞状细胞癌（SCC）
  - 腺样囊性癌
  - 黏液表皮样癌

二、影像表现

（一）一般特征
- 最佳诊断线索
  - 主要影像特点
    - 腔内结节或肿块
      □ 典型位于气管
      □ 可累及较长节段的气管
      □ 可能累及主支气管
    - 局限性或环周气道壁增厚
    - 气道狭窄
    - 气管后壁受累
    - 生长缓慢
  - 恶性气管肿瘤的征象
    - 气管管腔内结节
    - 边缘不规则或呈分叶状
    - 局限性或环周性气管壁增厚
      □ 有或无气管狭窄
    - 管腔外生长
      □ 侵犯气管旁脂肪
      □ 侵犯邻近结构
- 定位
  - 更常见于气管远端的 2/3
  - 可累及主支气管
  - 由于黏膜下生长，常常是长节段受累
- 形态
  - 均匀的软组织病变
  - 边界清楚或边缘不规则
    - 通常不像 SCC 那样有溃疡
  - 环行气管壁增厚与息肉样气管内病变
  - 邻近纵隔结构常受侵犯

（二）X 线表现
- X 线片
  - 气管是放射科医师常见的"盲点"
  - 发现气管异常需要同时对正位和侧位 X 线片进行仔细的气道评估
  - 气管腔内局灶性结节或肿块
  - 气管或支气管腔节段性狭窄
  - 肺不张
    - 体积变小的程度取决于气道内的病变部位
    - 肺叶，多肺叶或全肺
  - 由于远端气体潴留导致肺过度充气
  - 阻塞性肺炎
    - 反复发作或不缓解的肺炎
  - 气管旁线或气管食管线结节状增厚（＞4mm）
  - 纵隔淋巴结肿大
    - 评估
      □ 双侧气管旁沟
      □ 主肺动脉窗区域
      □ 主肺动脉胸膜返折线
      □ 中线

（三）CT 表现
- CT 平扫
  - 息肉状或宽基底结节或肿块
    - 气管远端
    - 也可累及主支气管
  - 累及气管 / 主支气管的周围软组织
    - 常出现软组织壁均匀增厚
      □ 可能出现周围气道受累
      □ 不同程度气管变窄
    - 黏膜下延伸，常常累及较长节段的气管
    - 短或长节段支气管壁周围的软组织
    - 局部侵犯征象
      □ 邻近纵隔脂肪模糊 / 消失
      □ 气管黏膜下层和纵隔的镜下侵犯，在影像学上经常隐匿不可见
  - 转移性区域性淋巴结肿大
  - 肺和胸膜的转移较唾液腺腺样囊性癌少见
    - 多发实性肺结节
    - 转移性胸膜结节
- PET/CT
  - FDG 的摄取高低取决于分化程度
  - 发现转移性区域淋巴结

（四）影像检查建议
- 最佳检查方式
  - CT 是评估气管肿瘤的首选影像学方法
- 方案建议

- 薄层（＜ 2mm）
- 聚焦于大气道的小视野
- 多平面重组图像
  - 评估气道受累长度和局部受侵情况
  - 对手术计划很有用
  - 虚拟支气管镜检查对于指导经支气管活检可能有帮助

三、鉴别诊断

（一）鳞状细胞癌

- 男性好发于女性
- 最常见的原发恶性气管肿瘤
- 与吸烟密切相关
- 可以有溃疡或坏死
- 可以是多发
- 就诊时可出现进展期转移性淋巴结肿大

（二）黏液表皮样癌

- 不常见
- 发生在气管支气管树的小唾液腺中
- 更常见于肺叶和段支气管
- 腔内结节和远端支气管黏液填充

（三）支气管类癌

- 通常具有典型的类癌组织学特征
- 支气管主干、肺叶和段支气管比气管更常受累
- 边界清楚的实性结节，管腔内成分多样
- 由于血管丰富因此增强明显强化

（四）转移癌

- 甲状腺、肺癌或食管癌直接侵犯气管
- 气管或支气管壁的血行或淋巴转移
- 任何原发恶性肿瘤的血源性转移，但最常见的是
  - 乳腺癌
  - 结肠癌
  - 黑色素瘤
  - 肾细胞癌
- 强化的实性结节或息肉突入到气道腔内

（五）良性肿瘤

- 鳞状乳头状瘤和乳头状瘤病：更常见的良性病变
- 错构瘤和脂肪瘤：内部肉眼可见脂肪具有诊断意义
- 血管瘤：儿童更常见
- 软骨瘤：内部钙化

四、病理

一般特征

- 沿线状和巢状均匀排列的肿瘤细胞呈浸润性筛网状结构

- 高核质比
- 沿神经周围生长是腺样囊性癌的组织学特征

五、临床信息

（一）表现

- 常见的症状和体征
  - 惰性症状
  - 经常被误诊为成人哮喘
  - 非特异性呼吸道症状
    - 呼吸困难
    - 咳嗽
    - 喘鸣
    - 喘息
    - 咯血
  - 同一肺叶反复肺炎
- 临床分析
  - 平均年龄：30—50 岁
  - 男性 = 女性
  - 与吸烟无关

（二）转归和预后

- 5 年生存率：65% ～ 100%
- 10 年生存率：50% ～ 60%
- 高达 50% 的腺样囊性癌患者有血行转移，最常见的是生长缓慢的肺结节
- 有气管食管瘘风险，特别是先前进行过放射治疗

（三）治疗

- 端端气管吻合术的手术切除，伴或不伴辅助放疗
- 非手术患者的姑息性放疗
- 一般不进行化疗
- 气管支气管支架
  - 姑息性治疗

六、诊断要点

（一）思考点

- 气管实性肿瘤的鉴别诊断要考虑腺样囊性癌，特别是在长节段受累的病例中

（二）图像解读要点

- 患者可以无症状一直到进展期
  - 病变大小不同，气道不同程度狭窄
- 气道是胸片上常见的"盲区"
- CT 是发现和描述气道肿瘤特征的首选检查方法

参考文献

[1] Godoy MC et al: Multidetector CT evaluation of airway stents: what the radiologist should know. Radiographics. 34(7):1793–806, 2014

[2] Junker K: Pathology of tracheal tumors. Thorac Surg Clin. 24(1):7–11, 2014

[3] Wu CC et al: Tracheal and airway neoplasms. Semin Roentgenol. 48(4):354–64, 2013

[4] Calzada AP et al: Adenoid cystic carcinoma of the airway: a 30–year review at one institution. Am J Otolaryngol. Epub ahead of print, 2011

[5] Dean CW et al: AIRP best cases in radiologic–pathologic correlation: adenoid cystic carcinoma of the trachea. Radiographics. 31(5):1443–7, 2011

[6] Shadmehr MB et al: Primary major airway tumors; management and results. Eur J Cardiothorac Surg. 39(5): 749–54, 2011

[7] Honings J et al: Clinical aspects and treatment of primary tracheal malignancies. Acta Otolaryngol. 130(7):763–72, 2010

[8] Honings J et al: Prognostic value of pathologic characteristics and resection margins in tracheal adenoid cystic carcinoma. Eur J Cardiothorac Surg. 37(6):1438–44, 2010

[9] Park CM et al: Tumors in the tracheobronchial tree: CT and FDG PET features. Radiographics. 29(1):55–71, 2009

[10] Macchiarini P: Primary tracheal tumours. Lancet Oncol. 7(1):83–91, 2006

[11] Mathisen DJ: Tracheal tumors. Chest Surg Clin N Am. 6(4):875–98, 1996

[12] McCarthy MJ et al: Tumors of the trachea. J Thorac Imaging. 10(3):180–98, 1995

[13] Worrell JA: Radiology of the central airways. Otolaryngol Clin North Am. 28(4):701–20, 1995

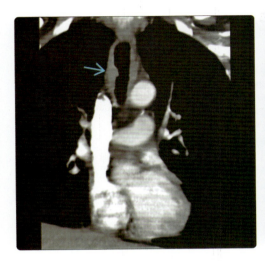

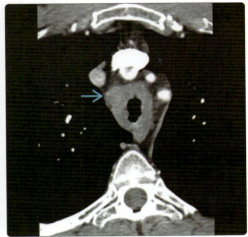

（左图）冠状位 CT 增强扫描显示不对称性弥漫性气管管壁增厚，伴局灶性结节状软组织➡突入至气管腔内，这是腺样囊性癌的特征。多平面成像有助于评估气道受累的纵向范围。（右图）同一患者的轴位 CT 增强扫描图像显示管壁环形结节状增厚，管腔中度狭窄，右侧气管旁脂肪➡局灶性受侵。

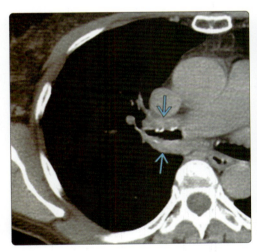

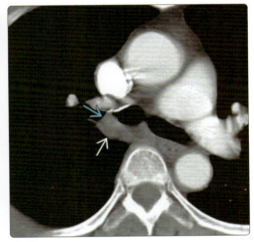

（左图）一名腺样囊性癌患者的轴位 CT 平扫图像显示右主支气管➡管壁结节状环形增厚，管腔中度狭窄的特征性表现。（右图）一名腺样囊性癌患者的轴位 CT 增强扫描图像显示右主支气管➡后壁不对称性增厚和一个腔内软组织结节➡，使气管腔几乎完全闭塞。

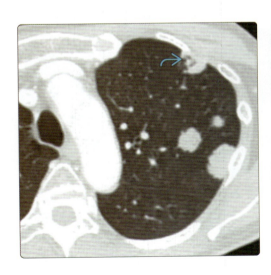

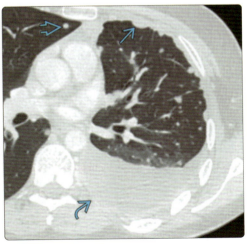

（左图）一名转移性腺样囊性癌患者，轴位 CT 增强扫描图像显示左肺上叶多发分叶状肺结节，其中 1 个结节表现为部分实性密度➡。（右图）一名转移性腺样囊性癌患者，轴位 CT 平扫图像显示双肺多发肺转移➡，左侧大量胸腔积液➡和周围胸膜结节性增厚➡，符合实性胸膜转移。来源于气管的腺样囊性癌发生肺转移比来源于唾液腺的要少见。

◀▪ 黏液表皮样癌 ▪▶

要点

一、专业术语
- 黏液表皮样癌（mucoepidermoid carcinoma，MEC）
- 起源于气管支气管树和肺部支气管腺体的原发恶性肿瘤
- 占所有原发性肺恶性肿瘤的 0.1% ～ 0.2%

二、影像表现
- X 线片
  - 阻塞性肺炎 / 肺不张
  - 偶见腔内结节或肿块
  - 边界清楚的肺结节或肿块
- CT
  - 边界清楚的支气管腔内病变
  - 最常发生于肺段和叶支气管
  - 远端阻塞性肺炎或肺不张
  - 25% ～ 50% 有点状钙化
  - 造影增强强化程度不等

三、主要鉴别诊断
- 肺癌
- 类癌
- 腺样囊性癌
- 支气管内错构瘤

四、病理
- 与原发唾液腺黏液表皮样癌无法鉴别
- 高级别黏液表皮样癌与肺腺鳞癌相似

五、临床信息
- 气道阻塞症状
- 约 50% 病例年龄在 30 岁以下
- 首选的治疗方法是手术切除
- 预后与肿瘤分级和分期有关

六、诊断要点
- 原发性肺癌比黏液表皮样癌要常见得多，应纳入鉴别诊断

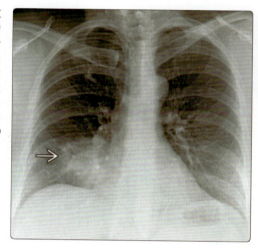
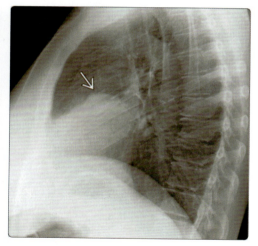

（左图）后前位胸部 X 线片显示右肺中叶大肿块➡。（右图）同一患者的侧位胸部 X 线片明确了肿块➡位于中叶，紧邻水平裂。阻塞性症状包括复发性肺炎、喘息、咳嗽和呼吸困难，常见于黏液表皮样癌（MEC）患者。少数 MEC 患者无症状。

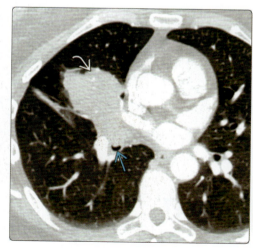
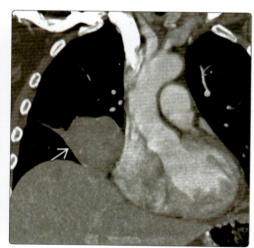

（左图）同一患者，轴位 CT 增强扫描图像显示右肺中叶肿块➡，部分位于支气管内➡。MEC 最常见于肺叶或段支气管。（右图）同一患者的冠状位 CT 增强扫描图像显示右肺中叶大肿块，紧邻右心房。注意，病变以右侧斜裂下侧为界➡。这是低级别 MEC，通常预后良好，复发风险低。

一、专业术语

（一）缩写

- 黏液表皮样癌（mucoepidermoid carcinoma，MEC）

（二）定义

- 起源于气管支气管树和肺部支气管腺体的原发恶性肿瘤
- 占所有原发肺恶性肿瘤 0.1% ~ 0.2%

二、影像表现

（一）一般特征

- 最佳诊断线索
  - 在肺段或叶支气管腔内，光滑或分叶状、卵圆形或球形的结节或肿块
- 定位
  - 中心气道：约占 45%（主支气管 > 气管）
  - 外周肺：约占 55%（段和叶支气管）
- 大小
  - 平均：1 ~ 2cm
  - 范围：0.8 ~ 6.2cm
- 形态
  - 边界清楚的腔内结节
  - 边缘分叶状的球形或卵圆形病变
  - 长径通常与气道形状一致

（二）X 线表现

- 常见阻塞性肺炎 / 肺不张
- 极少见到管腔内结节或肿块
- 边界清楚的肺结节或肿块

（三）CT 表现

- CT 增强扫描
  - 边界清楚的支气管内病变
    - 卵圆形或球形，通常分叶状
    - 符合气道形态；长径平行于气道长轴
  - 远端阻塞性肺炎或肺不张
  - 25% ~ 50% 的病例有点状钙化
  - 不均匀增强强化
  - 转移通常仅发生于高级别 MEC
    - 淋巴结（同侧肺门 > 纵隔）
    - 胸膜
    - 骨
    - 肝脏

（四）核医学表现

- 低级别 MEC：FDG 摄取≤纵隔血池
- 高级别 MEC：FDG 摄取可能≥纵隔血池

（五）影像检查建议

- 最佳检查方式
  - CT 是评估气道肿瘤的首选影像学方法

三、鉴别诊断

（一）非小细胞肺癌

- 可从邻近肺部侵犯到气道
- 患者年龄通常比 MEC 患者年龄大

（二）气道的鳞状细胞癌

- 最常见的原发恶性气道肿瘤
- 通常累及气管
- 边缘不规则

（三）类癌

- 比 MEC 更常见
- 更常发生在肺叶支气管

（四）腺样囊性癌

- 气管更常见，特别是在隆突附近
  - 边缘不规则
  - 管腔外生长

（五）气道恶性转移

- 已知其他部位原发恶性肿瘤

（六）支气管内错构瘤

- 可含有肉眼可见的脂肪或 "爆米花钙化"

四、病理

（一）分期、分级和分类

- 组织病理学分为低级或高级
- 高级别 MEC：有管壁侵犯和淋巴结转移的倾向

（二）镜下特征

- 与原发唾液腺 MEC 无法鉴别
- 高级别 MEC 与肺腺鳞癌相似

五、临床信息

（一）表现

- 常见的症状和体征
  - 气道阻塞症状：咳嗽、咯血、喘息、喘鸣和复发性肺炎

（二）人口统计学

- 年龄
  - 大约 50% 的患者年龄小于 30 岁
- 性别
  - 男性 = 女性

（三）转归和预后

- 预后一般良好；与肿瘤分级有关
  - 完全切除通常能治愈
- 转移约 10%；通常发生在高级别 MEC

（四）治疗

- 手术切除

六、诊断要点

思考点

- 原发性肺癌比 MEC 常见，应该作为中央或周围肺结节和肿块的鉴别诊断

参考文献

[1] Elnayal A et al: Primary salivary gland–type lung cancer: imaging and clinical predictors of outcome. AJR Am J Roentgenol. 201(1):W57-63, 2013

（左图）一名右肺中叶 MEC 患者，轴位 CT 平扫图像显示一个➡分叶毛刺状肿块，伴偏心性空洞。（右图）同一患者的冠状 CT 平扫显示右肺中叶空洞性肿块➡和内侧的软组织成分。结节状增厚的空洞内壁符合恶性肿瘤的表现。空洞很少见于 MEC，而在其他肿瘤（如鳞状细胞肺癌）或感染 / 炎症性疾病（如肺脓肿）中更为常见。

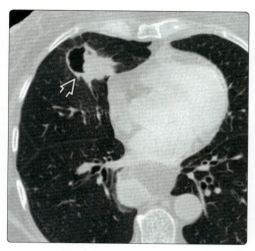
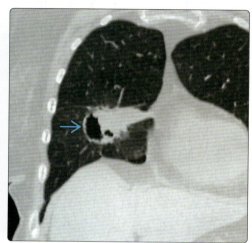

（左图）同一患者的轴位 FDG PET 显示该高级别 MEC 的内侧部分表现为 FDG 摄取明显升高➡。低级别 MEC 的 FDG 摄取等于或低于纵隔血池，而高级别 MEC 可表现为摄取高于纵隔血池。（右图）一名咯血患者，CT 平扫轴位图像显示左上叶的透亮度增高和过度充气，由左主支气管中分叶状 MEC ➡长入左肺上叶和左肺下叶支气管引起。

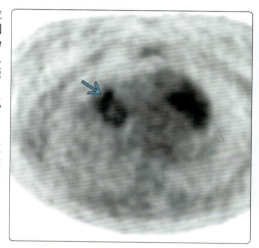
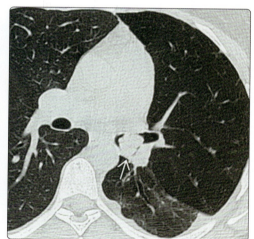

（左图）轴位 CT 增强扫描图像显示一个不均匀强化的气管内结节➡，起源于气管右前侧壁。（右图）同一患者的冠状位 CT 增强扫描图像显示边界清楚的分叶状气管内结节➡，组织学证明是 MEC。虽然 MEC 在大约 15% 的病例中累及气管，但是最常见的位置是段或叶支气管。MEC 通常呈球形或卵圆形，边缘分叶状。

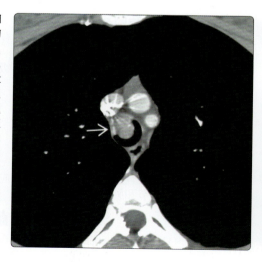
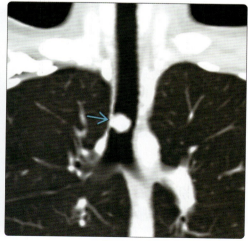

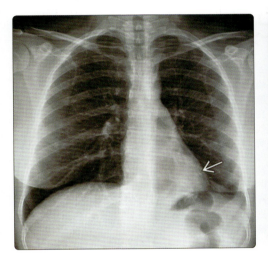
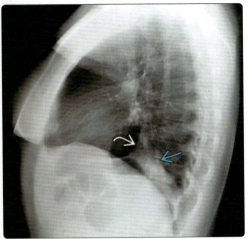

（左图）一名 MEC 患者的后前位胸部 X 线片显示左肺下叶高密度影伴体积缩小➡️。（右图）同一患者的侧位胸部 X 线片显示左肺下叶三角形高密度影➡️，伴有左下叶体积缩小，表现为左侧斜裂➡️向后移位。阻塞性肺不张或肺炎是 MEC 常见的平片表现。支气管内结节通常在平片上难以显示。

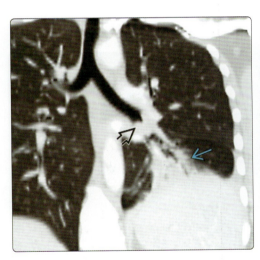
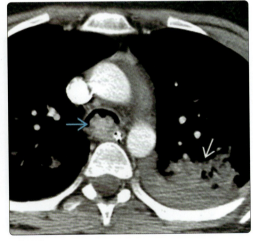

（左图）同一患者，斜冠状位 CT 平扫显示支气管腔内阻塞性病变➡️，造成左肺下叶阻塞性实变➡️。应考虑的鉴别诊断包括肺癌、类癌和黏液表皮样癌。（右图）一名气管内 MEC 患者，轴位 CT 增强扫描图像显示一个多分叶状伴不均匀强化的管腔内结节➡️，以及继发于吸入性肺炎的左肺下叶实变➡️。

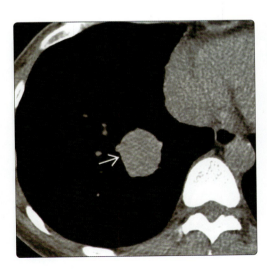
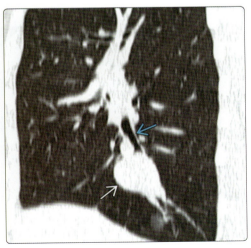

（左图）一名 MEC 患者的轴位 CT 平扫图像显示右肺下叶一个边界清楚、密度均匀的软组织大肿块➡️。鉴别诊断范围较广泛，包括肺癌、少见的肺和气道肿瘤（如类癌和 MEC），以及炎症和感染性病变。（右图）同一患者的矢状位 CT 平扫显示右肺下叶一个边界清楚的软组织大肿块➡️，一支右肺下叶段支气管➡️与病灶直接相通，提示其来源于支气管内。

肉瘤和淋巴瘤

<table>
<tr><td rowspan="2">要
点</td><td>

一、专业术语
- 可能起源于气管支气管树的一组少见不均质性的恶性肿瘤

二、影像表现
- X线片
  - 气管或支气管腔内分叶状或圆形高密度影
  - 一个或多个肺叶或整个肺的肺不张
  - 复发性或不缓解的肺实变
- CT是评估肿瘤、疾病分期和确定可切除性的理想成像工具
  - 肉瘤：腔内软组织肿块
    - 内部钙化提示软骨肉瘤
  - 淋巴瘤：孤立的腔内软组织结节或肿块
    - 受累气道呈分叶状增厚
  - 并发症：气道狭窄→梗阻
    - 阻塞性肺不张和（或）肺炎

</td><td>

三、主要鉴别诊断
- 鳞状细胞癌
- 腺样囊性癌
- 良性肿瘤
- 气道转移

四、病理
- 肉瘤：梭形细胞肉瘤、软骨肉瘤和平滑肌肉瘤最常见
- 淋巴瘤：霍奇金和非霍奇金淋巴瘤
- 肉瘤和淋巴瘤与其他原发性气道恶性肿瘤的鉴别需要组织病理分析

五、临床信息
- 治疗
  - 手术切除和气道重建是主要的
  - 气管狭窄可能需要紧急手术和（或）置入支架
  - 化疗或放疗结果变化多样

</td></tr>
</table>

（左图）一名胸片发现右下叶肺不张的女性，轴位CT增强扫描图像显示原发气道软骨肉瘤伴有内部钙化灶➡，填充和阻塞右肺下叶支气管➡，导致肺不张➡。
（右图）一名复发性左下叶肺炎的女性患者，支气管镜发现支气管内肿块，PET/CT轴位融合图像显示一个FDG高摄取的梭形细胞肉瘤➡，中心位于左肺下叶支气管并导致阻塞性肺不张➡。

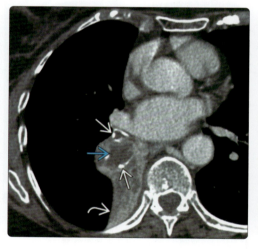
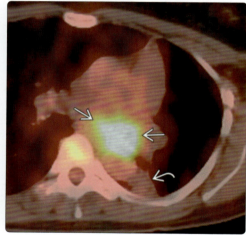

（左图）轴位CT增强扫描图像（肺窗）显示左主支气管内充盈缺损➡，导致完全性左肺不张。注意右肺代偿性过度充气。（右图）同一患者的轴位CT增强扫描图像（软组织窗）显示左主支气管中软组织肿块➡。支气管镜活检提示为原发性气道淋巴瘤。淋巴瘤和其他肿瘤可导致气道梗阻及阻塞性肺不张和（或）肺炎。

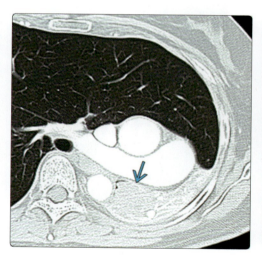
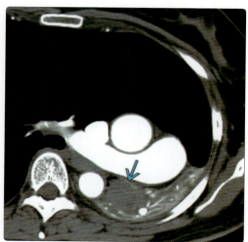

一、专业术语

定义

- 可能起源于气管支气管树的一组少见异质性的恶性肿瘤

二、影像表现

（一）一般特征

- 最佳诊断线索
  - CT 上孤立的软组织肿块或息肉状、分叶状气道壁增厚
- 定位
  - 发生在气管比支气管多见

（二）X 线表现

- 气管或支气管腔内的分叶状或圆形阴影
- 一个或多个肺叶甚至全肺肺不张
- 复发性或不缓解的肺实变

（三）CT 表现

- CT 增强扫描
  - CT 是理想的病变评估、肿瘤分期和确定可切除性的检查方法
  - 肉瘤
    - 腔内软组织肿块
      - 可能会发生腔外生长
    - 内部钙化提示为软骨肉瘤
      - 点状或无定形
      - 比类癌、错构瘤和软骨瘤的钙化少
  - 淋巴瘤
    - 孤立的腔内软组织结节或肿块
    - 受累气道壁分叶状增厚
      - 代表黏膜下浸润
  - 并发症
    - 气道狭窄→阻塞
    - 阻塞性肺不张和（或）肺炎

（四）MR 表现

- MR 在显示肿瘤侵犯邻近软组织方面优于 CT

（五）影像检查建议

- 最佳检查方式
  - CT 可以评估肿瘤、辨别淋巴结和其他转移瘤，确定肿瘤的可切除性

三、鉴别诊断

（一）鳞状细胞癌

- 男性比女性更好发

- 有吸烟史
- 可有溃疡或坏死
- 可为多灶性

（二）腺样囊性癌

- 男性 = 女性
- 可能会累及气管的长节段
- 沿黏膜下层和神经周围结构生长

（三）良性肿瘤

- 错构瘤和脂肪瘤：内部肉眼可见脂肪具有诊断意义
- 软骨瘤：内部钙化
  - 钙化不表示为良性

（四）气道转移

- 肺癌或食管癌直接侵犯气管
- 来自任何恶性肿瘤的血源性转移，但最常见的是：乳腺癌、结肠癌和肾癌和黑色素瘤

四、病理

（一）一般特征

- 病因学
  - 肉瘤
    - 梭形细胞肉瘤
    - 软骨肉瘤
    - 平滑肌肉瘤、纤维肉瘤和滑膜肉瘤
  - 淋巴瘤
    - 霍奇金淋巴瘤
    - 非霍奇金淋巴瘤
      - 黏膜相关淋巴组织（MALT）
      - 间变性大细胞淋巴瘤
      - 非特异性 T 细胞淋巴瘤
      - 套细胞、B 细胞、淋巴细胞、弥漫性大组织细胞和弥漫性大细胞免疫母细胞淋巴瘤

（二）镜下特征

- 肉瘤和淋巴瘤与其他原发性气道恶性肿瘤的鉴别需要组织病理分析

五、临床信息

（一）表现

- 常见的症状和体征
  - 呼吸困难、咳嗽、喘息或喘鸣、声音嘶哑
  - 淋巴瘤患者咯血较罕见

（二）转归和预后

- 肉瘤
  - 预后取决于组织学类型和其他因素

- – 肿瘤大小，有丝分裂，组织学分级，转移性病变和手术切除的范围
- 淋巴瘤
  - 原发性气管淋巴瘤预后良好
  - 个体患者的预后取决于组织学类型
    - – MALT 对治疗反应良好，表现为长期缓慢的病程

（三）治疗

- 首选治疗：手术切除并气管重建

- 气管狭窄可能需要紧急手术和（或）支架置入术
- 化疗或放疗结果变化多样

参考文献

[1] Carter BW et al: Multimodality imaging of cardiothoracic lymphoma. Eur J Radiol. 83(8):1470–82, 2014

[2] Wu CC et al: Tracheal and airway neoplasms. Semin Roentgenol. 48(4):354–64, 2013